LA GUÉRISON EXTRAORDINAIRE

« Quand on combine la motivation avec l'information en matière de santé, les résultats dépassent les attentes. *La guérison extraordinaire* peut vous aider à avoir les deux et à profiter des résultats. »

— Bernie Siegel, M.D.
Auteur de *101 exercices pour l'âme* et *365 Prescriptions for the Soul*

« Art Brownstein est non seulement un médecin inspiré, mais il est également un pédagogue doué. Avec éloquence et simplicité, il décrit des guérisons miraculeuses tout à fait remarquables tout en démystifiant la science qui se cache derrière ces miracles, afin que nous puissions utiliser notre propre pouvoir de guérison. Je recommande fortement ce livre à tous ceux qui veulent jouir d'une santé et d'un mieux-être optimums. »

— Larry Payne, Ph.D.
Président fondateur
International Association of Yoga Therapists

« En cette époque où la prévention et l'engagement personnel envers sa propre santé sont des enjeux fondamentaux, le livre du Dr Brownstein arrive à point. Les interactions entre la santé physique et mentale sont d'une importance primordiale. Voici un excellent guide pour ceux et celles qui aspirent à vivre longtemps et en santé. »

— James E. Banta, M.D., M.H.P., FAC-P/PM.
Professeur invité et président par intérim,
Université George Washington

LA GUÉRISON EXTRAORDINAIRE

L'INCROYABLE POUVOIR DU SYSTÈME GUÉRISSEUR QUI SE CACHE EN VOUS

Arthur H. Brownstein, M.D., M.P.H.

Traduit de l'anglais par
Miville Boudreault

ADA éditions

L'auteur de ce livre ne dispense aucun avis médical ni ne prescrit l'usage d'aucune technique en guise de traitement médical. Le seul but de l'auteur est d'offrir une information générale afin de vous guider dans votre quête de bien-être émotionnel et spirituel. L'auteur et l'éditeur ne doivent être tenus responsables d'aucune manière que ce soit de tout usage personnel des informations contenues dans ce livre.

Éditeur : François Doucet
Traduction : Miville Boudreault
Révision linguistique : Féminin pluriel
Correction d'épreuves : Nancy Coulombe, Carine Paradis
Conception de la couverture : Tho Quan
Photo de la couverture : © Thinkstock
Mise en pages : Sébastien Michaud
ISBN papier 978-2-89667-500-5
ISBN numérique 978-2-89683-243-9
Première impression : 2011
Dépôt légal : 2011
Bibliothèque et Archives nationales du Québec
Bibliothèque Nationale du Canada

Éditions AdA Inc.
1385, boul. Lionel-Boulet
Varennes, Québec, Canada, J3X 1P7
Téléphone : 450-929-0296
Télécopieur : 450-929-0220
www.ada-inc.com
info@ada-inc.com

Diffusion

Canada :	Éditions AdA Inc.
France :	D.G. Diffusion Z.I. des Bogues 31750 Escalquens — France Téléphone : 05.61.00.09.99
Suisse :	Transat — 23.42.77.40
Belgique :	D.G. Diffusion — 05.61.00.09.99

Imprimé au Canada

Participation de la SODEC.
Nous reconnaissons l'aide financière du gouvernement du Canada par l'entremise du Programme d'aide au développement de l'industrie de l'édition (PADIÉ) pour nos activités d'édition.
Gouvernement du Québec — Programme de crédit d'impôt pour l'édition de livres — Gestion SODEC.

Ce livre est dédié à Norman Cousins (1915-1990) et aux membres de sa famille. Personnalité d'exception, Cousins était un homme aux talents multiples : ambassadeur de la paix; conseiller auprès des dirigeants politiques, des papes et des présidents; auteur prolifique de best-sellers; musicien; humoriste; guérisseur extraordinaire. Considéré comme le « guérisseur de la profession médicale » et le « père fondateur de la médecine corps et esprit », il a été un ardent défenseur de ce nouveau domaine de la science médicale qu'est la psycho-neuro-immunologie. Ses recherches sur les interactions entre l'esprit, le système nerveux et le système immunitaire nous ont aidés à mieux comprendre comment nos croyances, nos pensées, nos émotions et nos attitudes peuvent influencer notre santé physique.

Le jour où j'ai rencontré Norman Cousins à son bureau de la Faculté de médecine de l'UCLA, il était au beau milieu d'une importante campagne de financement pour la recherche en psycho-neuro-immunologie. Il a néanmoins pris le temps de me parler longuement de ce système du corps humain qu'il considérait comme le plus important et de la nécessité de faire des recherches dans ce domaine crucial pour la santé. Même si au cours des 15 dernières années, j'ai entendu et lu beaucoup de choses, à propos du système guérisseur, et même si j'ai mené depuis mes propres recherches cliniques à ce sujet, Norman Cousins a été le premier à me faire prendre conscience de son existence et de son importance capitale dans la lutte menée par l'humanité contre la maladie. Je lui rends hommage pour avoir fait de moi un meilleur médecin et pour m'avoir servi de source d'inspiration pour écrire ce livre.

Table des matières

Avant-propos xv
Remerciements xvii
Introduction xxvii

PREMIÈRE PARTIE
L'extraordinaire système guérisseur

Chapitre 1 – Le système guérisseur et votre état naturel de santé . 3
Chapitre 2 – Votre système guérisseur en action 27
Chapitre 3 – L'équipe du système guérisseur 69
Chapitre 4 – Renforcer et fortifier le système guérisseur 87
Chapitre 5 – Nourrir votre système guérisseur 139
Chapitre 6 – Le pouvoir de l'esprit et le système guérisseur . . . 167
Chapitre 7 – Le vieillissement, la santé durable et le système guérisseur 225
Chapitre 8 – Le système guérisseur à l'œuvre : Des histoires de guérison extraordinaire. 267

DEUXIÈME PARTIE
Comment activer le système guérisseur quand vous êtes malade

Avant de commencer 301
Pour commencer : Un programme quotidien pour améliorer votre système guérisseur. 319
Vaincre la maladie. 343

La peau. 344
Les abcès 344
L'acné 344
Les brûlures 345
Les clous, l'anthrax et les furoncles 346
Les éraflures, les contusions, les lacérations et les plaies punctiformes 347

Les éruptions cutanées 348
Les allergies cutanées 349
Les éruptions infectieuses 350
Les éruptions d'origine nerveuse 350
L'eczéma 351
Le psoriasis 351
Le virus varicelle-zona 351
Les folliculites 352
L'impétigo 352
Les kystes 353

La tête 353
Les blessures à la tête 353
Les étourdissements et le vertige 354
Les maux de tête 355

Les yeux 357
Les abrasions cornéennes 358
La conjonctivite 359
L'orgelet externe 359

Les oreilles 360
L'acouphène 360
Les bouchons de cérumen 361
L'exostose 361
Les infections de l'oreille externe 362
Les infections de l'oreille moyenne 362
La labyrinthite 363
Perforation de la membrane du tympan 364
Perte d'audition causée par le bruit 364

Les troubles du système respiratoire 365
Les allergies respiratoires 365
L'amygdalite 366
L'asthme 367
La bronchite 368

L'emphysème et la BPCO (bronchopneumopathie chronique obstructive) 368
Les infections des sinus 368
La pharyngite 369
La pharyngite streptococcique 370
La pneumonie 370
Le rhume 371
La tuberculose 372

Les troubles du système digestif 373
L'appendicite 373
Le cancer du côlon 374
La constipation 375
La gastrite 375
La gastro-entérite 376
L'hépatite 376
Les maladies intestinales inflammatoires 377
L'ulcère de l'estomac et l'ulcère duodénal 379

Les troubles du système urinaire 380
Les calculs rénaux 380
Les infections urinaires 380

Les troubles du système reproducteur féminin 381
Le cancer du système reproducteur féminin 382
La ménopause 382
Le syndrome prémenstruel (SPM) 383

Les troubles du système reproducteur masculin 384
L'andropause 384
Le cancer de la prostate 384
Le cancer des testicules 385
L'hypertrophie de la prostate 385

Les troubles du système lymphatique 385

Les troubles du système nerveux 386
Les neuropathies périphériques 386

Les troubles du système nerveux central 387

Les troubles musculosquelettiques 388
Les blessures musculaires 388
Les fractures 389
L'ostéoporose 390

Les troubles articulaires 390
L'arthrose 390
La goutte 391
La polyarthrite rhumatoïde 391

Les troubles des mains, des pieds et des extrémités 392
Les problèmes aux mains 392
Le syndrome du canal carpien 392
Les problèmes aux pieds 393
Les cors, les épines calcanéennes, l'aponévrosite plantaire et les verrues plantaires 393

Les troubles de la colonne vertébrale 393
Les maux de dos 394

Les troubles du système circulatoire 394
L'accident vasculaire cérébral 394
L'hypertension artérielle 395
Les maladies du cœur 396

Les troubles du système endocrinien 397
Le diabète 397
Le dysfonctionnement thyroïdien 399
Le syndrome de fatigue chronique 400

Les troubles du système immunitaire 401
Les allergies 401
Les allergies aux produits chimiques et aux médicaments 402
Les allergies alimentaires 402
L'anaphylaxie 403

Le cancer ... 404
L'évolution normale des cellules ... 406
L'évolution d'une cellule cancéreuse ... 407
La prévention du cancer ... 411
Travailler avec le système guérisseur pour guérir le cancer ... 411
Les maladies auto-immunes ... 415
La spondylite ankylosante ... 416
La sclérose en plaques ... 416
Le syndrome d'immunodéficience acquise (SIDA) ... 418

D'autres méthodes de relaxation et d'autres techniques de respiration et d'imagerie mentale pour renforcer le système guérisseur ... 421

Ressources ... 447
À propos de l'auteur ... 455

AVANT-PROPOS

La médecine moderne enseigne peu aux médecins à inciter leurs patients à participer activement à leur propre guérison. C'est un des problèmes majeurs d'une médecine où les médecins sont formés pour apporter des solutions externes aux problèmes de santé. Cette méthode fondée sur des résultats rapides et des médicaments « miracles » escamote souvent le remarquable potentiel que nous possédons tous d'utiliser notre propre pouvoir de guérison pour vaincre des maladies ou les empêcher de s'installer. Afin de mettre à contribution ces extraordinaires pouvoirs, nous devons nous tourner vers un système de notre corps qui a été trop souvent négligé jusqu'à présent : le système guérisseur. Une guérison véritable et durable n'est possible qu'en travaillant avec cet énorme pouvoir en apparence mystérieux qui se trouve à l'intérieur de nous.

Au cours des ans, j'ai vu des patients souffrant de maladies diverses collaborer d'une multitude de façons avec leur système guérisseur pour combattre la maladie et aider leur corps et leur esprit à recouvrer la santé. J'ai même vu des patients inconscients hospitalisés dans une unité de soins intensifs se guérir eux-mêmes, grâce à une volonté de vivre qui a stimulé leur système guérisseur. Lisez avec attention les histoires de guérison présentées dans ce livre. Ces exemples étonnants illustrent notre incroyable capacité à nous guérir nous-mêmes et montrent l'importance de chercher à l'intérieur de nous des solutions durables à nos problèmes de santé.

Que vous soyez faible ou malade, ou que vous ne vous sentiez pas aussi bien que vous souhaiteriez l'être, il se peut que votre système guérisseur soit en hibernation, ce qui ne veut pas dire qu'il soit impossible de l'activer de nouveau. Ce système est aussi nécessaire à votre santé que le système respiratoire ou le système digestif. Essayez de le stimuler à l'aide des techniques et des stratégies que vous trouverez dans ce livre et ainsi, vous exploiterez toute l'étendue de votre potentiel pour atteindre une santé maximale. Le premier pas à poser en ce sens est le suivant : cultiver une attitude et un état d'esprit positifs envers vous-même et envers les autres. Rapidement, vous constaterez des changements extraordinaires dans la façon dont vous vous sentez physiquement. Si vous utilisez le pouvoir de votre esprit pour influencer votre corps, votre système guérisseur réagira d'une multitude de façons à vos pensées et à vos attitudes et commencera à guérir et à renforcer les autres systèmes de votre corps. Tout comme les patients qui se trouvent dans une unité de soins intensifs et qui réussissent à guérir, vous pouvez faire de même, si vous apprenez à reconnaître votre pouvoir de guérison et à travailler avec lui.

Le livre que vous vous apprêtez à lire n'est pas un livre comme les autres et mérite d'être lu avec attention. Conservez-le, afin que vous puissiez le consulter, lorsque le besoin s'en fera sentir. Laissez le Dr Brownstein vous montrer comment renforcer et fortifier l'extraordinaire système guérisseur qui se trouve à l'intérieur de vous, et vous verrez les changements remarquables qui se produiront dans la santé de votre corps et de votre esprit.

Claes Frostell, M.D.
Hôpital universitaire Huddinge de Karolinska
Stockholm, Suède

REMERCIEMENTS

Je dois remercier beaucoup de personnes pour la publication de ce livre. Il y a en aussi beaucoup d'autres dont le nom aurait pu apparaître. À ces personnes, je leur présente toutes mes excuses.

J'aimerais remercier les personnes suivantes pour la contribution qu'elles ont apportée à cet ouvrage.

Norman Cousins a été la première source d'inspiration qui a mené à l'écriture de ce livre.

Gary David Saldana, M.D., de Kauaï, Hawaï, m'a encouragé sans relâche, au cours des cinq dernières années, et m'a aidé en me remplaçant auprès de mes patients, afin que je puisse écrire.

Le Dr Dean Ornish, la première personne au monde qui a montré qu'il était possible de guérir les maladies du cœur, m'a fourni le fondement scientifique aux idées présentées dans ce livre. Au cours des 10 années où j'ai eu la chance de travailler avec lui, j'ai été témoin des résultats miraculeux obtenus par le système guérisseur chez des patients souffrant d'une maladie du cœur à un stade avancé. Je serai éternellement reconnaissant envers le Dr Ornish pour sa sagesse et sa générosité.

Le Dr Lee Lipsenthal, directeur médical du programme Ornish et créateur du programme Physician Heal Thyself, a été une source d'encouragement constante pour ce projet.

J'aimerais remercier les personnes suivantes, qui ont collaboré au programme du Dr Ornish : Melanie Elliot, R.N. ; Ruth Marlin, M.D. ; Rob Saper, M.D. ; Jim Billings, Ph.D. ; Dr Conrad Knudsen ; Dennis Malone ; Glenn Perelson ; Werner et Eva Hebenstreit ; Hank et Phyllis Ginsberg ; et tout le personnel du Dr Ornish.

Je remercie la Dre Erminia M. Guarneri, M.D., cardiologue et directrice de la Scripps Clinic Center for Integrative Medicine ; Bruno Cortis, M.D., cardiologue ; Andy Meyer, M.D., cardiologue.

Grâce à leurs leçons en cardiologie, ces personnes m'ont fait comprendre l'importance du cœur pour le système guérisseur.

Je remercie Bernie Siegel, M.D., qui a été un mentor et un ami. Son travail avec les patients extraordinaires décrits notamment dans son livre *Love, Medicine and Miracles* a été une grande source d'inspiration pour l'écriture de ce livre.

Andrew Weil, M.D., un collègue et un ami, est un des meilleurs spécialistes dans l'utilisation responsable des médecins douces et un des premiers médecins à avoir écrit à propos du système guérisseur. Je le remercie pour son courage et sa clairvoyance, qui m'ont aidé à faire avancer les idées scientifiques et pratiques que je présente dans ce livre.

Larry Dossey, M.D., un collègue et un spécialiste dans les domaines de la spiritualité et de la prière, a grandement contribué aux idées présentées dans ce livre.

Edgar Mitchell, Ph.D., astronaute de la mission Apollo 14 et une des rares personnes à avoir marché sur la Lune, a fondé l'Institute of Noetic Science qui organise des campagnes de financement pour la recherche scientifique de pointe dans les domaines de la guérison et de la conscience. Il a été une des principales sources d'inspiration pour mes recherches sur le fonctionnement du système guérisseur.

David Simon, M.D., un collègue et un neurologue qui a étudié le yoga et l'Ayurveda et écrit sur le sujet, a apporté une contribution significative à ce livre, grâce à sa grande connaissance du système guérisseur.

Joan Borysenko, Ph.D., une auteure à succès et une scientifique, a été un mentor et une grande source d'inspiration, tant dans ma vie personnelle que professionnelle. Au fil des ans, elle m'a fourni des données cliniques et des cas qui ont été repris dans ce livre.

Herbert Benson, M.D., un cardiologue d'Harvard et un spécialiste dans les maladies reliées au stress, a été la première personne à prouver que la méditation pouvait faire baisser la pression artérielle. Son travail m'a été précieux pour mes recherches dans le domaine de la relaxation et ses bienfaits sur le système guérisseur.

James Banta, M.D., M.H.P., était le directeur médical du Peace Corps sous l'administration du président Kennedy. Il a ensuite été doyen de la Faculté de santé publique et de médecine tropicale de l'Université Tulane, à la Nouvelle-Orléans. Il est actuellement professeur d'épidémiologie à la Faculté de médecine de l'Université George Washington et professeur émérite dans plusieurs autres facultés de médecine à travers le monde. C'est grâce à lui que j'ai pu me rendre en Inde pour étudier le yoga et la médecine traditionnelle chinoise. J'ai ainsi été en mesure d'observer des méthodes ancestrales, naturelles et efficaces qui coopèrent avec le système guérisseur pour le traitement des maladies.

Larry Payne, Ph.D., président fondateur de l'International Association of Yoga Therapists, spécialiste du yoga de réputation internationale et auteur à succès, m'a soutenu pendant mes recherches sur le système guérisseur et pendant l'écriture de ce livre.

Steve Schwartz, M.D., un collègue et un camarade de faculté, ainsi que sa femme, Alma Schwartz, M.D., sont des défenseurs de longue date de la capacité naturelle du corps à se guérir lui-même et ont apporté une contribution significative à ma carrière et à la genèse de ce projet.

Roberto Masferrer, M.D., un collègue de médecine militaire et un neurochirurgien de classe mondiale, le Dr Tom Higginbotham, D.O., un ostéopathe extrêmement doué et le Dr Bud Hockley, un dermatologue, ont été des sources d'inspiration et de soutien, pendant que je rassemblais ce matériel.

David Elpern, M.D., a été, au fil des ans, un collègue avisé et m'a soutenu dans ma carrière. Il a eu la grande gentillesse de me fournir des cas de patients tirés de ses propres archives, que j'ai pu inclure dans ce livre.

Bernard Towers, M.D., (aujourd'hui décédé) m'a conseillé pendant les recherches faites avec Norman Cousins au département de neuro-psycho-immunologie. Je lui dois, à lui ainsi qu'à l'équipe de chercheurs du programme Norman Cousins en neuro-psycho-immunologie de l'UCLA, plusieurs idées présentées dans ce livre. Cette équipe comprenait les personnes suivantes : George Solomon, M.D.; Fawsy Fawsy, M.D.; Carmen Clemente, M.D.; Herbert Weiner, M.D., et d'autres. Merci à ces personnes pour leur travail de pionniers de la conceptualisation de ces idées.

Tuck Craven, M.D.; Betty Craven, M.D.; le professeur Len Eisenman, Ph.D., du collège médical Jefferson de Philadelphie, et le Dr Frank Marstellar ont joué un rôle important dans ma formation médicale et ont contribué à plusieurs idées présentées dans ce livre.

Marty Rossman et David Bressler, Ph.D., fondateurs de l'Academy for Guided Imagery, m'ont enseigné dans le cadre d'un programme de formation clinique en imagerie mentale et en guérison de deux ans. Ils m'ont montré le rôle que pouvait jouer l'imaginaire pour activer le système guérisseur.

Je remercie S. Kuvalayananda, un pionnier dans la recherche sur le yoga et le fondateur de l'Institut de yoga Kaivalyadhama, en Inde, où j'ai étudié au cours des 20 dernières années, ainsi que sa femme et ses étudiants dévoués : Swami Digambarji; Sri O. P. Tiwari; V. Pratap. Ph. D; Dr Sri Krishna, M. B.B.S., Ph.D. Ces personnes m'ont aidé lors de mes séjours en Inde et m'ont appris les bienfaits thérapeutiques du yoga ainsi que sa capacité à renforcer et à fortifier le système guérisseur.

Claes Frostell, M.D., Ph.D., doyen de la Faculté d'anesthésie de l'hôpital universitaire de Karolinska de Stockholm, en Suède; Rosario Porrovecchio, M.D., d'Italie; Pedro de Vicente, M.D., d'Espagne, ont inspiré mon travail d'intégration du corps et de l'esprit en appui au système guérisseur.

Virender Sodhi, M.D., un médecin doublé d'un docteur en naturopathie tout aussi brillant que pragmatique, n'a cessé de m'inspirer, de m'encourager et de m'appuyer dans la poursuite de ma carrière et dans l'écriture de ce livre.

Rob Ivker, D.O., auteur de plusieurs livres et ancien président de l'American Holistic Medical Association, ainsi que Len Wisneski, M.D., un endocrinologue holistique et un guérisseur, m'ont soutenu et encouragé dans ce projet.

Je remercie les médecins d'Hawaï Ira Zunin, M.D., M.H.P., M.B.A., président de l'Hawaii State Consortium of Integrative Medicine, et Terry Shintani, M.H.P., J.D., fondateur de l'Hawaiian Diet Program. Les travaux de ces personnes ont contribué de manière significative aux idées présentées dans ce livre.

Je remercie Tim Crane, M.D.; Donald Traller, P.A.; Robert Teichman, M.D., Ph.D.; Nicholas Zina, M.D.; Jeff Goodman, M.D.; Ron Burkhart, M.D.; Stephen DeNigris, M.D.; Roger Netzer, M.D.; Bill Evslin, M.D.; Neal Sutherland, M.D.; tous mes collègues de l'hôpital Wilcox de Kauaï; tous mes collègues de l'université d'Hawaï pour leur soutien et leurs encouragements.

Le personnel, les collègues, les compagnons de travail ainsi que mes nombreux patients de la clinique de Princeville; de la clinique Kilauea North Shore; de la clinique Kapaa; et de la clinique familiale sans rendez-vous de l'hôpital Wilcox à Lihue, Kauaï : grâce à leur ouverture d'esprit, ces personnes m'ont donné de précieuses informations sur plusieurs méthodes non conventionnelles que je recommande dans ce livre.

Debby Young est la meilleure rédactrice qui soit. Pendant quatre ans, elle a joué un rôle clé pour m'aider à organiser, à clarifier et à trier l'énorme volume de matériel que j'avais accumulé pour ce livre, afin d'en composer un manuscrit cohérent, clair et intelligible. Grâce à elle, les idées s'enchaînent facilement et sont faciles à comprendre. Depuis que j'ai commencé à travailler avec elle, je suis devenu un meilleur auteur. Elle a également joué le rôle de meneuse de claques spirituelle en m'encourageant à ne pas abandonner, quand j'étais débordé par mon travail de médecin et l'écriture. Merci, Debby.

Je remercie mes agents, Bert Holtje et Gene Brissie, de me représenter dans le monde littéraire.

Je remercie Harry Lynn, le président d'Harbor Press, qui a accepté de publier mon premier livre, *Healing Back Pain Naturally* et qui a cru suffisamment en moi pour publier ce livre. Je tiens également à remercier son personnel et ses associés pour leur obligeance à mon endroit.

Je remercie ma femme, Nutan, et mon fils, Shantanu, d'avoir accepté mes fréquentes absences, pendant que j'écrivais. Être la femme d'un médecin est déjà assez exigeant. Quand ce médecin est en plus un auteur, cet état devient de l'abnégation.

Je remercie mon père, S. R. Brownstein, M.D., qui m'a encouragé à faire de mon mieux dans tout ce que j'entreprenais pendant qu'il exerçait sa profession dans une clinique privée de Beverly Hills, en Californie, ou qu'il enseignait à la Faculté de médecine de l'UCLA. Je remercie ma mère, Fernlee Brownstein, qui m'a sans cesse encouragé, pendant mon enfance et mes premières années à l'école, à suivre les pas de mon père et à devenir médecin.

« Les forces naturelles qui se trouvent en chacun de nous constituent notre plus grand médecin. »

— Hippocrate (460 - 400 av. J.-C.)

« L'intelligence intrinsèque du corps est la manifestation ultime du génie de la nature. »

— Le Veda

« Le médecin ne fait qu'aider la nature. »

— Galien (129 - 199 av. J.-C.)

« Le médecin sait que le contenu de son petit sac noir a ses limites et que le système guérisseur est sa principale ressource. »

« La capacité du médecin à rassurer le patient est le principal moyen d'activer le système guérisseur du corps. »

« Plus la maladie est grave, plus il importe de se battre et de mobiliser toutes ses ressources - spirituelles, émotionnelles, intellectuelles et physiques. »

« Nous sommes en train de devenir une nation de mauviettes et d'hypocondriaques, une société dépendante des médicaments qui panique rapidement et qui est facilement intimidée par la douleur. Nous en savons très peu sur la force intrinsèque du corps et sur sa capacité à relever le défi de la maladie. »

— Norman Cousins

« Il existe une grande variété de cas de guérisons extraordinaires que la science ne peut expliquer, par exemple la régression de tumeurs habituellement mortelles. »

« Nous croyons que s'il fallait trouver une raison pour lancer immédiatement une recherche complète et approfondie sur les cas de guérison étonnante, elle pourrait être la suivante : découvrir et utiliser les propriétés d'un système métaphysique inexploré du corps et de l'esprit — le système guérisseur. »

— Drs Brendan O'Regan et Caryle Hirshberg

« Votre corps peut se guérir lui-même, parce qu'il possède un système guérisseur. Si vous êtes en bonne santé, vous voudrez en savoir davantage sur ce système, car c'est grâce à lui que vous êtes en bonne santé et c'est avec lui que vous pourrez l'améliorer. Si la maladie vous frappe ou frappe un de vos proches, vous voudrez en savoir davantage sur ce système, car c'est votre meilleur espoir de guérison. »

— Andrew Weil, M.D.

« On n'enseigne pas aux étudiants en médecine l'existence d'un système guérisseur. On leur enseigne les maladies ainsi que la façon de les diagnostiquer et de les traiter. On ne leur enseigne pas comment le corps peut se traiter lui-même. On leur parle du système immunitaire, et c'est tout. Or le système guérisseur ne se limite pas à éliminer les germes et les virus, mais il participe au processus de reconstruction et de réparation. »

— Dr Omar Fareed

« Nous sommes à un moment décisif de l'histoire médicale, car après avoir reconnu les limites de la technologie médicale, les médecins et leurs patients découvrent ensemble les vastes pouvoirs qui permettent de jouir de la santé que nous avons héritée à la naissance. »

« Loin d'être une victime passive de la maladie, le corps humain rassemble ses forces de guérison, repousse les envahisseurs et répare les tissus endommagés avec la même vigueur que l'équipe médicale la plus chevronnée. »

— Hal Zina Bennet

« La terre de la guérison se trouve devant nous, rayonnante du bonheur qui arrive de toutes parts. »

— S.S. Yukteswar

« Quand la maladie vous rend malade, vous cessez d'être malade. »

— Lao Tseu

« Il n'y a pas maladies incurables ; il n'y a que des cas incurables. »

— Bernie Siegel, M.D.

« Il n'y a pas de maladies incurables. Il n'y a que des maladies pour lesquelles il n'existe pas encore de traitement. »

— Rachelle Breslow

« Dès qu'une nouvelle découverte est annoncée dans le monde scientifique, la première réaction des savants est : "Ce n'est probablement pas vrai". Puis, quand arrive le moment de prouver hors de tout doute la validité d'une nouvelle proposition, ils disent : "C'est peut-être vrai, mais est-ce si important ?" Finalement, quand la véritable importance d'une découverte finit pas s'imposer avec le temps, ces mêmes personnes disent : "Évidemment que c'est important, mais c'est loin d'être nouveau." »

— Michel de Montaigne (1533-1592)

INTRODUCTION

Votre corps est une création incroyable. Aucune autre machine ne l'égale, dans le monde. La plupart de ses éléments sont conçus pour durer 100 ans, et il peut se réparer et se guérir lui-même de toutes sortes de blessures, de traumatismes et de maladies. Le corps en possède la capacité parce qu'il est doté, en plus de ses autres systèmes, d'un *système guérisseur.* Or, malgré sa puissance, son efficacité, sa subtilité et son dynamisme, ce système semble tellement aller de soi que la science moderne s'en est désintéressée et l'a négligé. Même les technologies de diagnostic les plus perfectionnées ne peuvent mesurer toute l'étendue de ses possibilités. C'est pourquoi le système guérisseur reste, malgré sa suprême importance, le moins étudié, le moins compris et le moins connu de tous les systèmes du corps humain.

Si le concept de système guérisseur semble relativement nouveau pour la médecine occidentale, l'idée qu'un tel système existe est très ancienne. Il y a plus de 2000 ans, Hippocrate, qui est considéré comme le « père de la médecine occidentale », déclarait que « les forces qui nous guérissent véritablement des maladies sont les forces naturelles qui se trouvent à l'intérieur de nous ». Encore aujourd'hui, les médecins en Chine, en Inde, au Japon et dans les autres pays d'Extrême-Orient et du Moyen-Orient, continuent d'enseigner à leurs patients comment stimuler les capacités naturelles de leur corps et coopérer avec elles pour se guérir eux-mêmes en cas de maladie ou de blessure. Même à l'intérieur des rangs éminents de la médecine moderne, les chirurgiens comptent sur les capacités naturelles du corps pour qu'il se rétablisse lui-même après une opération.

Norman Cousins, un auteur, guérisseur et diplomate célèbre, a été le premier, il y a plus d'une décennie, à me parler du système guérisseur. À l'époque, il travaillait à l'UCLA sur un nouveau programme scientifique en psycho-neuro-immunologie, ou PNI, qui visait à comprendre l'influence de l'esprit et du système nerveux sur le fonctionnement du système immunitaire. Les résultats de ses recherches ont d'ailleurs contribué à l'avènement d'une nouvelle ère en médecine. Cousins m'avait supplié d'étudier le système guérisseur et d'écrire sur le sujet, mais c'est en découvrant le cas extraordinaire qui suit que j'ai compris la raison de son insistance.

Peter était un de mes patients qui, 25 ans auparavant, avait subi une ablation partielle d'un de ses poumons, une opération majeure, il va sans dire. Pour accéder à ses poumons, le chirurgien avait dû enlever une côte de sa paroi thoracique. Pendant que nous discutions de cette intervention chirurgicale, Peter a précisé que cette côte, qui avait été retirée en totalité du dos jusqu'à la poitrine, avait repoussé. C'était la première fois qu'en tant que médecin, j'entendais une pareille chose. Je lui ai donc demandé de m'en fournir une preuve. Il a répondu qu'il avait une copie de sa radiographie qui prouvait ses dires. Si je n'avais pas vu cette radiographie, jamais je n'aurais cru cela possible. Malgré son apparence marbrée et sa plus petite taille comparée aux autres côtes, cette nouvelle côte était bel et bien là, reliant le sternum, situé à l'avant de la poitrine, à une des vertèbres de la colonne vertébrale.

Même si cette côte a eu besoin de 25 années pour repousser, cette radiographie prouvait l'existence d'un système guérisseur dont je n'avais jamais entendu parler pendant mes études en médecine et dont la puissance défiait l'imagination. En effet, la repousse complète d'une nouvelle côte dans un espace qui était auparavant vide équivaut à la repousse d'une nouvelle queue chez une salamandre ou d'un nouveau membre chez un être humain. J'ai conservé une copie de la radiographie de Peter dans mon bureau, pour me rappeler à quel point ce système guérisseur, qui se trouve à l'intérieur de chacun de nous, est tout simplement incroyable. Elle me rappelle également que si nous acceptions de consacrer plus de temps à son étude, nous pourrions découvrir les innombrables miracles que ce système guérisseur peut accomplir et apprendre à l'utiliser pour jouir de la meilleure santé possible.

Les modes de fonctionnement du système guérisseur échappent encore à la science moderne. Pourtant, c'est à ce système qu'incombe la responsabilité titanesque de surveiller les autres systèmes du corps humain et de s'assurer que chacun fonctionne de manière optimale. C'est un défi considérable, compte tenu de l'impact de notre mode de vie rapide et stressant sur le corps. Il est donc primordial de connaître le système guérisseur, d'apprendre à coopérer avec lui et de trouver des moyens de le renforcer et de le revigorer.

Ce livre contient l'information de base à propos du système guérisseur. De plus, il propose des stratégies, des méthodes et des exercices simples, efficaces, éprouvés et scientifiquement fondés pour vous aider à utiliser vos propres ressources internes et naturelles de guérison. Ces outils vous permettront de surmonter et de prévenir toutes sortes de maladies tout en améliorant de manière globale votre santé et votre qualité de vie.

La première partie propose une description de cet extraordinaire système guérisseur et de son fonctionnement, ainsi que des stratégies et des techniques visant à le renforcer et à le revigorer.

Le chapitre 1 explique pourquoi la santé est l'état naturel du corps humain ; pourquoi les maladies sont l'exception plutôt que la règle ; pourquoi le fonctionnement du corps respecte les mêmes principes que ceux qui sont à l'œuvre dans la nature ; et pourquoi les fonctions primaires du système guérisseur vous aident à rester en santé.

Le chapitre 2 présente des preuves de l'existence du système guérisseur à l'aide de cas vécus et d'exemples qui illustrent comment le corps utilise des mécanismes spécifiques de réparation et de restauration de la santé adaptés à une grande variété de scénarios médicaux.

Le chapitre 3 décrit brièvement les autres systèmes du corps humain qui fonctionnent en synergie avec le système guérisseur et coopèrent avec lui pour vous aider à rester en santé.

Le chapitre 4 présente des stratégies et des techniques simples et éprouvées qui vous montreront à coopérer avec votre système guérisseur, à l'améliorer, à le renforcer et à le revigorer, afin qu'il travaille le plus efficacement possible à prévenir et à guérir les maladies tout en favorisant une bonne santé.

Le chapitre 5 aborde le domaine de la nutrition et explique son rôle dans le fonctionnement du système guérisseur.

Le chapitre 6 explore la relation entre votre esprit et votre corps ainsi que l'influence des pensées, des attitudes, des croyances et des émotions sur votre santé physique et sur le fonctionnement du système guérisseur. Il propose également des moyens concrets, pour maximiser les effets de cette relation.

Le chapitre 7 souligne le pouvoir qu'un système guérisseur fort et dynamique apporte au processus de vieillissement. Ce chapitre propose plusieurs histoires de personnes qui ont vécu longtemps et en bonne santé, grâce à leur système guérisseur. Ces histoires prouvent que vieillir n'est pas nécessairement synonyme de maladie et de dépérissement. Cet important chapitre montre que le moyen le plus efficace pour vivre longtemps et en bonne santé consiste à avoir un système guérisseur fort et puissant.

Le chapitre 8 présente des cas extraordinaires de guérison dont j'ai moi-même été témoin ou dont j'ai entendu parler. Il s'agit d'un modeste échantillon des milliers et des milliers de personnes qui, grâce à leur système guérisseur, ont pu surmonter une grande variété de problèmes de santé, qu'il s'agisse de maladies graves comme le cancer ou d'affections plus bénignes comme l'eczéma.

La deuxième partie du livre offre une perspective plus concrète. D'entrée de jeu, vous trouverez des stratégies générales visant à améliorer votre système guérisseur ; ces stratégies qui ne demandent que quelques minutes par jour peuvent avoir un effet cumulatif puissant sur votre système guérisseur. Vous trouverez ensuite des stratégies par étapes qui vous aideront à surmonter des problèmes médicaux spécifiques et à guérir une grande variété d'affections communes. Cette section est structurée en fonction des systèmes du corps humain, afin que vous puissiez l'utiliser plus facilement. En guise de conclusion, la deuxième partie suggère des techniques de relaxation, de respiration et de visualisation qui renforceront votre système guérisseur.

Vous disposez d'un plus grand nombre de ressources internes pour guérir que vous ne l'imaginez. Si vous saviez tout ce dont votre système guérisseur est capable et que vous pouviez en tirer le maximum, il vous serait alors possible de vaincre la quasi-totalité des maladies ou des affections qui peuvent vous frapper. Vous découvririez alors que la maladie, comme la santé, n'est pas le fruit du hasard. Les gestes simples que vous pouvez faites pour aider le système guérisseur peuvent avoir un effet cumulatif qui produira un impact considérable sur votre santé et votre qualité de vie.

Nous ne sommes pas des victimes impuissantes des circonstances. Nous avons un rôle important à jouer, pour nous guérir nous-mêmes de la maladie et vivre une vie saine, palpitante et remplie de joie.

Première partie

L’extraordinaire système guérisseur

CHAPITRE 1

Le système guérisseur et votre état naturel de santé

Une énergie vibrante et abondante circule dans l'Univers et dans la nature, pour créer et soutenir la vie. Cette énergie anime toutes les formes de vie sur terre : elle est la force sous-jacente qui permet aux espèces de naître, de croître, de se reproduire, de s'épanouir et de perpétuer leurs cycles de vie, pendant des milliers, voire des millions d'années. Cette énergie, ou *force de vie*, se manifeste sous la forme d'une vitalité. Même s'il peut y avoir des exceptions, c'est l'idée dominante qui gouverne la vie de chaque créature et de chaque espèce, y compris les êtres humains. Chez les humains, cette vitalité prend la forme d'un état naturel de santé.

La santé est l'état fondamental, naturel, de votre corps. La santé est inscrite dans l'ADN de chacune de vos cellules, tout comme elle est inscrite dans les cellules de chaque être humain. En fait, si vous meniez une expérience simple qui consiste à laisser votre corps à lui-même en ne lui fournissant que le strict minimum, vous constateriez que dans l'ensemble, il peut rester en santé de manière autonome, avec très peu d'interférences ou d'interventions.

Cet état naturel de santé explique pourquoi l'espérance de vie moyenne des êtres humains dépasse les 75 ans et pourquoi beaucoup de personnes atteignent l'âge de 100 ans ou plus. Sans cet état de santé intrinsèque, les humains ne pourraient pas vivre aussi vieux et se perpétuer de génération en génération. Si une bonne santé ne représentait pas l'état naturel, fondamental, de notre espèce, nous aurions disparu de la surface de la Terre depuis longtemps.

Votre état naturel de santé est le principe fondamental autour duquel votre corps s'organise, trouve son équilibre et conserve sa force et sa vitalité au fil des ans. Grâce à ce principe d'organisation interne, votre corps sait comment s'ajuster et s'adapter aux forces externes et aux changements dans son environnement tout en préservant son ordre et son équilibre. Il peut apporter des correctifs et effectuer des réparations pour répondre à une myriade de défis, de menaces et de perturbations. Votre corps possède une étonnante résilience qui lui permet de se relever même après avoir été victime de la privation, de la famine, de la torture, de la maladie ou d'un accident grave.

Votre corps est doté d'une intelligence, ou sagesse innée, qui lui permet de maintenir l'état naturel de santé tout au long des différentes périodes de votre vie. Par exemple, il sait comment remplacer les dents de lait par un ensemble complet de nouvelles dents. Il sait comment augmenter sa taille au fur et à mesure de la croissance. Il sait comment faire apparaître de la barbe chez les hommes ou des seins chez les femmes au moment de la puberté. Il sait comment faire pousser un nouvel ongle sur un orteil pour remplacer celui qui a été perdu à la suite d'un choc. Il sait comment produire une nouvelle peau, pour recouvrir une éraflure. Il sait comment réparer un os fracturé pour le rendre plus fort qu'avant. Il sait comment créer de nouveaux vaisseaux sanguins dans le cœur pour remplacer ceux qui sont bloqués.

Comment votre corps parvient-il à conserver son état naturel de santé, après avoir subi des blessures ou affronté des maladies ? Comment peut-il se guérir lui-même et retrouver un état de fonctionnement normal après avoir été infecté par des virus, des bactéries, des champignons ou des parasites ? Après avoir subi des traumatismes majeurs ou avoir été frappé par des maladies graves ? Pensez à toutes les blessures que peuvent subir les enfants et aux larmes qu'ils versent pendant les premières étapes de la croissance, quand ils apprennent à marcher à quatre pattes, puis à se tenir debout, à marcher, à monter et descendre un escalier, à courir, à faire de la bicyclette, à nager. Ajoutez à cela la multitude d'éruptions cutanées, de fièvres et d'infections qu'ils doivent endurer. On se demande parfois comment les enfants réussissent à atteindre l'âge adulte. Pourtant, la grande majorité d'entre nous y parvient.

Comment le corps réussit-il à rebondir après avoir traversé des périodes difficiles et à continuer de le faire après avoir dépassé l'âge de 50, de 75 et même de 100 ans ? Il y parvient grâce à son incroyable système guérisseur et aux interactions entre ce système et les autres tissus, organes et systèmes de votre corps.

La santé est naturelle et normale ; la maladie est contre nature et anormale.

Si la santé représente votre état naturel et normal, la maladie représente un état contre nature et anormal.

Le mot *santé* est lié au mot *guérison*, qui signifie un retour à un état de plénitude et de mieux-être. Quand vous êtes en santé, vous vous sentez en pleine possession de vos moyens, et une sensation agréable et stimulante circule librement et facilement dans votre corps. Vous ressentez une impression de légèreté ; les gestes et les activités du quotidien s'accomplissent sans effort. C'est votre état naturel de santé, une condition associée à une aisance de corps et d'esprit.

Quand vous tombez malade, vous perdez votre santé. L'aisance cède le pas à un « mal-aise ». Vue sous cet angle, la maladie ne représente rien de plus qu'une cessation temporaire de votre état naturel de santé.

La maladie perturbe votre état naturellement équilibré et ordonné, pour vous plonger dans le chaos. Cette condition s'accompagne d'une sensation d'inconfort et même de souffrance. Vous devez déployer beaucoup d'énergie, pour accomplir des tâches simples. Votre respiration devient laborieuse. Votre fréquence cardiaque augmente. Votre appétit diminue. Vous vous sentez faible et vulnérable. Votre corps se trouve dans un état contre nature et anormal.

Quand vous perdez votre santé, le corps, au lieu de manifester son aisance et sa légèreté naturelles, devient lourd et léthargique. Vous vous sentez mal parce que vous avez perdu votre équilibre et que votre corps est désorienté. Il devient une énorme distraction pour votre esprit. Il vous est alors difficile de penser de manière positive ou créatrice, car la maladie et l'inconfort accaparent toute votre énergie mentale. Votre corps devient un fardeau douloureux qui vous empêche de profiter de la vie. La maladie n'est pas l'état naturel, normal de votre corps. Au contraire, c'est un état totalement contre nature et anormal.

La biologie utilise le mot *homéostasie* pour définir le corps comme une entité fluide et souple dont l'environnement interne en constant changement possède une résilience naturelle et recherche l'ordre et l'équilibre. L'homéostasie aide le corps à atteindre cet ordre et cet équilibre propices à l'état naturel de santé en lui permettant de réagir et de s'adapter aux forces et aux stimuli externes.

Quand les forces externes deviennent nuisibles ou toxiques et sont suffisamment puissantes ou persistantes pour créer un déséquilibre important dans votre corps, l'ordre vire au chaos, et il en résulte un mal-aise ou une maladie. Selon les principes biologiques de l'homéostasie, ou de l'équilibre, la maladie est un état temporaire. Si on disséquait une maladie pour en trouver l'essence même, on constaterait qu'elle ne reflète qu'une rupture dans l'ordre naturel de votre corps, un état temporaire de déséquilibre ou de désordre.

En plus de produire un déséquilibre temporaire et contre nature dans votre corps, la maladie est également le résultat des déséquilibres temporaires et contre nature qui existent autour de vous. Par exemple, dans beaucoup de pays en voie de développement où on constate une pénurie des nécessités de base comme la nourriture, l'eau, le logement, les vêtements, l'hygiène et l'éducation, les maladies « de pauvreté » prédominent. Trop de besoins ne sont pas suffisamment comblés. Victime des déficiences dans son environnement, le corps devient alors faible et vulnérable et peut succomber à toutes sortes de maladies. À l'inverse, dans les pays industrialisés, ce sont les maladies « de richesse » qui prévalent. Ces maladies sont causées par l'abondance : trop de nourriture, trop de luxe, trop de complaisance, trop de stress, et ainsi de suite. Encore une fois, cette situation dénote un déséquilibre dans les conditions de vie.

Personne ne tombe malade par accident ou par inadvertance. Si vous regardez de plus près les facteurs qui régissent votre santé, vous découvrirez que la maladie n'est pas le fruit du hasard. À quelques exceptions près, les maladies, tout comme les marées, se produisent à des moments prévisibles et pour des raisons apparentes. En fait, elles sont aussi prévisibles que le lever et le coucher du soleil, qui sont causés par la rotation de la Terre autour de son axe, ou les marées, qui sont en lien avec les phases lunaires.

Être à l'écoute de son corps

Comme je l'ai déjà mentionné, la maladie s'installe lorsque l'environnement interne de votre corps est déséquilibré et désordonné. Habituellement, c'est le résultat d'une violation, volontaire ou non, des lois fondamentales et naturelles de la santé. Ces lois sont simples et systématiques. De plus, votre corps, qui est en symbiose avec la nature, utilise ses propres canaux de communication pour vous les rappeler constamment. En fait, il est probable que vous sachiez intuitivement ce dont votre corps a besoin pour rester fort et en santé.

Lorsque vous courez le risque de perdre votre santé, votre corps vous en informe en utilisant un système d'alerte précis et sophistiqué qui vous transmet continuellement une information claire et mise à jour. En général, la maladie frappe quand vous ne tenez pas compte des messages et des signaux d'alarme transmis par le corps. Elle s'installe en dépit des demandes de votre corps de changer vos habitudes malsaines. Au début, ces messages physiques sont des murmures qui se manifestent par un inconfort physique, puis ils se transforment peu à peu en cris qui prennent alors la forme d'une douleur débilitante.

Par exemple, Greg, un de mes patients qui souffrait de maux de dos chroniques, était en train de construire une maison. Après avoir passé la journée à se pencher, à scier du bois, à planter des clous et à soulever de lourds objets, il a commencé à ressentir des raideurs et des courbatures pendant la soirée. Le lendemain, la douleur était si vive qu'il a eu de la difficulté à sortir du lit. Plutôt que de se reposer et de relaxer, il a pris des analgésiques, afin de pouvoir continuer à travailler. Ce petit manège s'est poursuivi ainsi pendant plusieurs semaines. Le traitement semblait donner de bons résultats, jusqu'au jour où Greg a fait un geste de trop. En se penchant pour soulever une grosse poutre, un des disques de sa colonne vertébrale a cédé, et on a dû l'opérer d'urgence. Pourtant, comme c'est souvent le cas avec beaucoup de mes patients qui souffrent de maux de dos, Greg avait reçu plusieurs avertissements de son corps, avant la rupture. Cependant, il avait préféré terminer sa maison plutôt que d'écouter son corps et d'en prendre soin. Si Greg avait tenu compte des messages que son corps lui envoyait, il aurait pu facilement résoudre son problème de dos sans avoir à subir de chirurgie, comme c'est d'ailleurs le cas avec la plupart des maladies ou des blessures qui sont évitables.

Un autre de mes patients, Jim, souffrait d'une affection pulmonaire chronique qui ressemble beaucoup à l'asthme. Je devais constamment lui prescrire des inhalateurs contenant de puissants médicaments qu'il devait utiliser quotidiennement pour respirer. Son état se compliquait souvent de sérieuses infections respiratoires qui nécessitaient la prise d'antibiotiques. Il se rendait fréquemment à l'urgence parce qu'il n'était plus capable de respirer. Il avait alors besoin d'oxygène, d'une assistance ventilatoire et de puissants médicaments administrés par injection intraveineuse, sinon il risquait la mort. Même si ces problèmes respiratoires apparaissaient quand il fumait, il refusait d'abandonner le paquet de cigarettes quotidien qu'il consommait depuis une vingtaine d'années. Il souffrait constamment de toux sèche, et ses expectorations étaient fétides. Il a finalement compris le message après avoir frôlé la mort et avoir fait un séjour de deux semaines à l'unité des soins intensifs.

Cela fait maintenant trois ans que Jim a cessé de fumer. Curieusement, il n'a plus besoin d'inhalateur pour respirer, n'a pas souffert d'infection pulmonaire depuis plus d'une année, et son affection pulmonaire chronique a disparu. Jim a décidé d'écouter les messages que lui envoyait son corps et de collaborer avec lui pour rester en santé.

Sally est une autre de mes patientes qui ignorait les messages de son corps. Quand elle est venue me consulter, elle souffrait énormément et vomissait depuis deux jours un liquide jaunâtre et bilieux. La douleur, qui durait depuis presque une semaine, était localisée dans le côté supérieur droit de son abdomen. Sally, une femme d'environ 40 ans au teint clair, avait un excès de poids. Ses symptômes indiquaient qu'elle souffrait d'une crise aiguë de la vésicule biliaire, ce que des tests ont confirmé par la suite. Dans la plupart des cas, il est possible de prévenir ce problème, qui est principalement causé par une alimentation riche en matières grasses.

Presque chaque jour, pendant la semaine qui a précédé la crise, Sally avait mangé de la saucisse et des œufs frits pour déjeuner, des hamburgers et des frites accompagnés d'un lait fouetté pour dîner, et de la pizza et de la glace pour souper. Malgré les vomissements et la douleur qui devenait plus intense, Sally avait continué de manger des aliments riches en matières grasses comme des rôties avec du beurre, des sandwichs au fromage ou des friandises chocolatées. Elle ne comprenait pas pourquoi elle se sentait si mal.

Après avoir longuement discuté avec Sally, elle m'a raconté que ce n'était pas le premier incident du genre. Au cours des dernières années, elle avait ressenti un inconfort abdominal ainsi que d'autres symptômes comme des ballonnements et des rots qu'elle associait à une « indigestion » après avoir mangé certains aliments riches. De toute évidence, son corps essayait depuis longtemps de lui faire comprendre qu'elle devait changer son alimentation.

J'ai prescrit à Sally une diète liquide de 48 heures, puis elle est allée à l'hôpital pour passer divers tests et prendre une radiographie afin de confirmer mon diagnostic. Une fois le diagnostic confirmé, j'ai dirigé son cas en chirurgie pour une ablation de la vésicule biliaire. Après 48 heures à ne boire que des liquides sans rien manger de solide, les vomissements et la douleur ont cessé. Sally m'a confié que cela faisait longtemps qu'elle ne s'était pas sentie aussi bien. Toutefois, la machine médicale était en marche, et le scalpel du chirurgien attendait impatiemment de se mettre à l'œuvre. Trois jours après, Sally est entrée dans la salle d'opération et au bout de deux heures, elle n'avait plus de vésicule biliaire. Sally aurait pu conserver son état naturel de santé en prêtant l'oreille aux messages que lui envoyait son corps. Elle les avait ignorés et avait empêché son corps de la garder forte et en santé.

Le corps de Sam lui avait également parlé, mais comme Sally, il ne l'avait pas écouté. Sam consommait une caisse de bière par jour, mais il ne croyait pas qu'il buvait trop. Ses copains et lui buvaient de la sorte depuis des années. Ils se rencontraient dans un parc après le travail, buvaient et discutaient bien après que l'obscurité est tombée, puis ils rentraient à la maison. Un jour, après plusieurs années de ces beuveries, Sam est venu me consulter. Son abdomen était sensible, et son foie était douloureux et enflé. Il souffrait de nausées et de déshydratation; il n'avait rien mangé ou bu depuis une semaine. C'était un cas d'alcoolisme aigu (chronique) qui affectait le foie. Ses chevilles et ses pieds étaient très enflés, un mauvais signe qui indiquait des problèmes circulatoires.

Sam avait reçu de nombreux avertissements de son corps, avant cet épisode. En plus d'avoir souffert à de multiples occasions de douleur et d'enflure au ventre et au foie, de nausées et de déshydratation, il avait également été atteint de delirium tremens et de tremblements chaque fois qu'il avait essayé de couper l'alcool. Toutefois, dès que ces crises de douleur cessaient, il recommençait à boire avec ses amis peu de temps après.

Après avoir entendu l'histoire de Sam, comme j'étais très occupé avec mes autres patients, j'en suis arrivé à la conclusion que je ne pourrais guère l'aider à changer son comportement. Je me suis alors résigné à le considérer comme une autre victime de l'alcool et je l'ai confié à un interne pour qu'il s'occupe de son hospitalisation. Pour la forme, et même si je croyais que mon message allait tomber dans l'oreille d'un sourd, je lui ai fait mon petit discours sur la nécessité d'arrêter de boire.

Deux ans plus tard, un homme s'est présenté à mon cabinet avec une bronchite. Mis à part ce problème, il semblait en forme et en bonne santé. Comme il portait une barbe, je ne l'ai pas reconnu – c'était Sam. Ce n'était plus la même personne.

Sam m'a raconté que ce que je lui avais dit ce jour-là avait eu tellement d'impact sur lui qu'il avait renoncé à l'alcool. Et cela paraissait ! Il buvait maintenant beaucoup d'eau, faisait de l'exercice et travaillait fort physiquement ; il avait également cessé de fumer. Sam avait finalement écouté son corps, ce qui lui avait permis de retrouver son état naturel de santé.

Qui tombe malade et pourquoi ?

Beaucoup de personnes qui viennent me consulter attribuent la bronchite ou l'infection à la gorge qu'ils ont contractée à un membre de leur famille ou à une personne qu'ils ont côtoyée. Cette attitude est normale. Or, malgré l'omniprésence des bactéries, des virus et des autres organismes dans notre environnement immédiat et dans l'air que nous respirons, ces micro-organismes ne sont pas les seuls responsables de la maladie. Sinon, nous serions malades en permanence. En outre, s'il était si facile pour les germes de se propager d'une personne à une autre, les médecins, qui chaque jour sont en contact avec ces germes et avec les personnes qui les propagent, seraient les personnes les plus malades entre toutes. Pourtant, ce n'est pas le cas. Dans des conditions normales, nous sommes peu affectés par les bactéries et les virus présents dans notre environnement. Comment expliquer alors que nous devenions vulnérables aux infections ? À qui la faute : aux germes ou à quelque chose qui se trouve à l'intérieur de nous ? Des recherches récentes indiquent clairement qu'il s'agirait de la deuxième cause. L'*épidémiologie* est la science qui étudie les épidémies, c'est-à-dire la propagation des maladies. Il existe en épidémiologie un modèle classique appelé *triangle épidémiologique*. Selon ce modèle, l'apparition d'une maladie dépend de trois facteurs : 1) l'hôte, c'est-à-dire la personne qui est la cible potentielle de la maladie ; 2) l'agent, c'est-à-dire l'organisme ou le facteur qui cause ou transmet la maladie ; 3) l'environnement, c'est-à-dire le lieu où l'hôte et l'agent entrent en contact. La science médicale doit évaluer et mesurer ces trois facteurs, pour découvrir les véritables origines des maladies tout en essayant de les guérir et de prévenir l'éclosion de nouvelles épidémies.

Alors que traditionnellement, les recherches médicales accordaient plus d'importance à la virulence des agents comme les bactéries et les virus qui causaient les maladies, des recherches plus récentes se sont intéressées davantage aux facteurs de résistance de l'hôte, c'est-à-dire aux facteurs internes qui l'aident à rester en santé et à résister aux maladies. Nous pouvons considérer ces facteurs de résistance comme les ressources de guérison internes du corps. Ils déterminent la vulnérabilité d'un individu à la maladie et indiquent sa résilience naturelle. L'étude des facteurs de résistance de l'hôte nous aide à comprendre pourquoi, lorsque les membres d'un groupe sont exposés aux mêmes agents pathogènes, certains tombent malades et d'autres non ; pourquoi certaines personnes sont plus souvent malades que d'autres ; pourquoi il semble exister un lien entre certaines personnes et certaines maladies.

Les études sur les facteurs de résistance de l'hôte montrent que pour les habitants des pays occidentaux, les facteurs les plus déterminants pour évaluer la santé et la vulnérabilité à la maladie sont basés sur les éléments suivants : comment ils prennent soin d'eux-mêmes, comment ils traitent leur corps et comment ils respectent leur état naturel de santé. Ces facteurs reposent donc sur les choix que ces gens font dans leur vie quotidienne.

Ces études ont également montré qu'en plus du système immunitaire, il existe dans notre corps un autre système extrêmement important qui est responsable de sa résilience naturelle ainsi que de sa capacité à guérir et à rester en santé. C'est le système guérisseur. Sa découverte est récente, et c'est le plus important de tous les systèmes du corps. Grâce au système guérisseur, le corps sait comment se guérir lui-même et conserver son état naturel de santé.

Le système guérisseur, gardien de votre santé

Imaginez que vous faites une promenade pendant une belle et chaude journée d'été, l'esprit insouciant et le cœur léger. Soudain, vous trébuchez contre une grande fissure du trottoir. Vous allongez alors instinctivement le bras pour amortir le choc de votre chute. Dès que vous touchez le sol, vous sentez immédiatement une douleur dans votre bras. Vous vous relevez lentement et vous vous apercevez que vous vous êtes éraflé. La plaie est rouge, à vif et sanguinolente. Même si vous êtes soulagé de n'avoir subi qu'une éraflure, la blessure est douloureuse. Dans le langage médical, vous avez subi une *abrasion* !

Pendant les semaines qui suivent, comme si de rien n'était, vous voyez votre corps subir des transformations prévisibles, quoique captivantes, à l'endroit où il a eu une abrasion. D'abord, un fluide transparent est sécrété et se transforme peu à peu en une croûte brunâtre qui s'épaissit. Lorsque le corps se débarrasse de cette croûte, après une semaine ou deux, tout comme un serpent ou un lézard qui muent, vous apercevez une nouvelle couche de peau. Au bout de quelques mois, il ne reste même pas une cicatrice pour indiquer l'endroit de la blessure. Rien de plus banal, et pourtant, lorsque vous repensez à cette nouvelle peau, vous vous demandez : « Comment mon corps a-t-il pu faire cela ? »

Grâce au système guérisseur, votre corps sait comment se soigner lui-même. La plupart du temps, et à votre insu, votre système guérisseur rend votre corps plus résistant en le réparant et en le guérissant de la myriade de problèmes qu'il doit affronter tous les jours de votre vie. Il peut non seulement régler rapidement des problèmes superficiels comme les abrasions, les coupures et les ecchymoses, mais également superviser, surveiller et adapter constamment les processus physiologiques essentiels qui se produisent au plus profond de votre corps. Lorsque des forces externes cherchent à créer un déséquilibre à l'intérieur de votre corps, que l'ordre est perturbé au point de se transformer en chaos, qu'un mal-aiseou qu'une maladie se manifeste, votre système guérisseur se met à l'œuvre pour rétablir l'ordre et l'équilibre et vous aider à retrouver votre état naturel de santé. Voici quelques moyens utilisés par votre système guérisseur pour protéger votre santé :

- Votre système guérisseur peut dilater et contracter des vaisseaux sanguins pour augmenter le débit sanguin dans les parties du corps à soigner.
- Votre système guérisseur peut accélérer votre fréquence cardiaque et augmenter la force des contractions du cœur pour acheminer rapidement un surplus de sang, d'oxygène et de nutriments vers des endroits spécifiques à soigner, notamment en cas d'urgence.
- Votre système guérisseur stimule vos glandes pour produire des hormones qui déclenchent les processus de croissance et de réparation à l'intérieur des cellules des tissus qui ont été endommagés.
- Votre système guérisseur peut augmenter la température du corps pour déclencher une fièvre et de la transpiration afin d'évacuer les toxines, quand il y a de l'infection.

- Votre système guérisseur peut modifier le fonctionnement de vos reins pour réduire la production d'urine et conserver l'eau, lorsque vous êtes déshydraté.
- Votre système guérisseur supervise l'incroyable processus de remodelage osseux qui permet de ressouder vos os en cas de fracture.
- Votre système guérisseur peut accélérer votre rythme respiratoire et augmenter votre capacité pulmonaire afin d'acheminer plus d'oxygène vers les cellules et les tissus, en cas de maladie ou de blessure.

Votre système guérisseur peut accomplir toutes ces choses ainsi que beaucoup, beaucoup d'autres. En fait, tant et aussi longtemps que vous vivrez, votre système guérisseur continuera à jouer son rôle de gardien de la santé de votre corps.

Même si vous avez déjà été très malade et que vous avez dû surmonter l'adversité et affronter les écueils de la vie, votre système guérisseur était là pour vous aider et essayer de soulager vos souffrances. Même si vous luttez en ce moment contre la maladie, vous constaterez que derrière les symptômes de la maladie se trouve votre système guérisseur, qui travaille très dur pour rétablir l'ordre et l'équilibre dans votre corps. Le fait que vous soyez toujours vivant montre que votre système guérisseur répond au besoin instinctif du corps de guérir et de recouvrer la santé. Même si votre santé est actuellement compromise et ne correspond pas à vos attentes, vous pouvez travailler avec votre système guérisseur pour le renforcer et le revigorer, et ainsi retrouver votre état naturel de santé.

Éliminer les obstacles qui nuisent au système guérisseur

Souvent, vous entravez involontairement le travail du système guérisseur, créant ainsi un fardeau inutile qui réduit son efficacité. Si vous identifiez ces obstacles et trouvez des moyens de les éliminer, le système guérisseur, maintenant libéré de ces entraves, pourra accomplir son travail de guérison. Dans beaucoup de cas, il rétablira rapidement le fonctionnement normal de votre corps, lui permettant ainsi de retrouver son état naturel de santé.

Prenons le cas d'une personne qui continue à fumer malgré une infection pulmonaire chronique. Respirer constamment la fumée de cigarette n'est pas un geste naturel. Si le tabagisme était une activité normale, nous serions tous nés avec une cigarette au bout des lèvres. Votre corps a été conçu pour respirer un air naturel, propre, sain et frais. Même s'il peut tolérer la fumée de cigarette et survivre pendant une certaine période, les particules de fumée, le monoxyde de carbone, le goudron et les autres substances toxiques contenues dans la fumée de cigarette finiront par imposer au système guérisseur un fardeau qui provoquera un déséquilibre et une détérioration de votre santé. Pourtant, tout ce dont votre corps a besoin pour retrouver son état naturel de santé est l'élimination de l'élément nuisible qu'est la fumée de cigarette. Une fois l'obstacle disparu, le système guérisseur n'aura aucune difficulté à aider votre corps à retrouver son état naturel de santé.

Les maladies du cœur, le tueur numéro un dans les pays occidentaux, sont un autre exemple éloquent. Ces maladies sont causées par une accumulation de cholestérol. Les taux élevés de cholestérol causés par le manque d'exercice, la consommation excessive d'aliments riches en matières grasses et le stress peuvent bloquer les artères du cœur et provoquer une crise cardiaque. Éliminer ces obstacles, c'est-à-dire manger moins gras, faire plus d'exercice et mieux gérer le stress, permet au système guérisseur de redonner au corps son état naturel de santé. Cette stratégie simple peut inverser les effets des maladies du cœur, même celles qui sont parvenues à des stades très avancés.

Les principales maladies de notre époque, notamment les maladies pulmonaires, les maladies cardiaques, les maladies articulaires, les maladies métaboliques, les maladies auto-immunes et même le cancer, ont toutes à l'origine des obstacles majeurs qui gênent le fonctionnement du système guérisseur. L'élimination de ces obstacles ouvre la voie à la guérison, car le système guérisseur peut alors aider le corps à retrouver son état naturel de santé.

Pourquoi le système guérisseur a-t-il été négligé ?

Parfois, ce que nous cherchons se trouve sous notre nez, et c'est exactement le cas avec le système guérisseur du corps humain. Jusqu'à tout récemment, nous négligions cet élément, qui est pourtant fondamental et essentiel au fonctionnement des systèmes vivants, intelligents et fonctionnels qui composent notre corps. C'est pourquoi le rôle joué par le système le plus important d'entre tous n'a pas été reconnu à sa juste valeur.

Plusieurs raisons expliquent une telle négligence. La principale d'entre elles est que la science médicale traditionnelle s'intéresse plus à la condition du corps humain qu'à son fonctionnement. Une telle méthode a des conséquences majeures pour la médecine.

- La médecine traditionnelle est davantage axée sur la structure du corps et sur sa condition que sur la façon dont il fonctionne. Les maladies sont donc perçues comme des problèmes localisés dans des régions anatomiques précises à l'intérieur du corps. Au lieu d'être considéré comme un tout, le corps est décomposé en différents systèmes qui travaillent chacun en vase clos. La chirurgie est souvent vue comme le traitement ultime pour chaque problème pris de façon individuelle.

- La médecine traditionnelle a négligé de reconnaître le rôle crucial joué par l'énergie dans la croissance, le développement, le maintien et la guérison. En refusant de considérer l'énergie comme étant le véritable principe fondamental, dynamique et vital de notre corps, les médecins se sont encore une fois concentrés davantage sur la structure et la condition du corps que sur son fonctionnement. Or le système guérisseur n'est pas confiné à une seule région anatomique. Le corps est un système fonctionnel basé sur le flux et le mouvement d'énergie à l'intérieur de lui. Il dirige l'énergie guérisseuse vers l'endroit qui en a le plus besoin, tout comme le pompier dirige l'eau qui sort de son tuyau d'arrosage vers le foyer d'un incendie.

- La recherche scientifique s'est beaucoup intéressée à l'étude des agents externes de la maladie comme les bactéries et les virus, et à la mise au point de médicaments comme les antibiotiques pour les détruire. Cette recherche a détourné notre attention des ressources internes du corps. Nous en savons très peu sur son fonctionnement et sur la façon dont il se guérit lui-même.

- Une partie importante de la recherche est actuellement consacrée à la génétique qui cherche à établir un lien entre certaines maladies et des gènes défectueux. Ces défauts génétiques sont tenus pour responsables de la plupart des maladies qui ne sont pas causées par des agents externes comme les bactéries, les virus ou les blessures. Même si la génétique joue un rôle dans la santé d'un individu, les statistiques de santé publique à l'échelle internationale montrent que la plupart des maladies dans le monde ne sont pas causées par des défectuosités génétiques. Les maladies les plus courantes, comme les maladies cardiaques, l'hypertension artérielle, le diabète, les accidents vasculaires cérébraux, l'arthrite et le cancer, sont plutôt attribuables à une mauvaise alimentation et à un style de vie inadéquat, et non à des gènes défectueux. Même si le génie génétique permet de traiter certaines maladies rares en éliminant les gènes défectueux, chercher à guérir toutes les maladies par ce moyen escamote complètement la nécessité de découvrir comment le système guérisseur peut contribuer à vaincre la majorité des maladies.

Le développement des champs de spécialisation en médecine

La quantité impressionnante d'information provenant aujourd'hui des divers champs de spécialisation en médecine est une autre raison qui explique la négligence dont le système guérisseur a été l'objet. En effet, les médecins spécialistes, tout comme les chirurgiens, ont tendance à considérer chaque région du corps comme une entité distincte plutôt que comme une des parties d'un tout.

Par exemple, il y a la *cardiologie* qui étudie et traite le cœur; la *dermatologie* qui étudie et traite la peau; la *neurologie* pour les nerfs; l'*endocrinologie* pour les glandes, la *néphrologie* pour les reins; la *pneumologie* pour les poumons; la *rhumatologie* pour les articulations; l'*orthopédie* pour les os et les muscles; la *podiatrie* pour les pieds; l'*oto-rhino-laryngologie* pour les oreilles, le nez et la gorge; l'*urologie* pour la vessie et les organes connexes; et ainsi de suite. Comme le système guérisseur est intégré dans la structure et le fonctionnement de tous les autres systèmes, la spécialisation excessive ne peut nous en offrir qu'une vision fragmentée, perpétuant ainsi notre ignorance quant à sa présence et à son importance.

Chaque spécialité se consacre à l'étude d'un seul système à l'intérieur du corps humain, et la communication entre les différentes spécialités est souvent déficiente. Nous, les médecins, avons développé une vision étroite qui nous empêche de voir le portrait d'ensemble. Nous sommes incapables de trier cette information spécialisée et de la regrouper en un seul système complet et entier. On dirait parfois que la main droite ignore ce que fait la main gauche, et il s'agit là d'une lacune majeure de la médecine moderne.

Le système guérisseur n'est pas une nouveauté

Même si beaucoup de gens voient le système guérisseur comme une découverte récente, d'autres cultures plus anciennes ailleurs dans le monde le connaissent depuis très longtemps. Pour ces communautés dont les membres vivent en communion avec la nature et respectent sa sagesse, l'existence d'un système guérisseur est une évidence. C'est uniquement à partir de notre époque moderne empreinte de scepticisme, où chaque idée nouvelle doit être validée scientifiquement pour être recevable, que le rôle du système guérisseur a été mis en doute.

Encore aujourd'hui, la grande majorité des adeptes des arts de la guérison vivant à l'étranger agissent en fonction des deux prémisses suivantes : d'abord, nos corps sont en symbiose avec la nature ; ensuite, les principes organisationnels qui régissent le système guérisseur sont les mêmes que ceux qui sont présents dans la nature. Pour ces adeptes, l'étude de ces principes naturels permet de découvrir et d'utiliser des modalités importantes, naturelles, douces et efficaces qui agissent en harmonie avec le système guérisseur pour aider le corps à recouvrer la santé et à la conserver. Pour guérir, il faut travailler *avec*, et non *contre*, les forces de la nature qui existent à l'intérieur du corps humain.

Devant un patient malade, le médecin qui comprend la valeur réelle du système guérisseur essaiera d'abord de comprendre pourquoi les forces naturelles qui assurent la santé du corps sont déséquilibrées. Pourquoi le corps est-il devenu moins ordonné, plus chaotique ? Pourquoi a-t-il perdu son équilibre naturel pour tomber malade ? Il peut s'agir de facteurs comme le stress, l'insomnie, la mauvaise alimentation, le manque d'exercice, les difficultés liées au travail ou le surmenage, les problèmes familiaux ou relationnels, les conflits psychologiques et émotionnels, et ainsi de suite. Découvrir ces facteurs et les examiner sont des étapes essentielles dans la réussite d'un traitement. Une fois les coupables identifiés, le chemin menant au rétablissement devient plus clair. Éliminer les obstacles et les forces nocives permet au système guérisseur de travailler plus efficacement.

Une preuve éloquente de l'existence du système guérisseur

La découverte du système guérisseur par la médecine occidentale en est encore à ses balbutiements, et la preuve de son existence reste en grande partie indirecte. Cette situation n'a rien d'anormal, lorsqu'il s'agit d'un nouveau champ d'études scientifique. Voici pourquoi.

En astronomie, le premier signe de l'existence d'une nouvelle étoile ou d'une nouvelle planète est souvent fourni par l'observation de son influence sur le comportement et l'orbite de son voisin le plus proche. L'utilisation d'un télescope puissant permet souvent de détecter des anomalies dans le mouvement. Grâce aux données mathématiques qui sont recueillies, comme la masse, la densité, le champ gravitationnel et le mouvement orbital, les astronomes font des calculs qui leur permettront de mieux orienter le télescope pour observer directement le nouveau corps céleste. Si cette méthode a permis de découvrir beaucoup de planètes, d'étoiles et même de galaxies, il n'en reste pas moins qu'il est à peu près impossible de trouver quelque chose dans l'immensité de l'Univers sans chercher activement.

Il existe également un univers vaste et complet à l'intérieur de notre corps : le système guérisseur. Toutefois, comme nous avons consacré plus d'efforts à examiner les agents externes des maladies qu'à chercher activement ce système interne, nous disposons de peu d'informations à son sujet. Pourtant, l'impact énorme du système guérisseur sur nous et sur le fonctionnement de notre corps est évident, même s'il n'a pas encore été prouvé scientifiquement. Compte tenu des limites des technologies actuelles et de notre mentalité qui accorde plus d'importance aux structures anatomiques qu'à l'énergie et au fonctionnement du corps, il est encore difficile d'évaluer avec précision le système de guérison dans tout son raffinement et sa sophistication, et ce, même si nous l'avions cherché avec plus de vigueur.

> Si nous pouvons faire en sorte que la recherche scientifique porte moins sur la production d'armes pharmacologiques visant à détruire les bactéries et les virus, sur la recherche de solutions chirurgicales miracles, sur la production de substances chimiques toxiques visant à contrer la malignité de la maladie, sur la recherche des gènes défectueux qui seraient la cause de la majorité de nos autres problèmes, et que nous nous intéressons davantage aux méthodes utilisées par le corps pour se guérir lui-même, nous pourrons apprendre à travailler avec le système guérisseur, pour prévenir les infections, guérir les maladies et jouir d'une santé qui irait au-delà de nos espérances.

Les centenaires
Des preuves vivantes de l'existence d'un système guérisseur

Dans la nature, chaque espèce possède une espérance de vie prédéterminée, un âge maximal que chacun de ses membres peut atteindre. Par exemple, la plupart des insectes comme les moustiques, les moucherons et les papillons vivent au maximum une ou deux semaines. Chez les chiens, l'espérance de vie se situe approximativement entre 10 et 12 ans. Chez les grands requins blancs, elle est de 300 ans. Chez certains reptiles comme la tortue du désert, l'espérance de vie atteint 400 ans. Certaines espèces d'arbres comme le séquoia de Californie peuvent vivre de 2000 à 3000 ans. L'espérance de vie potentielle des humains est d'environ 100 ans.

S'il existait un groupe d'individus capables de démontrer la capacité naturelle du corps à rester en santé et de prouver l'existence d'un système guérisseur, ce serait les *centenaires*, c'est-à-dire les personnes qui atteignent ou dépassent l'âge de 100 ans. Étonnamment, selon les données démographiques les plus récentes, les personnes âgées de plus de 100 ans représentent le segment de la population qui connaît la plus forte croissance aux États-Unis. Il y a 20 ans, il y avait 6200 Américains centenaires ; aujourd'hui, ce nombre dépasse 64 000. De nos jours, les gens se préoccupent davantage de leur santé qu'il y a 20 ans ; ils coopèrent mieux avec leur système guérisseur et le renforcent davantage. Ce changement a permis à plus d'individus d'atteindre un âge avancé. Sans l'incroyable capacité du corps à se guérir lui-même et à retrouver son état naturel de santé, comment pourrions-nous expliquer que tant de gens aient pu réussir à vivre aussi longtemps ?

En général, les centenaires sont des personnes qui ont appris à travailler avec leur système guérisseur, pour tirer le maximum de leur passage sur terre. De plus, la plupart y parviennent en restant actifs et en santé jusqu'à la toute fin. Si nous examinions leur style de vie, et non uniquement leurs gènes, nous pourrions en apprendre beaucoup sur les différents moyens qui permettent de coopérer et de travailler avec le système de guérison.

La plupart des centenaires que j'ai rencontrés, même s'ils sont tous des individus uniques ayant leur histoire personnelle, ont en commun la façon dont ils ont vécu leur vie. La plupart ont mangé modérément, sont restés actifs, n'ont pas souffert d'insomnie, se sont reposés quand c'était nécessaire, ont eu une vie familiale et sociale remplie et ont profité de la vie en général. Même si ces gens avaient des régimes, des styles de vie et des gènes différents, beaucoup d'entre eux ont dû affronter de dures épreuves, pendant leur longue vie, comme la perte d'un proche ou d'un membre de leur famille. Or la plupart de ces personnes ne se sont jamais départies de leur « joie de vivre ». En effet, il est rare de rencontrer un centenaire qui n'a pas un grand sens de l'humour ou un sourire au visage. La femme ayant vécu le plus longtemps en Occident, une Française décédée à l'âge de 122 ans, en était la preuve. Même aveugle et confinée à un fauteuil roulant, elle n'avait renoncé au tabac qu'à l'âge de 121 ans ! Quand on lui demandait le secret de sa longévité, elle répondait : « Je n'ai qu'une ride sur tout mon corps et je suis assise dessus ! » Cette joie de vivre est typique de ceux qui atteignent ou dépassent l'âge de 100 ans.

Le comédien bien connu George Burns, qui a vécu plus de 100 ans, a exercé son métier de comédien jusqu'à la toute fin. Il n'a jamais cessé de fumer des cigares et plus important encore, il a continué de sourire et de faire des blagues ! Sa joie de vivre a contribué à renforcer son système guérisseur et lui a permis de recouvrer la santé après une maladie.

Un jour, une délicieuse dame de 95 ans toute vêtue de rose (même ses lunettes de soleil et son collier de coquillages étaient roses) qui participait à une croisière faisant escale une journée à Hawaï est entrée dans mon cabinet. Elle avait un large sourire au visage, malgré une vilaine entaille à la jambe. Quand elle a enlevé ses lunettes de soleil, j'ai vu deux yeux bleus, juvéniles et pétillants qui dénotaient une attitude confiante et optimiste envers la vie. Pendant que je traitais sa blessure et que nous bavardions, elle m'a demandé s'il était possible d'accélérer un peu les choses. « Pourquoi ? », ai-je demandé.

« Parce que ma sœur aînée m'accompagne, et je ne veux pas la faire attendre. Nous ne passons qu'une journée dans l'île, et je lui ai promis de faire du surf sans planche avec elle ! »

Je suis allé jeter un coup d'œil dans la salle d'attente et j'ai aperçu sa sœur, de trois ans son aînée. Vêtue d'un ensemble rouge et d'un chapeau de paille assorti, elle était tout aussi énergique et souriante que sa sœur.

Beaucoup de personnes entrent dans mon cabinet en disant qu'elles sont « au bout du rouleau ». J'ai entendu des individus dans la trentaine et dans la quarantaine affirmer une telle chose. À l'inverse, j'ai eu des patients qui apprenaient à faire du surf et du ski nautique à l'âge de 70 ans, qui suivaient des cours de yoga à 80 ans en montrant plus de souplesse et de grâce que des personnes ayant la moitié de leur âge. J'ai même vu des personnes âgées de plus de 90 ans qui dansaient et jardinaient tous les jours. La jeunesse et la santé ne dépendent pas de l'âge, mais de l'état d'esprit et de l'attitude. Une attitude positive et une joie de vivre sont essentielles pour renforcer et revigorer le système guérisseur.

Suivez l'exemple des centenaires. Apprenez à coopérer avec votre système guérisseur et à respecter votre état naturel de santé. Découvrez comment vous pouvez rester en santé, éviter les maladies débilitantes et vivre une vie longue et gratifiante qui comblera tous vos désirs.

Conclusion sur le système guérisseur et votre état naturel de santé

La santé est un état naturel et normal. Cette condition repose sur des principes biologiques universels qui s'appliquent non seulement aux humains, mais à toutes les espèces vivantes. La santé est inscrite dans l'ADN de chaque cellule de votre corps, et c'est pourquoi l'espèce humaine a pu s'épanouir et survivre depuis des milliers d'années. C'est grâce à la santé que vous êtes en vie aujourd'hui. L'espérance de vie maximale pour un être humain est d'environ 100 ans. Si votre état naturel est la santé, tout changement par rapport à cet état est une anomalie. En fait, vous êtes programmé pour être en bonne santé dès le jour de votre naissance.

La maladie est non seulement un état indésirable, mais fondamentalement contre nature et anormal. Sa présence viole les lois naturelles qui gouvernent les processus biologiques normaux sur terre. Quand vous tombez malade, cela indique habituellement que des forces non naturelles, nuisibles et malsaines se sont imposées, pour créer un déséquilibre et un désordre temporaires dans votre corps. Rétablir l'ordre et l'équilibre lui permet de retrouver son état de santé naturel. C'est à votre extraordinaire système de guérison qu'incombe le rôle d'être le gardien de votre santé.

Même si votre quotidien semble parsemé d'embûches et de difficultés, votre corps peut relever ces défis, car il possède un extraordinaire système guérisseur conçu pour vous garder en santé tout en corrigeant de manière naturelle et automatique les déséquilibres et les problèmes. Si la maladie semble parfois invincible, que la mort rôde et que l'espoir a disparu, votre système guérisseur peut aider votre corps à riposter pour qu'il retrouve son état naturel de santé. Grâce au système guérisseur, votre corps possède une étonnante résilience naturelle qui l'aidera, telle une bouée au milieu de l'océan, à affronter les tempêtes les plus dévastatrices de la vie.

Le chapitre suivant présente plus en détail le système guérisseur en action. Vous aurez notamment l'occasion d'examiner une preuve de son existence et de comprendre ce que ce système peut accomplir et comment il fonctionne. Vous verrez également pourquoi il est essentiel d'apprendre à coopérer avec votre système guérisseur, pour le renforcer et le revigorer et ainsi jouir d'une santé optimale.

CHAPITRE 2

Votre système guérisseur en action

Quand vous songez au nombre de menaces et d'injures que votre corps doit endurer tout au long de la vie, le fait qu'il puisse rester en santé dépasse l'entendement. Pour atteindre un tel résultat, vous n'avez besoin que d'un système capable de superviser et de diriger tous les autres systèmes afin d'orchestrer efficacement une guérison qui vous protégera et préservera votre état naturel de santé. Ce système est le système guérisseur.

Le système guérisseur vous permet non seulement de maintenir votre état naturel de santé, mais aussi de limiter les dégâts, quand vous êtes malade ou blessé ou que votre santé est compromise. Il règle et supervise les processus de réparation, de croissance et de restauration de la santé ; il veille au fonctionnement normal des cellules, des tissus et des organes du corps. En fait, c'est le remarquable système guérisseur qui vous permet de rester en vie aujourd'hui.

Une maladie ou une blessure peut survenir à tout moment. Pour rester en santé, votre corps a besoin d'un système sur lequel il peut compter en permanence. Votre système guérisseur est une bête de somme qui ne dort jamais ni même ne s'offre le luxe d'une petite sieste. Il est constamment en état d'alerte, prêt à passer à l'action, à n'importe quel moment. Comme le service 911, le système guérisseur est disponible en tout temps. Il ne s'absente jamais pour cause de maladie et ne prend ni vacances ni congé bien mérité. Il possède une endurance et une résistance hors du commun et peut rester opérationnel pendant une période de 100 ans ou plus.

Le système guérisseur n'est pas limité à une seule partie du corps, mais il est présent dans chaque organe et chaque tissu. On ne peut en faire l'ablation chirurgicalement, et il n'est visible ni aux rayons X, ni au tomodensitogramme, ni à l'imagerie par résonnance magnétique, comme c'est le cas avec la plupart des autres structures de votre corps. Quand vous êtes en santé, ce système passe inaperçu ; toutefois, dès que votre corps met en branle une opération de guérison en réaction à une blessure ou à une maladie, il fait alors sentir sa présence.

Même si le système guérisseur est possiblement le système le plus important de votre corps, il est probable que vous n'en ayez jamais entendu parler ou, si c'est le cas, que vous le connaissiez mal. Si les noms des autres systèmes du corps humain (digestif, respiratoire, circulatoire, nerveux, immunitaire, etc.) vous sont peut-être plus familiers, c'est peut-être la première fois que vous entendez parler du système guérisseur. En fait, comme beaucoup d'autres personnes, il est possible que vous mélangiez système guérisseur et système immunitaire.

Les différences entre le système guérisseur et le système immunitaire

Quand les gens entendent parler du système guérisseur pour la première fois, ils le confondent souvent avec le système immunitaire. S'il est vrai que les deux systèmes collaborent et sont parfois difficiles à différencier, il s'agit pourtant de deux systèmes distincts qui poursuivent des objectifs différents.

La différence fondamentale entre ces deux systèmes est la suivante : le système immunitaire défend votre corps contre les infections, tandis que le système guérisseur répare les tissus endommagés par une blessure ou une maladie, afin de permettre à votre corps de retrouver son état naturel de santé. Le système immunitaire s'attaque surtout aux envahisseurs étrangers pour protéger votre corps.

De son côté, le système guérisseur vise davantage à guérir votre corps, à assurer la croissance, la régénération et la restauration de ses fonctions et à le maintenir en santé.

Par exemple, si vous souffrez d'une bronchite, qui est une infection du système respiratoire, le système immunitaire cherchera à éliminer les organismes qui sont responsables de l'infection. Toutefois, si vous subissez une fracture du bras lors d'un accident de voiture, ce sera le système guérisseur qui viendra à la rescousse. Le système immunitaire ne participera pas à la guérison de la blessure, car une fracture du bras n'entraîne généralement pas d'infection. Ressouder un os fracturé est une fonction propre au système guérisseur.

Autre exemple, dans le cas de crise cardiaque, c'est le système guérisseur qui passera immédiatement à l'action. Comme aucune infection n'est en cause, c'est lui, et non le système immunitaire, qui se chargera de la guérison. Après la crise, il réparera les dommages à votre muscle cardiaque tout en restaurant le fonctionnement normal du cœur.

Dès que vous avez compris que la plupart des maladies et des blessures ne sont pas causées par une infection, la distinction entre le système guérisseur et le système immunitaire devient plus claire, et le rôle unique du système guérisseur prend alors toute sa signification.

Cela étant dit, il y aura des moments où le partage du travail entre ces deux systèmes sera moins évident. Ils travailleront et coopéreront pour vous garder en santé. Par exemple, si votre corps a subi des dommages en raison d'une infection, les deux systèmes travailleront de concert pour les réparer tout en combattant, en neutralisant et en éliminant les foyers d'infection pour prévenir d'autres dommages. Votre système immunitaire s'attaquera à l'infection pendant que le système guérisseur réparera les dommages qu'elle a causés.

Être à l'écoute du système guérisseur

Puisque la santé est l'état naturel de votre corps, vos besoins sur le plan physique sont très simples. Or, si ces besoins ne sont pas comblés, votre corps n'hésitera pas à lancer des signaux d'avertissement, afin que vous apportiez des correctifs immédiats. En situation d'urgence ou si vous êtes en mauvaise santé, votre corps utilisera son système de communication, qui travaille en étroite collaboration avec le système guérisseur, pour vous prévenir immédiatement. Si vous souhaitez que votre système guérisseur répare, restaure et entretienne le plus efficacement possible votre corps, vous devez apprendre à l'écouter, quand il vous parle.

Par exemple, quand vos réserves d'eau sont basses et qu'il y a un risque de déshydratation, le mécanisme de la soif entre en action pour vous demander de boire. Quand votre corps manque d'énergie et a besoin d'un apport en calories, la sensation de faim s'installe pour vous inciter à manger. Quand vous avez besoin de repos, vous commencez à bâiller et vos paupières s'alourdissent pour vous donner envie de dormir. Quand vous tremblez et qu'il fait froid, votre corps commence à frissonner pour vous forcer à enfiler un veston ou un chandail, ou encore à trouver refuge. Si vous mangez des aliments trop riches ou trop épicés, vous avez la nausée, et il est même possible que vous vomissiez. Toutes ces sensations et ces réactions sont des manifestations de l'intelligence et du réseau de communication que le système guérisseur règle et supervise pour aider le corps à fonctionner de nouveau normalement et à maintenir son état naturel de santé.

Les deux rôles essentiels du système guérisseur

Le système guérisseur joue deux rôles extrêmement importants. Premièrement, le système guérisseur se comporte comme le contremaître d'un important chantier qui supervise, organise et répartit les ouvriers, les matériaux, l'équipement et la machinerie tout en surveillant la construction. Le système guérisseur surveille, examine et observe méticuleusement chaque partie de votre corps pour s'assurer que les organes et les tissus restent sains et fonctionnent normalement. Il facilite la communication entre les différents systèmes ainsi que leurs cellules et tissus respectifs. Il règle le complexe environnement interne du corps où se produisent quotidiennement des millions de puissantes réactions chimiques. Le système guérisseur règle les problèmes dans toutes les parties de votre corps. Telle une mère qui s'occupe de ses enfants, il veille à préserver l'intégrité de votre corps et l'aide à conserver son état naturel de santé.

Deuxièmement, le système guérisseur agit comme un ambulancier qui accourt dès qu'une menace pèse sur votre santé. Dans ce rôle plus actif, votre système guérisseur peut s'acquitter de diverses fonctions comme : transmettre des impulsions nerveuses ; mobiliser des cellules immunitaires et inflammatoires ; coordonner la sécrétion de puissantes substances chimiques capables de hausser la température corporelle, dilater ou contracter les vaisseaux sanguins ; ou augmenter ou diminuer la circulation sanguine à des endroits spécifiques. Il peut aussi effectuer d'autres fonctions vitales. Le système guérisseur coordonne les activités des autres systèmes de votre corps afin qu'ils coopèrent les uns avec les autres dans le but d'enclencher un processus de guérison cohérent, concerté et efficace.

Dans son premier rôle, le système de guérison peut facilement passer inaperçu, pendant qu'il effectue en silence, sans tapage, sa mission essentielle de surveillance. Toutefois, dans son deuxième rôle, il fait beaucoup plus sentir sa présence, car son action produit des changements perceptibles dans votre corps. Ce double rôle de supervision et d'intervention joué par le système guérisseur dans le fonctionnement des systèmes et des structures du corps fait de lui le système le plus puissant et le plus important de tous.

Comprendre le fonctionnement du système guérisseur

Pour comprendre comment le système guérisseur fonctionne, il faut considérer le fonctionnement du corps sous un angle différent. Même si cela peut sembler difficile de prime abord, on peut y arriver en voyant le corps selon l'énergie et la fonction plutôt que selon la matière, la structure et la forme. Penser de cette façon ne signifie pas qu'il faille ignorer ou nier l'existence de certaines structures à l'intérieur du corps ; il s'agit plutôt de mieux voir les forces dynamiques qui gouvernent la santé. Ainsi, lorsque ces forces se déséquilibrent, il devient plus facile de comprendre le problème qui a causé une infection ou une maladie. Fort de cette connaissance et de cette compréhension, vous serez capable de régler plus efficacement ce problème en travaillant avec, et non contre, le système guérisseur. Examinons un exemple qui illustre ce point.

Al s'est coupé le doigt avec un couteau de cuisine, pendant qu'il tranchait des légumes. Au début, comme il n'y avait pas de sang, il a cru que la blessure était superficielle et qu'il s'en tirerait facilement. Puis, quand le sang a commencé à couler, il a compris que la coupure était profonde. Rapidement, le saignement est devenu abondant. Même s'il n'avait rien ressenti au début, une douleur lancinante a commencé à irradier dans sa main tout entière. Al a appliqué une pression, pour empêcher le sang de couler. Au bout d'une demi-heure, le saignement a commencé à diminuer, pour cesser complètement une heure plus tard.

Dès le début de cet incident et pendant les jours qui ont suivi, le système guérisseur d'Al a mis en branle un processus de guérison qui a fait appel aux éléments suivants.

- Le système nerveux a été le premier à réagir à la blessure en transmettant à Al des messages de douleur.
- Le système circulatoire a ensuite enclenché le mécanisme complexe de la coagulation, qui est une interaction

sophistiquée entre des hormones, des enzymes et plusieurs substances chimiques naturellement collantes. Ces composants s'amalgament pour sceller la blessure et empêcher le corps de perdre trop de sang.

- La peau, les tissus plus profonds et les différentes cellules se sont entrelacés pour former une couche de peau intermédiaire et transitoire et combler le vide créé par la blessure.

- Une croûte s'est formée pour protéger les couches de peau ainsi que les tissus délicats et plus profonds pendant le processus de guérison.

Une fois la croûte tombée, Al a constaté que son système guérisseur avait miraculeusement fabriqué une nouvelle peau à l'endroit où l'ancienne avait été complètement coupée en deux. Au bout de plusieurs semaines, son doigt avait retrouvé son apparence d'avant la blessure, comme si rien ne s'était passé.

Malgré la simplicité relative de la blessure, la séquence des événements, les différents systèmes et éléments qui ont concouru à la guérison ainsi que le flux synchronisé d'énergie et de mouvement présent tout au long du processus montrent le degré de complexité et de précision requis pour cette opération. Ils font voir aussi l'organisation, la rapidité et l'efficacité dont votre système guérisseur fait preuve pour accomplir cette tâche spécifique.

Gardez à l'esprit que le système guérisseur supervise et coordonne toutes les opérations de guérison dans votre corps, même lorsqu'il s'agit de maladies et de blessures beaucoup plus graves et complexes qu'une simple coupure au doigt. Même si le système guérisseur est invisible et semble n'appartenir à aucune partie du corps en particulier, vous commencerez à comprendre le fonctionnement et le rôle de cet incroyable système en constatant la puissance, la rapidité, le dynamisme et l'efficacité de ses actions ainsi que des résultats obtenus. D'ailleurs, cette vivacité et cette subtilité expliquent en partie le manque de reconnaissance et d'acception dont le système guérisseur a été l'objet jusqu'à présent.

Le système immunitaire et le système guérisseur

Le système immunitaire et le système guérisseur sont des systèmes dynamiques et subtils qui, même s'ils travaillent souvent ensemble, poursuivent des objectifs différents.

Le système guérisseur est plus discret et plus disséminé dans le corps que le système immunitaire, car il est présent dans chaque organe, chaque tissu et chaque cellule. Ses fonctions et ses tâches sont également plus puissantes, plus dynamiques et plus diversifiées que celles du système immunitaire.

Tout comme le système guérisseur, le système immunitaire possède plusieurs ramifications. Il ne se limite à aucune région du corps en particulier et agit au niveau microscopique des cellules et de la biochimie. En fait, le système immunitaire collabore avec le système guérisseur et peut même être considéré comme un de ses éléments qui sert à prévenir et à éliminer les infections. D'ailleurs, avant la découverte du sida, le système immunitaire était lui aussi mal compris par la médecine moderne, qui ne lui accordait pas suffisamment d'importance. Heureusement, grâce au transfert de ressources financières et matérielles qui s'est effectué depuis, les recherches s'intéressent moins à ce qui se passe à l'extérieur du corps, pour se concentrer davantage sur ce qui se passe à l'intérieur. Nous en savons maintenant plus sur le système de défense naturel du corps que ce que nous avions imaginé au départ.

Le système guérisseur et les autres systèmes du corps

Le système guérisseur utilise les propriétés et les fonctions particulières des autres systèmes de votre corps en intégrant et en supervisant leurs activités pour créer un processus de guérison organisé et efficace. Pour mieux comprendre cet énoncé, examinons ce qui se produit lorsque nous nous brûlons accidentellement avec un fer à repasser électrique.

Imaginez un fer à repasser qui a été laissé en marche par inadvertance pendant plusieurs heures. Quand vous apercevez le fer posé à la verticale sur une planche à repasser et que vous voulez le ranger, vous touchez la base qui est très chaude.

Dès que vos doigts se posent sur le métal et que vous entendez le grésillement de la chair qui brûle, vous retirez votre main et vous ressentez immédiatement une douleur. En plus de la sensation de brûlure intense, vous apercevez au bout de quelques minutes des cloques qui se forment aux endroits qui ont été en contact avec le fer. Examinons ce qui se produit ensuite à l'intérieur du corps, étape par étape, lorsque votre système guérisseur entre en action.

Étape 1

Le système guérisseur se met immédiatement en marche dès que vous touchez le fer chaud et que votre système nerveux transmet les signaux de douleur des doigts vers le cerveau. Le système nerveux, qui travaille en collaboration avec le système guérisseur, déclenche un réflexe automatique dans votre bras pour qu'il se replie et mette fin au contact entre vois doigts et le fer brûlant, empêchant une aggravation de la blessure.

Étape 2

Presque immédiatement, votre système guérisseur, en collaboration avec les minuscules vaisseaux sanguins de votre peau, coordonne une réaction visant à augmenter le flux sanguin vers la peau brûlée, ce qui produit une rougeur ou de l'inflammation.

Étape 3

Le courant sanguin achemine des cellules spécialisées appelées *macrophages*, des globules rouges, des globules blancs, de l'oxygène et d'autres nutriments essentiels vers le site de la blessure pour nourrir, revigorer et appuyer les processus de réparation.

Étape 4

Rapidement, la peau sécrète des fluides afin de former des cloques aux endroits où la peau a été brûlée. Ces cloques jouent un rôle de protection et de guérison. D'abord, ces poches remplies de liquide agissent comme des amortisseurs pour protéger la peau blessée et à vif qui se trouve à l'intérieur. Elles servent également de barrière protectrice pour empêcher les infections. Le fluide à l'intérieur des cloques contient également des nutriments qui aident à nourrir la nouvelle couche de peau en train de se former. Ce fluide contient aussi des cellules immunitaires et des anticorps qui ont été mobilisés par le système immunitaire. Tous ces mécanismes sont sous la direction du système guérisseur, afin de repousser les microorganismes qui pourraient causer de l'infection. De plus, le corps libère d'autres substances chimiques importantes, pour aider le processus de guérison.

Étape 5

Au cours des jours et des semaines qui suivent et une fois le processus de guérison bien engagé, de nouvelles cellules, de nouvelles substances chimiques et de nouveaux fluides sont acheminés vers la blessure, dans un mouvement de va-et-vient ; la douleur commence à s'estomper, et la production d'une nouvelle peau s'accélère.

Étape 6

Rapidement, la cloque diminue au fur et à mesure que le fluide est réabsorbé par le corps. Une nouvelle peau se forme pour remplacer celle qui a été endommagée.

Étape 7

Les mécanismes de guérison se poursuivent au niveau microscopique pour terminer le travail. Si tout se déroule comme prévu, la nouvelle peau qui apparaîtra ne montrera aucune cicatrice.

Même avec une blessure simple comme une brûlure mineure au deuxième degré, vous pouvez constater qu'il se passe beaucoup plus de choses sous la surface de la peau que ce que l'œil peut percevoir. Quand il s'agit de problèmes plus graves et plus complexes, le corps a besoin d'un système capable de superviser et de diriger tous les autres systèmes importants, afin d'orchestrer un processus de guérison efficace destiné à protéger et à préserver la santé de votre corps. C'est le travail incroyable que le système guérisseur accomplit pour vous.

Les réactions du système guérisseur par rapport aux symptômes des maladies

Une nouvelle vision de votre santé

Quand le système guérisseur est activé, il est facile de confondre les changements qui se produisent dans notre corps, qui sont des réactions normales de guérison, avec les symptômes d'une maladie. C'est une erreur fréquente chez la plupart des gens, incluant les médecins et les professionnels de la santé. En effet, jusqu'à tout récemment, la méthode qui était privilégiée pour comprendre la santé et la guérison était axée sur la maladie. Nous en savions peu sur le système guérisseur et les moyens utilisés par le corps pour corriger les déséquilibres et rester en santé.

Lorsque des changements commencent à se produire dans notre corps, nous supposons automatiquement que nous sommes malades, mais c'est une grave erreur. Dès que notre corps donne des signes de déséquilibre et de mauvais fonctionnement et que nous ressentons un inconfort ou de la douleur, la première pensée qui nous vient à l'esprit est que nous souffrons d'une maladie ou d'une allergie. Nous essayons de trouver une explication à nos symptômes. Cette réaction par rapport à ce qui se produit dans notre corps est tout à fait naturelle et normale.

Pourtant, plutôt que de conclure qu'il y a quelque chose qui cloche, il faudrait d'abord essayer de voir si le système guérisseur n'est pas en train de réagir adéquatement pour corriger un déséquilibre qui s'est produit. Laissez-moi vous expliquer où je veux en venir.

Prenons par exemple l'éternuement. Nous considérons habituellement un éternuement comme le symptôme d'un rhume ou le début d'une allergie. En réalité, un éternuement est une réaction normale du système guérisseur pour expulser un corps étranger, neutraliser un irritant, éliminer un agent pathogène dangereux, guérir une maladie ou aider le corps à préserver son intégrité. L'éternuement est également un mécanisme de protection qui empêche des envahisseurs indésirables de pénétrer plus profondément dans les structures délicates du système respiratoire, comme les poumons et les sinus. Il s'agit donc d'un autre moyen utilisé par notre système guérisseur pour protéger notre santé.

En plus de l'éternuement, la plupart des gens, y compris des médecins, confondent des réactions de guérison avec des symptômes de maladie. En voici quelques exemples :

- *Toux.* Même si la toux est considérée comme une maladie respiratoire, il s'agit plutôt d'une réaction du système guérisseur cherchant à expulser des débris ou des micro-organismes qui ont pénétré profondément dans le système respiratoire et qui risquent d'endommager les poumons. Dans les milieux médicaux, une bonne toux est considérée comme une réaction utile permettant d'expulser le flegme, le mucus, les micro-organismes et les débris infectieux, ce qui dégage efficacement les voies respiratoires et facilite la respiration. La toux peut être très puissante : la vitesse atteinte par les débris et les corps étrangers expulsés des poumons peut atteindre plus de 1000 km/h, soit la vitesse d'un avion à réaction.

- *Diarrhée.* Habituellement considérée comme un symptôme de maladie intestinale, la diarrhée est une réaction que le corps utilise pour éliminer des toxines et des matières contaminées dans le côlon et le gros intestin. La diarrhée est rapide, efficace et permet de se débarrasser de tout ce qui peut irriter le tube intestinal. Plusieurs maladies ou problèmes intestinaux potentiellement graves peuvent être éliminés de cette façon. Utiliser des médicaments pour arrêter une diarrhée peut s'avérer dangereux et même contre-productif. Quand vous supprimez la diarrhée et perturbez le système naturel d'élimination, des micro-organismes nuisibles restent à l'intérieur du corps et peuvent s'attaquer à votre foie ou s'infiltrer dans le courant sanguin et causer une maladie plus grave encore. Bien entendu, il peut arriver qu'une perte trop importante de liquide et d'électrolytes causée par une diarrhée nécessite une intervention médicale. Toutefois, en considérant la diarrhée comme une réaction du système guérisseur et en cherchant à coopérer avec lui, vous pouvez apporter des ajustements simples pour rétablir l'équilibre dans votre corps et recouvrer la santé. Par exemple, vous pouvez boire davantage de liquide, éviter les substances et les aliments irritants et gérer le stress, qui peut être un élément néfaste à vos intestins et à votre système digestif. (Nous examinerons ces facteurs plus en détail, dans les chapitres suivants.)

- *Évanouissement.* Une personne s'évanouit lorsqu'elle perd temporairement connaissance et qu'elle s'affaisse. Si les causes d'un évanouissement vont de bénignes à graves, il est habituellement provoqué par une insuffisance du flux sanguin vers la tête et le cerveau. S'affaisser en s'évanouissant représente une réaction compensatrice du système guérisseur. Une fois que le corps repose au sol en position horizontale, l'apport en sang et en oxygène au cerveau augmente, ce qui permet souvent de reprendre connaissance. Dans la plupart des cas, un évanouissement est sans conséquence, particulièrement en l'absence de maladie ou de condition sérieuse sous-jacente. Toutefois, dans les cas où il y a une maladie grave sous-jacente, une intervention médicale et une hospitalisation peuvent s'avérer nécessaires. Le traitement doit alors viser la cause sous-jacente qui a mené à l'évanouissement, et non l'évanouissement en tant que tel.

- *Fièvre.* Habituellement associée à une infection, la fièvre est le moyen utilisé par le système guérisseur pour augmenter la température de votre corps et éliminer les organismes qui l'agressent. En effet, la plupart d'entre eux sont extrêmement sensibles à la température et ne peuvent tolérer une chaleur excessive. De plus, la chaleur provoque la transpiration, qui aide le corps à éliminer les toxines plus rapidement. Apprendre à travailler avec la fièvre en se réhydratant constamment (boire beaucoup d'eau), plutôt qu'en utilisant des médicaments pour la supprimer, aide le système guérisseur et favorise un processus de guérison plus rapide et plus complet. Même dans les cas où la suppression médicale de la fièvre peut s'avérer nécessaire, la prise de liquide doit être encouragée. En cas de fièvre, il importe davantage de chercher les causes sous-jacentes et de traiter ces causes que de supprimer la fièvre en tant que telle. Collaborer ainsi avec le système guérisseur permet de restaurer la santé et l'équilibre dans votre corps.

- *Nausée.* La nausée qui se produit dans l'intestin grêle et dans l'estomac représente une réaction spécifique du système guérisseur visant à protéger le corps en empêchant la nourriture d'y entrer. Quand vous ressentez une nausée, vous perdez votre appétit pour la nourriture. Votre système guérisseur agit ainsi pour limiter l'ingestion d'aliments solides. La nausée se produit lorsque vous avez une forte fièvre, que vous avez besoin de boire beaucoup de liquide, que vous souffrez d'un ulcère ou que vous êtes infecté par un virus ; dans de tels cas, la prise de nourriture solide ne ferait qu'empirer les choses. La nausée permet également de conserver son énergie et de permettre au flux sanguin de passer du tube digestif aux autres parties du corps qui ont un besoin plus urgent de cette énergie guérisseuse.

- *Pus.* Le système guérisseur, de concert avec le système immunitaire, produit du pus, une substance désagréable, malodorante et jaunâtre qui aide à éliminer les corps étrangers, petits et grands. Le pus est habituellement synonyme d'infection. Quand une écharde ou un corps étranger se glisse sous votre peau, le système guérisseur produira une poche de pus pour éliminer l'intrus en le séparant du reste de votre corps. Il essaiera ensuite de digérer ou de dissoudre l'écharde ou le corps étranger ; s'il ne peut y arriver, il essaiera de l'expulser de la peau. En plus des fluides sécrétés pour expulser les micro-organismes et les débris, le pus contient des globules blancs et des enzymes qui décomposent et digèrent les substances étrangères. Dans le cas d'une infection bactérienne dans une partie du corps, le pus essaiera de tuer ou de digérer la bactérie tout en traitant l'infection.

- *Écoulement du nez et congestion nasale.* Habituellement considérés comme des symptômes du rhume ou d'une allergie, l'écoulement du nez et la congestion nasale sont en fait des réactions du système guérisseur. L'augmentation des sécrétions, du mucus, du flegme ainsi que la congestion sont des moyens utilisés par le système guérisseur pour éliminer les organismes ou les particules nuisibles qui peuvent encombrer les voies respiratoires. Si la prise d'un décongestionnant ou d'autres médicaments visant à supprimer ces réactions du système guérisseur apporte un soulagement temporaire, ces produits peuvent avoir un effet contraire qui prolongerait la maladie et même l'aggraverait. Comme les médicaments ont tendance à assécher les sécrétions pour éliminer les symptômes, leur action va à l'encontre des réactions naturelles du système guérisseur, qui cherchent plutôt à évacuer les substances nuisibles.

- *Enflure et rougeur.* L'enflure et la rougeur, qui sont les premiers signes visibles d'une blessure, d'un traumatisme ou d'une infection, sont également des réactions du système guérisseur. Qu'elle soit causée par une ecchymose, une contusion, une entorse, une fracture ou une infection, l'enflure est le résultat d'une augmentation des fluides produits par le système lymphatique, par une fuite dans les vaisseaux sanguins ou par d'autres tissus mous. Les fluides permettent de stabiliser le site et d'absorber les chocs pour prévenir une aggravation de la situation. L'inflammation est une réaction complexe du système guérisseur qui permet d'acheminer des cellules et des substances chimiques puissantes vers la blessure, pour éliminer les toxines, réparer les tissus endommagés et accélérer la guérison.

- *Larmoiement.* Le larmoiement est une réaction du système guérisseur semblable à l'écoulement du nez. Le larmoiement aide à éliminer les corps étrangers et les micro-organismes qui se sont logés sur la surface sensible et délicate de l'œil. Parfois, quand l'infection ou l'irritation est extrême, les paupières resteront collées, en raison de l'assèchement des larmes et des sécrétions. Maintenir les paupières fermées est une autre tentative du système guérisseur pour protéger les yeux et prévenir des dommages additionnels.

- *Vomissement.* Le vomissement est un mécanisme de protection utilisé par le système guérisseur pour éliminer les matières contaminées ou nocives qui ont pénétré dans l'estomac et l'intestin grêle. Le vomissement est un moyen rapide, puissant et efficace pour aider le corps à se débarrasser des toxines et des autres substances nuisibles. Après avoir consommé de la nourriture avariée, par exemple lors d'un empoisonnement alimentaire, le corps vomit pour expulser les organismes qui causent l'infection ainsi que la nourriture superflue et les toxines. Habituellement, les gens se sentent beaucoup mieux après avoir vomi. Si vous avez trop mangé ou que vous avez mangé de la nourriture trop riche, ou encore si vous avez bu trop de café ou d'alcool (qui agissent comme des irritants intestinaux et des toxines lorsqu'ils sont consommés de manière excessive), le vomissement permet de nettoyer et de soulager le système digestif et le corps.

Si vous pensiez au départ que ces réactions étaient associées à l'un ou l'autre des systèmes du corps humain, par exemple la toux avec le système respiratoire ou le vomissement avec le système gastro-intestinal, vous savez maintenant que ces réactions se produisent grâce au système guérisseur, qui se trouve à l'intérieur de votre corps et qui supervise les autres systèmes. Le système guérisseur n'est pas un système anatomique autonome. C'est un système fonctionnel, énergique et intelligent qui est présent dans chaque système de votre corps.

Pendant que vous lirez le reste de ce livre, considérez votre corps, vos sensations corporelles et tout changement qui se produit dans celui-ci comme des réactions bien dosées produites par le système guérisseur. Dites-vous que ces réactions ne sont pas les symptômes d'une maladie, mais visent plutôt à corriger les déséquilibres et à vous permettre de retrouver votre état naturel de santé. Accordez moins d'attention aux symptômes, à l'inconfort et aux pensées liées à la maladie ou à une allergie, même si ces problèmes sont réels pour vous. Faites confiance au système guérisseur pour qu'il apporte les correctifs physiologiques nécessaires pour éliminer les déséquilibres et permettre à votre corps de retrouver son état naturel de santé.

Je sais que cette vision représente un changement radical dans votre façon de voir votre corps et votre santé ; or s'engager dans cette voie peut avoir un impact significatif sur votre santé. Si vous accordez moins d'importance à la maladie et plus à la santé, moins à ce qui va de travers dans votre corps et plus à ce qui fonctionne correctement ; si vous cessez de craindre les causes et les agents externes des maladies qui sont indépendantes de votre volonté, pour chercher le trésor caché qui contient les ressources de votre système guérisseur, vous bénéficierez des avantages d'une meilleure santé. Si vous pouvez apprendre à reconnaître les multiples moyens utilisés par votre système guérisseur pour relever des défis, votre dépendance envers les médicaments et les médecins sera moindre, et votre qualité de vie s'en trouvera considérablement améliorée.

Pourquoi faut-il connaître les réactions du système guérisseur ?

Connaître les réactions du système guérisseur vous procure un grand avantage. En effet, votre système guérisseur vous permet de faire les choses suivantes :

- Découvrir et utiliser les vastes ressources de guérison qui se trouvent à l'intérieur de vous.
- Consacrer moins d'énergie et d'efforts à imputer l'inconfort physique ou la maladie à des causes et à des forces externes qui ne dépendent pas de vous, ce qui mène à l'impuissance.
- Accorder moins d'importance à une vision dominée par la peur, qui peut être nuisible à votre santé et à votre mieux-être.

- Être plus responsable de votre propre vie et mieux comprendre le lien entre d'une part vos actions et vos pensées, incluant le régime alimentaire et le style de vie, et d'autre part votre santé.
- Diminuer votre dépendance envers les médecins, les médicaments et les agents externes de traitement.
- Améliorer votre confiance envers la capacité du corps à rester en santé et à se guérir.
- Mieux planifier le traitement et la guérison des problèmes de santé que vous devez affronter.

Comme vous pouvez le constater, reconnaître le pouvoir du remarquable système guérisseur et travailler avec lui peut avoir un impact énorme et positif sur votre santé et votre vie.

Note : Pendant que vous vous appropriez cette nouvelle façon de voir votre corps, n'hésitez pas à consulter un médecin, lorsque l'inconfort physique ou la douleur augmente ou ne disparaît pas. Votre médecin peut apporter une aide précieuse à votre système guérisseur.

Des données cliniques sur le système guérisseur

Nous venons d'avoir un aperçu des réactions du système guérisseur et de voir différents exemples de son apport pour guérir les blessures mineures. Un examen plus en profondeur du corps nous fournira d'autres preuves qui montreront clairement l'existence d'un système guérisseur capable de vous garder vivant et en santé. Dans chacun des cas suivants, vous verrez que le système guérisseur est un élément si essentiel que sans lui, toute guérison serait impossible.

Le système guérisseur et les fractures : le cas de Sam

Sam était un sergent d'état-major de 34 ans qui comptait 15 années d'expérience comme parachutiste dans l'armée de l'air des États-Unis. C'est en effectuant un saut de 3000 mètres pendant une mission d'entraînement de routine au-dessus d'une jungle isolée que son parachute s'était emmêlé dans un arbre à l'atterrissage et qu'il s'était brisé la cheville à plusieurs endroits. L'os avait transpercé la peau, causant une fracture ouverte. Le risque d'infection est élevé avec ce type de blessure particulièrement difficile à traiter. L'infection qui s'installe dans les os, appelée *ostéomyélite*, est une maladie infectieuse grave qui empêche le système guérisseur de ressouder les os et de guérir la fracture.

Sam a été transféré par avion jusqu'à un hôpital des Philippines, où je me suis rendu pour suivre son dossier et déterminer s'il pourrait reprendre du service. À première vue, tout indiquait que sa carrière militaire était terminée.

Pour tenter de ressouder ses os, Sam a été hospitalisé plusieurs fois, a reçu de nombreux antibiotiques et a été opéré à 11 reprises sur une période de deux années et demie. Parallèlement, il a dû porter un plâtre presque continuellement et n'a jamais été en mesure de marcher autrement qu'avec l'aide de béquilles. Il a subi plusieurs curetages et greffes osseuses, dans le but de nettoyer l'infection à la surface de ses os et permettre ainsi aux médecins de les ressouder. Des plaques et des vis ont aussi été fixées à ses os.

Finalement, quand tout a indiqué que la fracture était en voie de guérison, le plâtre a été enlevé, et Sam a reçu le feu vert pour participer à des activités physiques légères. Une semaine plus tard, pendant qu'il essayait d'attraper la balle lors d'une partie de softball amicale, la cheville de Sam s'est de nouveau brisée à deux endroits, et son pied s'est replié avec un angle de 90°. Il est retourné sur la table d'opération pour recevoir encore un curetage, d'autres plaques et vis métalliques, un plâtre et des béquilles.

Au bout de deux ans et demi, Sam risquait non seulement de perdre son poste au sein de l'armée de l'air, mais également son pied. Il a consulté un spécialiste qui a commencé à lui confectionner une prothèse (pied artificiel) en prévision d'une amputation. C'était une perspective effrayante pour un homme encore jeune qui avait été si actif et en santé.

Aux États-Unis, un brillant orthopédiste du nom de Robert Becker avait inventé un stimulateur électrique pour aider le système guérisseur à guérir des fractures particulièrement difficiles à traiter. Sam se heurtait au choix suivant : perdre son pied ou accepter que l'on implante temporairement cet appareil électronique, qui en était encore au stade expérimental, à côté de la fracture de sa cheville. Il a choisi la deuxième option en espérant que tout aille pour le mieux.

Au bout de plusieurs mois, le dossier médical de Sam est redevenu vierge, et Sam a même pu recommencer à sauter en parachute. Grâce à l'appareil qui avait travaillé avec le système guérisseur, ses os se sont ressoudés. Le Dr Becker savait que si on donnait la chance au système guérisseur de prendre le relais, celui-ci terminerait le travail. Comme le disait le célèbre médecin grec Galien (129-199 av. J.-C.), « le médecin ne fait qu'aider la nature ».

Un os fracturé est une blessure sérieuse qui peut être extrêmement douloureuse et débilitante. Cependant, grâce au système guérisseur, même un gros os comme le fémur peut, dans des circonstances normales, guérir en seulement six semaines. Même quand la fracture est déplacée et que les os ne sont pas parfaitement alignés, le système guérisseur peut, dans la plupart des cas, ressouder les os et les réaligner parfaitement, de manière à ce qu'une fois la guérison terminée, il ne reste aucune trace de la blessure. Même lorsqu'il s'agit d'une fracture compliquée, que les os sont complètement déplacés et non alignés et que l'utilisation de vis et de plaques est requise pour maintenir les os ensemble, le système guérisseur peut les fusionner en un seul os solide. Sans le système guérisseur, il serait impossible de guérir des fractures.

Qu'il y ait ou non un plâtre ou une attelle placé autour de la fracture, permettre à l'os fracturé de rester immobile et de récupérer aide le système guérisseur à amorcer le remodelage de l'os. Observé au microscope, le remodelage osseux est un des miracles de la vie.

De minuscules cellules présentes dans la matrice osseuse, appelées *ostéoclastes*, digèrent l'os pour libérer du calcium dans le courant sanguin, tandis que d'autres cellules, appelées *ostéoblastes*, utilisent le calcium emmagasiné dans le sang pour acheminer des dépôts d'os vers le site de la fracture, agissant ainsi comme des ingénieurs qui construisent un pont. Ces dépôts facilitent le processus qui permet de ressouder les os de nouveau. Il n'existe pas de technologie, d'intervention chirurgicale ou de médicament qui puisse remplacer le système guérisseur pour réparer une fracture. La guérison naturelle d'un os fracturé est si efficace qu'une fois cette guérison complétée, l'endroit qui a été fracturé est souvent plus résistant que les tissus osseux normaux qui l'entourent.

Le système guérisseur et le cœur : le cas de Verne

La maladie du cœur de Verne avait été diagnostiquée après sa première crise cardiaque, subie à l'âge de 69 ans dans la salle d'urgence d'un hôpital. L'année suivante, il a eu une autre attaque. Au fil des ans, il a dû prendre de nombreux médicaments tout en subissant plusieurs *angioplasties*, une intervention qui vise à dégager les artères bloquées pour ralentir la progression de la maladie. Toutefois, ces méthodes n'apportaient que des solutions temporaires, et la cardiopathie de Verne s'est aggravée. Il ressentait une douleur constante à la poitrine, douleur qui augmentait quand il montait un escalier ou qu'il se mettait en colère. Le pronostic n'était guère encourageant.

Quand j'ai rencontré Verne, sa cardiopathie était parvenue à un stade très avancé, et ses médecins estimaient que seul un pontage pouvait le sauver. Encore là, en raison de la gravité de sa maladie, ce pontage ne lui permettrait de vivre que deux années de plus, au maximum. Comme la perspective de se faire ouvrir la poitrine ne lui plaisait guère, Verne a fait preuve de persévérance et de détermination pour convaincre le Dr Dean Ornish de l'inclure dans son tout premier groupe expérimental visant à tester un nouveau traitement de la cardiopathie sans médicaments ni chirurgie.

Le programme du Dr Ornish était basé sur la prémisse, aujourd'hui prouvée, qu'en éliminant les obstacles qui nuisent au processus naturel de guérison du corps et en travaillant avec ses systèmes guérisseurs, il est possible de guérir les maladies du cœur, y compris les plus graves. Le programme du Dr Ornish est simple et consiste en une série de changements complets dans le style de vie, dont régime alimentaire sain, de l'exercice, la gestion du stress et le travail en groupe. Bien entendu, à l'époque où cette première étude a été réalisée, ses idées et ses méthodes étaient considérées comme radicales, selon les standards médicaux traditionnels. Encore aujourd'hui, l'idée d'inverser la progression de la cardiopathie est difficile à accepter par les tenants de la « vieille école » en matière de médecine et de traitement des maladies.

Verne a entrepris le programme avec enthousiasme et après quelques semaines, sa douleur thoracique a disparu, et sa respiration s'est améliorée. Sa quantité d'énergie a augmenté, et il s'est senti plus détendu. Son stress et sa colère ont diminué. Graduellement, il a cessé de prendre ses 13 médicaments, un à la fois, pour ne garder qu'une moitié d'aspirine pour enfants tous les deux jours.

Aujourd'hui âgé de 87 ans, Verne ne montre aucun symptôme de cardiopathie. Tous ses tests médicaux – *tomographie par émission de positons* et *angiogramme coronaire* – montrent une inversion complète de sa condition. Il fait des randonnées en montagne et parcourt le monde avec sa femme. Il enseigne le yoga et donne des conférences devant des auditoires composés de personnes âgées pour vanter les mérites de la méthode Ornish et la capacité naturelle du corps à se guérir lui-même.

Même si les maladies du cœur restent la première cause de mortalité dans les pays occidentaux, il est possible d'inverser, comme Verne l'a fait, le cours de ces maladies graves et de les guérir en coopérant avec le système guérisseur et en corrigeant les facteurs malsains sous-jacents qui causent des blocages dans les artères coronariennes. Comme Verne, vous découvrirez les incroyables ressources de guérison de votre corps et deviendrez un partenaire dans votre propre processus de guérison en adoptant un style de vie plus sain. Grâce au travail de pionnier du Dr Ornish, nous savons maintenant qu'en apprenant à écouter le corps et en travaillant avec le système guérisseur, il est possible de guérir même les cas les plus sévères de cardiopathie.

Une des retombées directes du travail du Dr Ornish est d'avoir montré que le système guérisseur peut stimuler la croissance de nouveaux vaisseaux sanguins vers le cœur, lorsque l'approvisionnement en sang est déficient. Dans ce processus appelé *néovascularisation*, les nouvelles artères contournent les artères bloquées et assurent un flux sanguin continu vers les muscles du cœur. Ce processus vous permet d'effectuer votre propre pontage sans avoir à subir une intervention chirurgicale et de prévenir ainsi d'autres crises cardiaques.

Même si vous avez déjà eu une crise cardiaque et que les fibres musculaires du cœur semblent mortes, de nouvelles recherches indiquent qu'à l'intérieur d'un laps de temps raisonnable, votre miraculeux système guérisseur peut leur permettre de revenir à la vie en restaurant le flux sanguin. Cette nouvelle découverte, c'est-à-dire la régénération des tissus cardiaques considérés comme morts par le rétablissement de la circulation sanguine, est appelée *hibernationmyocardique*. C'est un peu comme l'ours qui réapparaît après avoir hiberné pendant tout l'hiver.

Le système guérisseur et l'hypertension artérielle : le cas de Mike

Mike était un mécanicien de bord dans l'armée de l'air des États-Unis depuis 20 ans. Vétéran de la guerre du Vietnam, cet homme marié et père de trois enfants adorait son travail. Toutefois, le diagnostic d'hypertension artérielle qu'il venait de recevoir risquait de le clouer au sol et possiblement de lui faire perdre son emploi. Pour empêcher ce scénario de se produire, il a perdu 11 kilos en six mois en adoptant un régime pauvre en matières grasses et en courant 30 minutes par jour. Malheureusement, sa pression artérielle refusait de baisser. Pour compliquer les choses, comme il travaillait à bord d'un avion, il lui était interdit de prendre des médicaments. Étant donné que je servais également dans l'armée de l'air comme médecin à cette époque, il est venu me voir pour me demander de l'aide.

Après avoir lu son dossier et constaté ses efforts pour abaisser sa tension artérielle en perdant du poids grâce à un régime et à de l'exercice, j'ai demandé à Mike s'il ressentait un stress d'une quelconque nature. Il m'a aussitôt répondu par un « Non ! » tout aussi convaincant que catégorique. Cependant, je soupçonnais l'inverse, car je ne connaissais aucun militaire qui ne subissait pas un certain degré de stress. J'ai fini par apprendre que Mike vivait des difficultés conjugales, ce qui venait ajouter au stress inhérent à son travail de mécanicien de bord. Malgré sa volonté d'abaisser sa tension artérielle en suivant un régime et en faisant de l'exercice, le stress annulait ses efforts.

Après plusieurs consultations et quelques longues discussions où je lui ai expliqué comment un stress prolongé pouvait causer l'hypertension artérielle, Mike a finalement reconnu qu'il était stressé. Il a accepté d'apprendre et de mettre en pratique les techniques simples de gestion du stress (voir le chapitre 6) que je lui recommandais pour activer son système guérisseur et abaisser sa tension artérielle.

Après seulement six semaines, la tension artérielle de Mike est revenue à un niveau normal et elle est demeurée ainsi jusqu'à la fin de sa carrière. En éliminant les facteurs malsains qui causaient son hypertension artérielle, et particulièrement le degré élevé de stress, le système guérisseur de Mike a permis à son corps de retrouver facilement son état naturel de santé. Bien sûr, il doit conserver son style de vie plus sain, qui comprend un régime faible en matières grasses, 30 minutes d'exercice et 15 minutes de gestion de stress chaque jour.

Comme vous pouvez le constater, le stress est un des facteurs sous-jacents particulièrement significatifs dans l'hypertension artérielle, car il peut créer un déséquilibre important dans l'environnement interne du corps. Le Dr Herbert Benson, professeur agrégé à la faculté de médecine de l'Université Harvard et chef du département de médecine comportementale au New England Deaconess Hospital, a réalisé plusieurs études sur les bienfaits de la gestion du stress pour diminuer l'hypertension artérielle. Grâce à des techniques simples et similaires à celles qu'enseigne le Dr Benson (voir le chapitre 6), vous pouvez aider votre système guérisseur à ramener votre tension artérielle à des niveaux normaux.

L'hypertension artérielle est surnommée la « tueuse silencieuse », parce qu'elle peut mener à des maladies plus graves comme les maladies du cœur et les accidents vasculaires cérébraux. Les médicaments qui sont actuellement disponibles pour traiter l'hypertension artérielle comportent souvent des effets secondaires et malheureusement, aucun d'entre eux ne permet d'éliminer le problème. Quand les patients ont recours à la médication, il est difficile d'arrêter, et beaucoup de personnes devront prendre deux ou même trois médicaments, simplement pour gérer leur hypertension artérielle.

Tout comme avec les maladies du cœur, de nouvelles recherches montrent que le système guérisseur peut inverser l'hypertension artérielle et la guérir en éliminant les causes sous-jacentes à l'aide de méthodes simples et bien appliquées comme le changement de régime alimentaire, l'exercice et la gestion du stress. Cette maladie n'a rien de mystérieux : les mécanismes pour guérir l'hypertension artérielle ne sont pas complexes ou difficiles à comprendre. Comme c'est les cas avec les autres maladies, l'élimination des causes malsaines permet au système guérisseur de restaurer l'état naturel de santé.

Le système guérisseur et les accidents vasculaires cérébraux : le cas de Dean

Dean était un jeune médecin qui en demandait beaucoup à son cœur. Il affichait non seulement un excès de poids, mais il avait la charge d'une famille et une lourde dette d'étudiant à rembourser. Il travaillait plus de 100 heures par semaine, ne dormait pas assez, mangeait mal, ne faisait pas d'exercice, ne s'amusait jamais et se disputait constamment avec sa femme, en raison du stress : tout cela minait la santé de Dean.

Dean souffrait d'hypertension chronique qu'il traitait lui-même en utilisant les échantillons de médicaments que lui fournissaient les représentants de produits pharmaceutiques. Il ne surveillait pas régulièrement sa tension artérielle et cachait son état à ses collègues. À 32 ans, Dean a été victime d'un accident vasculaire cérébral massif qui a provoqué une paralysie du côté droit de son corps. Il a été hospitalisé pendant plusieurs semaines et il a dû faire de la physiothérapie et de la réadaptation pour retrouver l'usage de sa jambe et de son bras. Pendant son traitement, il a souffert d'une profonde dépression, comme s'il avait perdu sa raison de vivre.

C'est pendant cette période sombre que David a rencontré un homme qui avait également subi un accident vasculaire cérébral. Or cet homme s'était complètement rétabli de cet AVC et jouissait même d'une meilleure santé qu'avant. Il avait complètement modifié son régime alimentaire et son mode de vie, et il avait appris à gérer son stress à l'aide de méthodes simples mais efficaces. Le dos au mur, invalide, incapable de reprendre le travail, Dean a décidé d'essayer ces méthodes.

Il a remplacé ses habitudes alimentaires par un régime faible en matières grasses composé principalement de fruits, de légumes et de céréales entières. Il a commencé à faire régulièrement de l'exercice et à mettre en pratique la gestion du stress tout en s'adonnant au yoga. Même s'il ne se considérait pas comme une personne croyante, il a commencé à prier régulièrement pour se détendre et calmer son esprit.

Sa tension artérielle est lentement revenue à la normale, et il a graduellement cessé de prendre des médicaments. Au cours des deux années qui ont suivi, il a pris du mieux. En fait, il ne s'était jamais senti aussi bien de toute sa vie. Il a recommencé à pratiquer la médecine et a écrit plusieurs livres sur ses expériences, livres qui sont devenus des best-sellers. En adoptant un style de vie plus sain et en mettant en pratique des méthodes mieux adaptées à son système guérisseur, Dean a complètement inversé les effets de son accident vasculaire cérébral. Il mène maintenant une vie beaucoup plus saine, plus active et plus enrichissante qu'avant.

Un accident vasculaire cérébral est une affection grave causée par une hémorragie ou un caillot sanguin. Il peut également être causé par une hypertension chronique ou des troubles circulatoires. Un accident vasculaire cérébral peut être fatal. Dans les cas moins sévères, il peut causer une paralysie des membres, le plus souvent dans un seul côté du corps. Il peut également provoquer une paralysie des muscles faciaux et nuire à la parole, à l'ouïe, à la vue et à la déglutition.

Même s'il est possible de prévenir un accident vasculaire cérébral en s'attaquant, même *a posteriori*, aux causes sous-jacentes, le système guérisseur peut souvent restaurer miraculeusement l'état naturel de santé du corps. De nombreuses études ont montré que lorsqu'un individu reçoit la formation appropriée et fait les efforts nécessaires, le système guérisseur peut faciliter le transfert de l'information du côté endommagé du cerveau vers le côté sain, afin que les muscles et les membres paralysés puissent de nouveau fonctionner normalement.

Le système guérisseur et le diabète : le cas d'Eric

Eric était un homme actif âgé de 65 ans qui souffrait d'une maladie du cœur parvenue à un stade avancé ainsi que des complications causées par le diabète. Depuis 20 ans, il s'injectait quotidiennement de l'insuline, pour réguler sa glycémie, c'est-à-dire le taux de sucre dans son sang. Il devait s'injecter 45 unités d'insuline par jour, ce qui représente une dose élevée. Sinon, sa glycémie montait en flèche, pour atteindre des taux dangereux.

Un jour, Eric a participé à une retraite fermée d'une semaine destinée aux patients souffrant d'une maladie de cœur (beaucoup souffraient également de diabète). On l'a alors avisé qu'en raison des changements dans la diète et l'exercice qu'il devrait apporter ainsi que du programme de gestion du stress qu'il suivrait dans le cadre de la retraite, sa dose quotidienne d'insuline allait être réduite pour éviter qu'il ne sombre dans un coma à cause d'une glycémie trop basse. On lui a également conseillé de mesurer lui-même sa glycémie six fois par jour à l'aide d'un appareil, afin de s'assurer qu'elle reste à un taux acceptable.

Eric était alors un de mes patients, et nous nous parlions chaque jour. Il a donc diminué sa dose d'insuline à 22 unités par jour, tel qu'on lui avait demandé. Sa glycémie est restée normale. Le lendemain, il a réduit de nouveau sa dose de moitié, soit 11 unités ; sa glycémie n'a pas bougé. Le troisième jour, il a coupé encore une fois sa dose de moitié et encore une fois, sa glycémie est restée normale. En apprenant cette baisse radicale de la dose d'insuline d'Eric, les responsables de la retraite ont commencé à être nerveux et ils lui ont recommandé de ne pas la réduire aussi rapidement. Eric leur a répondu qu'il ne faisait qu'utiliser le dosage correspondant à la glycémie qu'il avait mesurée et qui demeurait normale. Rendu au septième jour, Eric avait complètement cessé de s'injecter de l'insuline. Six années ont passé, depuis, et Eric n'a jamais recommencé à en prendre. Il a continué de suivre sa diète, à faire de l'exercice et à gérer son stress. Il se disait en santé comme jamais il ne l'avait été.

En apprenant à coopérer avec son système guérisseur avant qu'il ne soit trop tard, Eric a pu réussir ce que la plupart des experts médicaux croyaient impossible : cesser de prendre l'insuline dont il avait dépendu quotidiennement, pendant plus de 20 ans tout en conservant une glycémie normale.

Le cas d'Eric montre encore une fois que le système guérisseur peut inverser et guérir une maladie chronique et grave comme le diabète, même après plusieurs années. Si vous reconnaissez la présence d'un système guérisseur dans votre corps et que vous adoptez des méthodes simples et naturelles pour coopérer avec lui, vous pouvez retrouver votre état naturel de santé.

Le système guérisseur et l'arthrite : le cas de la mère de Helen

Helen était une personne toujours souriante qui travaillait dans mon cabinet de médecin. Sa mère, aujourd'hui septuagénaire et mère de huit enfants, souffrait d'une forme sévère d'arthrose dans son genou droit. Cette situation était particulièrement frustrante, pour cette femme qui aimait faire de l'exercice et qui, six mois auparavant, marchait trois à quatre kilomètres par jour. Après avoir consulté plusieurs médecins, le seul traitement qu'on lui avait offert était une chirurgie au genou.

Comme Helen savait que je préconisais parfois une méthode différente de la médecine, elle avait insisté pour que j'examine sa mère. Après avoir lu son dossier et vu ses radiographies, j'en suis arrivé à la conclusion que son pronostic n'était guère encourageant. J'ai néanmoins suggéré à la mère de Helen d'utiliser une technique simple qui aide le système guérisseur : cette technique améliore le flux du liquide synovial à l'intérieur du genou et aide l'articulation à retrouver sa mobilité. Au fil des ans, j'avais eu recours à cette technique qui avait donné de bons résultats avec mes patients ; même les patients atteints d'arthrite avancée avaient noté une amélioration significative. Si la mère de Helen mettait en pratique cette technique avec assiduité et patience, elle pourrait réparer l'articulation et améliorer la santé de son genou.

Comme cette technique est très simple, mais demande une participation active du patient sur une période prolongée, j'ai pris la peine d'en expliquer les principes sous-jacents à la mère de Helen, afin de la convaincre de l'utiliser. Elle devait en comprendre le fonctionnement et savoir pourquoi il fallait faire preuve de patience, pour obtenir des résultats. Je lui ai ensuite fait promettre de la mettre en pratique régulièrement et fidèlement pendant six à huit mois. Elle a accepté.

Après deux semaines, la mère de Helen a remarqué une diminution significative de la douleur et une amélioration du fonctionnement de son genou. Après six mois, la douleur a disparu. Elle a recommencé à marcher de cinq à six kilomètres par jour, à danser comme une adolescente et à chanter mes louanges. Jusqu'à présent, après sept ans, elle fait toujours sa marche quotidienne et ne ressent plus de douleur. La chirurgie au genou n'a jamais été nécessaire.

Il existe plusieurs formes d'arthrite, dont *l'arthrose*, la *polyarthrite rhumatoïde*, la *goutte* et la *polyarthrite psoriasique*, qui ont toutes comme dénominateur commun la destruction des surfaces de l'articulation. Ce sont des maladies douloureuses et débilitantes que la médecine traditionnelle traite avec la chirurgie et avec des médicaments puissants qui suppriment la douleur, mais qui ont des effets secondaires incommodants. Or de nouvelles données indiquent qu'en comprenant les facteurs sous-jacents qui influencent la santé de l'articulation et en les traitant, le système guérisseur peut inverser les effets de l'arthrite et la guérir, comme cela a été le cas avec la mère de Helen.

Le système guérisseur et les maladies intestinales : le cas de Bob

Bob était un travailleur de la construction jovial et de belle apparence au début de la vingtaine, marié et père de deux enfants. Il adorait le base-ball et jouait dans une équipe amateur. Vu de l'extérieur, Bob semblait en parfaite santé ; toutefois, si vous aviez pu voir l'intérieur de ses intestins, vous auriez constaté qu'il souffrait de colite granulomateuse, mieux connue sous le nom de *maladie de Crohn*. Lorsque je l'ai rencontré, Bob était un patient de l'hôpital où je travaillais et il attendait qu'une place en salle d'opération se libère pour subir une intervention chirurgicale. Il prenait des doses élevées de Prednisone et d'autres puissants médicaments pour soulager ses symptômes, qui comprenaient douleur abdominale, perte de poids, diarrhée, faiblesse généralisée, fatigue et nausée.

Un jour, alors que je visitais mes patients à l'heure du repas, j'ai remarqué que la nourriture qu'on servait à Bob était difficile à mastiquer, à avaler et à digérer. Cette nourriture ne convenait pas à une personne dans son état. Comme je soupçonnais qu'on lui servait une alimentation inadéquate, je lui ai demandé si la douleur et les symptômes augmentaient après les repas. Il a confirmé mes soupçons en me disant que c'était pire après avoir mangé. Il m'a également confié que son état empirait lorsqu'il ressentait de la colère ou du stress. Ces informations ne m'ont guère étonné. Je lui ai demandé s'il avait discuté de sa diète avec son médecin ou si ce dernier lui avait suggéré des aliments en particulier ou des techniques de relaxation et de gestion du stress. Il a répondu non.

J'ai demandé à Bob s'il serait disposé à suivre, pendant quelques jours, une diète spéciale qui pourrait améliorer son état. Je lui ai suggéré de prendre des liquides clairs, incluant de l'eau, des bouillons, des jus, des tisanes et de la gélatine, mais rien de solide. Je lui ai ensuite expliqué les mécanismes de digestion en lien avec sa maladie qui justifiaient un tel régime. Il a accepté de l'essayer. Je lui ai également enseigné des techniques simples de gestion du stress, notamment des techniques de respiration qui permettraient de détendre les nerfs de ses intestins.

Chaque jour, je suis allé voir Bob pour vérifier comment il se sentait. Chaque jour, il me disait que son état allait en s'améliorant. Au bout de trois jours, il ne ressentait plus aucun symptôme. Il avait de la difficulté à croire que des choses aussi simples qu'une nouvelle diète et des techniques de relaxation avaient pu chasser l'incroyable douleur causée par sa maladie intestinale chronique, qu'il ressentait depuis sept ans. Après avoir éliminé les facteurs nuisibles qui créaient un déséquilibre et du désordre dans ses intestins, le système guérisseur de Bob a pu aider son corps à retrouver son état naturel de santé.

Beaucoup de maladies intestinales comme le *reflux oesophagien*, la *gastrite*, l'*ulcère gastroduodénal*, le *syndrome du côlon irritable*, la *maladie de Crohn*, la *colite ulcéreuse* et la *diverticulite* font des ravages chez des millions de personnes. Des interventions chirurgicales et de puissants médicaments sont utilisés pour traiter bon nombre de ces maladies qui peuvent s'avérer assez sérieuses pour entraîner la mort ou annoncer des complications comme le cancer. À lui seul, le cancer du côlon est une des plus grandes causes de décès en Occident.

À mon avis, considérer ces maladies comme des entités distinctes que l'on doit traiter avec de puissants médicaments donne, dans le meilleur des cas, des résultats temporaires, mais sans éliminer les causes sous-jacentes. Par contre, apprendre, comme Bob l'a fait, à travailler avec le système guérisseur produit des résultats durables, même si cela exige plus de temps. Travailler avec son système guérisseur en adoptant des méthodes simples et naturelles comme une bonne alimentation, une gestion du stress et d'autres moyens qui viennent appuyer le système guérisseur peut souvent guérir les maladies intestinales graves et chroniques.

Le système guérisseur et l'otite moyenne : le cas de Jesse

Jesse avait quatre ans quand ses parents ont consulté un otorhinolaryngologiste pour l'implantation de tubes dans ses oreilles. Jesse prenait des antibiotiques presque sans arrêt depuis l'âge de 15 mois, et les otites moyennes étaient maintenant devenues chroniques. À la maternelle, son enseignante, qui avait remarqué qu'il ne réagissait pas aux consignes verbales, craignait une perte auditive permanente. Compte tenu des conséquences possibles si on ne faisait rien pour guérir cette otite, notamment une perte auditive permanente, les parents de Jesse en étaient arrivés à la conclusion que l'intervention chirurgicale était la seule option.

Le lendemain, le père de Jesse a profité d'un rendez-vous chez le chiropraticien pour lui parler du cas de son fils. Le chiropraticien lui a alors expliqué qu'en traitant la colonne vertébrale des enfants dont la condition était similaire à celle de Jesse et en prescrivant l'élimination des produits laitiers de leur alimentation, il avait constaté, comme plusieurs de ses collègues d'ailleurs, des progrès significatifs. Beaucoup de médecins, incluant un auteur bien connu comme le Dr Andrew Weil, recommandaient également ce traitement.

Ses parents ont alors décidé d'annuler l'implantation chirurgicale de tubes dans les oreilles de Jesse pour l'amener chez le chiropraticien. Ce dernier a appliqué une légère pression sur la colonne vertébrale de Jesse, puis il a enseigné à ses parents des techniques de respirations et de posture. Jesse a également adopté une nouvelle diète visant à réduire la quantité de mucus et de flegme dans son système respiratoire et sa trombe auditive. Le traitement chiropratique s'est poursuivi pendant neuf mois, à raison d'un traitement par mois.

Deux ans après, Jesse est revenu me voir. Ses parents m'ont expliqué que les problèmes avec ses oreilles avaient complètement disparu, depuis la consultation avec le médecin spécialiste, et que son audition était maintenant parfaite.

Les otites moyennes sont des infections extrêmement courantes chez les jeunes enfants, infections qui peuvent se transformer en cauchemar pour les parents. Nuits blanches, cris de douleur, ordonnances d'antibiotiques à répétition, implantation possible de tubes visant à perforer le tympan pour accéder à l'oreille moyenne et possibilité d'une perte auditive permanente, sont souvent le lot de ces parents.

Quand j'ai entendu parler pour la première fois d'utiliser la chiropratique pour traiter les otites moyennes, j'étais sceptique. Toutefois, au fil des ans, j'ai vu suffisamment de cas positifs pour affirmer que ces traitements donnent souvent de bons résultats. Le cas de Jesse en est un exemple. Aussi minime soit-il, l'effet d'un traitement chiropratique sur la colonne vertébrale aide à améliorer la posture et la respiration, ce qui améliore possiblement le drainage lymphatique de l'oreille moyenne.

Comme le système guérisseur est présent dans tous les autres systèmes de votre corps, le comprendre et travailler avec lui demande de voir les liens qui existent entre les différentes parties du corps humain avec ouverture d'esprit. Quand un traitement travaille dans le même sens que le système guérisseur pour éliminer les facteurs sous-jacents de la maladie, une méthode inhabituelle comme l'utilisation de la chiropratique pour guérir les problèmes de l'oreille moyenne peut aboutir à une guérison, alors qu'au départ, la chirurgie semblait la seule option. Guérir une maladie et recouvrer la santé n'a rien de miraculeux, quand on prend conscience que le corps possède un système guérisseur et que la guérison est un événement banal qui n'a rien d'extraordinaire.

Le système guérisseur et la sclérose en plaques : le cas de Rachelle

Rachelle était une jeune mère de famille de trois enfants. Elle avait appris qu'elle souffrait d'une forme grave et agressive de *sclérose en plaques*, après avoir manifesté des symptômes comme une perte de coordination, un problème d'équilibre et des troubles de la vision. Les médecins lui avaient prescrit de puissants médicaments inhibiteurs et l'avaient dirigée vers une clinique spécialisée dans le traitement de la sclérose en plaques. On lui avait même fourni un fauteuil roulant en lui suggérant d'apprendre à l'utiliser, car elle y serait bientôt confinée jusqu'à la fin de ses jours.

En ouvrant la porte de la clinique spécialisée pour y jeter un coup d'œil, Rachelle a aperçu des centaines de patients atteints de sclérose en plaques, tous en fauteuil roulant et l'air résigné. C'est alors qu'elle a eu le pressentiment que cet endroit ne ferait que renforcer sa maladie. Refusant de perdre espoir de vaincre sa maladie, elle est retournée chez elle. Cela a été le début de sa quête vers la guérison.

Malgré l'avis contraire de son médecin, Rachelle a entrepris une série de traitements d'acuponcture. Voir ses symptômes s'estomper, ne serait-ce qu'un instant, était tout ce dont Rachelle avait besoin pour continuer de se battre afin de recouvrer la santé. Elle a décidé de participer activement à son traitement en lisant, en faisant des recherches, en consultant des médecins et des guérisseurs provenant de disciplines et de traditions diverses, complémentaires et non conventionnelles. Elle a commencé à pratiquer le yoga et à s'intéresser à l'impact des pensées et des attitudes sur la santé. Elle a découvert que l'état d'esprit et l'attitude jouaient un rôle clé dans la santé de son corps. Elle a commencé à mieux s'alimenter, non seulement physiquement, mais aussi intellectuellement. Elle a constaté que les pensées d'amour nourrissaient son corps, alors que les pensées qui trahissaient une faible estime de soi et un mépris envers elle-même étaient nuisibles.

Au bout de 11 années épuisantes, Rachelle a finalement vaincu la maladie et a été déclarée guérie. Son livre, qui est devenu un classique, raconte une des histoires les plus révélatrices à propos du système guérisseur que je connaisse. En découvrant son pouvoir guérisseur et en apprenant à éliminer les habitudes et les schémas de pensée malsains qui faisaient obstacle à sa quête de santé, Rachelle a été capable de guérir en inversant complètement le cours d'une maladie encore considérée aujourd'hui comme « incurable » par la plupart des soi-disant experts médicaux.

Le système guérisseur et les calculs rénaux : le cas de James

James était un capitaine de l'armée de l'air des États-Unis. Il était membre de l'escadrille de reconnaissance stationnée à la base de Clark, aux Philippines, où je travaillais également en tant que médecin rattaché au département de médecine aérospatiale du centre médical régional de la US Air Force.

Un jour, alors qu'il participait, à bord d'un C-130, à une mission à basse altitude au-dessus de la jungle thaïlandaise, James a commencé à ressentir une douleur vive dans le côté droit de son dos et son aine. La douleur semblait arriver par vagues qui irradiaient de son dos vers son aine, puis elle s'est amplifiée au point d'atteindre un 10 sur l'échelle de Richter de la douleur. La douleur est devenue si intolérable que James, qui transpirait abondamment, a été obligé de remettre les commandes de l'appareil au copilote et de s'étendre sur le dos. Son copilote a demandé l'autorisation d'effectuer un atterrissage d'urgence.

Une fois l'appareil au sol, James a été transporté en ambulance vers un hôpital de Bangkok. Il a ensuite été évacué par hélicoptère et transféré au centre médical où je travaillais.

Après avoir passé plusieurs heures à l'urgence, pour y subir divers examens incluant des rayons X et des analyses du sang et de l'urine, James a appris qu'il souffrait de calculs rénaux. Les calculs rénaux sont des blocages dans les reins ou les uretères qui provoquent une douleur parmi les plus fortes que l'on puisse ressentir. Il n'est pas rare de recourir à la chirurgie pour traiter ce problème qui peut entraîner la mort, surtout lorsque les calculs sont gros.

Au bout de plusieurs jours d'hospitalisation et après avoir reçu des quantités astronomiques de liquides et de médicaments par voie intraveineuse, le corps de James a finalement évacué un seul et unique calcul. Quelques jours plus tard, il semblait remis et recevait son congé de l'hôpital.

Lors des examens de contrôle, les tests d'urine de James, qui était maintenant suivi en consultation externe, ont indiqué un taux élevé de calcium. Ce taux élevé s'est confirmé au cours des jours et des semaines qui ont suivi, ce qui a alarmé ses médecins spécialistes. Ils soupçonnaient un problème métabolique sous-jacent susceptible de provoquer un autre calcul rénal. Malgré l'insistance de James, qui se disait bien portant et prêt à piloter de nouveau, ils ont refusé de l'autoriser à monter à bord d'un poste de pilotage. Selon eux, James représentait un danger pour sa propre sécurité et celle de ses coéquipiers. En vertu des règles de sécurité strictes observées dans l'industrie aérospatiale et dans l'armée de l'air, James a été « interdit de vol ». Sa carrière de pilote, autant civile que militaire, était terminée.

Comme j'avais foi en l'intelligence et en la puissance du système guérisseur de James, j'étais convaincu qu'il pourrait corriger la situation, si on éliminait les obstacles sur son chemin. J'étais tout aussi convaincu que le taux élevé de calcium urinaire était causé par des particules ultrafines d'oxalate calcique résiduel que le calcul rénal avait laissées. Cette certitude était basée sur l'information contenue dans son dossier médical, où on pouvait lire un compte rendu détaillé des événements qui avaient mené à l'incident en plein vol. En effet, quelques jours avant l'incident, James avait souffert d'une diarrhée. Il était donc déshydraté, au moment de monter à bord de l'avion. Pendant le vol, il avait souffert de la chaleur à cause de son encombrante combinaison de vol et de la mauvaise ventilation du poste de pilotage, le tout aggravé par la chaleur de la Thaïlande. Il vivait également une période de stress depuis six mois, en raison d'une maladie dans sa famille. Tous ces facteurs le prédisposaient à un calcul rénal.

J'ai encouragé James à boire le plus d'eau possible pour éliminer les particules qui étaient responsables selon moi du taux élevé de calcium urinaire. Il s'est avéré que l'eau était la seule chose dont son système guérisseur avait besoin pour inverser les taux dangereusement élevés de calcium dans son corps.

Grâce au système guérisseur et à la capacité de James de coopérer avec lui en buvant beaucoup de fluides, en éliminant alcool et café et en gérant mieux le stress, il a fallu environ six mois, après l'épisode du calcul rénal, pour que le calcium urinaire revienne à un taux normal. James a pu recommencer à piloter un avion sans restriction et sans médicaments.

James travaille maintenant comme pilote dans une compagnie aérienne depuis plus de 15 ans. Il fait du surf, il est père de trois magnifiques enfants et il n'a pas raté un seul jour de travail en raison de la maladie, au cours de cette période. Comme vous pouvez l'imaginer, il aime boire de l'eau et n'a plus jamais été ennuyé par le problème de calcul rénal qui avait failli mettre fin à sa carrière.

Le système guérisseur et le cancer : le cas de Tony

Tony exhibait son crâne rasé avec fierté, tel un trophée de guerre rappelant sa victoire contre la maladie de Hodgkin, un cancer malin du système lymphatique qui l'avait terrassé pendant plusieurs années.

Tony avait fière allure avec son crâne rasé et sa moustache. Même s'il avait pu laisser ses cheveux repousser, il préférait ressembler à un moine guerrier. Il était en forme, courait de six à sept kilomètres par jour et travaillait à temps plein dans le rayon automobile d'un grand magasin. Malgré son air résolu, il était presque tout le temps de bonne humeur, les yeux pétillants. C'était une personne rayonnante, dynamique et charismatique. Voici un homme qui savait apprécier la vie et qui, malgré les épreuves qu'il avait traversées, ne s'apitoyait pas sur son sort ni n'entretenait de pensées négatives.

Quand j'ai demandé à Tony s'il connaissait l'origine de son cancer et à quoi il attribuait sa guérison, ses réponses ont été simples et directes. « Doc, j'étais une personne trop stressée avant mon diagnostic, a-t-il dit. Je travaillais trop et j'étais préoccupé. Je n'avais pas de plaisir et j'étais trop sérieux. Je ne me reposais jamais, et tout m'irritait. Je bouillonnais d'une colère que je ne pouvais évacuer. Je gardais tout en dedans. Je mangeais mal. Je ne prenais pas soin de moi-même et je le savais.

» Quand j'ai reçu le diagnostic, je l'ai interprété comme un signal, a-t-il poursuivi. D'une certaine façon, j'avais alors un prétexte pour faire preuve d'égocentrisme et m'occuper des besoins de mon corps. J'ai changé mon attitude et mes habitudes, puis j'ai décidé de remettre tous mes problèmes entre les mains d'une puissance supérieure. J'ai commencé à prendre le temps de mieux manger, de faire de l'exercice et de m'occuper de moi, parce que j'avais compris que je devais me prendre en main.

» Après avoir apporté ces changements, la réaction de mon corps a été incroyable, a-t-il ajouté. À ma grande surprise et à celle de mes médecins, il y a eu une complète inversion de mon cancer. J'avais vraiment l'impression d'être le seul responsable de mon cancer et qu'il en revenait à moi de me sortir de cette situation difficile en devenant plus conscient de l'impact de mon attitude, de mes pensées et de mes comportements sur mon corps. Tout le processus de la maladie, puis de la guérison, était devenu complètement logique pour moi.

Quand les gens commencent à comprendre le pouvoir incroyable de leur système guérisseur et qu'ils commencent à prendre en main leur propre santé comme Tony l'a fait, ils peuvent faire les gestes nécessaires pour aider leur corps à guérir. Même si le cancer a été et demeure une des maladies les plus redoutées de notre époque, il ne peut résister à l'incroyable puissance du système guérisseur, dans la mesure où l'on apprend à éliminer les obstacles qui interfèrent avec son fonctionnement. Au fur et à mesure que vous prendrez conscience des multiples moyens utilisés par le système guérisseur pour garder votre corps en santé, vous en découvrirez beaucoup d'autres qui vous permettront de le soutenir et de coopérer avec lui afin de recouvrer la santé.

Quand vous êtes aux prises avec une maladie grave et que vous appelez le système guérisseur à la rescousse, il est impératif de comprendre les obstacles qui nuisent à son efficacité et à son fonctionnement. Certains obstacles sont évidents comme l'ingestion continuelle de substances toxiques, la mauvaise alimentation, le stress et le manque d'exercice ; d'autres sont plus subtils comme les pensées malsaines et le refoulement de la colère. Étant donné que les pensées et le comportement relèvent de l'habitude et de l'inconscient, vous devez reconnaître ces schémas malsains pour être en mesure de les modifier. Comme nous le verrons un peu plus loin, votre esprit exerce une grande influence sur le système guérisseur de votre corps, et vous pouvez faire en sorte qu'il devienne un allié dans votre guérison.

Conclusion sur votre système guérisseur en action

Votre corps sait comment se guérir lui-même, car il possède un système guérisseur remarquablement efficace et intelligent. Cet incroyable système guérisseur ressemble à un général qui dirige les forces de la guérison à l'intérieur de votre corps, donnant des ordres à ses divers bataillons pour maintenir votre état naturel de santé. J'aurais pu vous présenter plusieurs autres cas, mais il est clair que les preuves présentées jusqu'à présent montrent l'existence d'un système guérisseur capable de guérir votre corps d'une multitude d'affections, même celles qui sont parvenues à un stade avancé et qui semblent une cause désespérée. Tant que vous êtes vivant, vous avez le pouvoir de guérir.

Il ne faut pas se laisser intimider par le nombre et la variété des maladies et des affections qui peuvent vous atteindre, car les moyens dont le système guérisseur dispose pour vous guérir et garder votre corps en santé leur sont infiniment supérieurs.

Pour mieux comprendre le fonctionnement du système guérisseur et ce que vous pouvez faire pour coopérer avec lui, il est important de mieux connaître les autres systèmes avec lesquels il collabore. En effet, dès qu'une maladie ou une blessure menace votre état naturel de santé, c'est à eux que le système guérisseur fait appel pour mettre en œuvre des processus de guérison puissants et sophistiqués. Dans le chapitre suivant, vous découvrirez la relation capitale qui unit votre système guérisseur et les autres systèmes de votre corps ainsi que les multiples interactions tout à fait incroyables qui existent entre eux.

CHAPITRE 3

L'équipe du système guérisseur

Il existe un lien étroit entre le système guérisseur et les 12 autres systèmes de votre corps. Son intégration dans les structures et les cellules de ces systèmes est telle que lorsque le corps est dans son état naturel de santé, la coopération entre le système guérisseur et les autres systèmes, ainsi que les moyens qu'ils utilisent pour travailler de concert, atteint presque la perfection.

Pour comprendre les liens qui existent entre le système guérisseur et les autres systèmes du corps, il faut d'abord comprendre le fonctionnement de chaque système et les tâches spécifiques qui lui sont dévolues. La santé de chaque système est essentielle non seulement pour la santé générale du corps, mais aussi pour sa capacité à travailler avec efficacité et efficience avec le système guérisseur.

La peau

La peau est le système le plus externe et le plus exposé du corps. La peau, composée de plusieurs couches, est une des caractéristiques les plus visibles qui définissent l'individualité du corps, car elle se présente sous des couleurs et des aspects divers. La peau est un organe continu qui couvre toutes les structures internes, un peu à la manière d'un tissu qui entoure le rembourrage d'une peluche. Elle possède différentes caractéristiques qui aident le système guérisseur de multiples façons.

- La peau est souple. Elle peut s'étirer et s'agrandir considérablement, comme pendant la grossesse ou dans les cas extrêmes d'obésité. Cette caractéristique permet à la peau de résister au déchirement et à d'autres types de blessures, facilitant ainsi la tâche au système guérisseur.

- La peau absorbe la lumière solaire. Comme un caméléon, la peau peut changer de couleur, lorsqu'elle est exposée au soleil. Une augmentation graduelle de l'exposition au soleil amène une multiplication des pigments appelés *mélanines*, qui migreront ensuite vers la surface de la peau pour produire le bronzage. Par ailleurs, la lumière solaire contient de la vitamine D, qui améliore l'absorption du calcium et aide au maintien de la densité osseuse. Comme le bronzage augmente la tolérance à l'exposition au soleil, la peau peut en absorber davantage et produire de la vitamine D en plus grandes quantités. En outre, la lumière solaire accélère la cicatrisation des blessures, prévient les infections et stimule le système immunitaire. La capacité du corps à absorber la lumière solaire est un mécanisme sophistiqué qui est bénéfique pour le système guérisseur.

- La peau retient les fluides. Le corps est composé à 70 % de liquides qui doivent être maintenus à des taux adéquats pour garantir le fonctionnement optimal du système guérisseur. Quand la quantité d'eau dans le corps baisse en dessous d'un certain taux, il y a un risque de maladie et même de décès. La peau prévient donc la déshydratation. C'est pour cette raison que la déshydratation est fréquente chez les grands brûlés. Quand un individu subit des brûlures sur plus de 50 % de son corps, la perte de fluides à travers la peau endommagée risque d'entraîner la mort.

- La peau protège le corps des infections. Une peau intacte est une barrière naturelle contre la plupart des microorganismes, dont les virus et les bactéries. Quand une abrasion ou une lacération crée une brèche dans la peau, l'infection peut pénétrer à l'intérieur du corps pour atteindre des tissus plus profonds et plus vulnérables, et causer des dommages, des maladies et même la mort. La peau est très résistante ; elle soutient le système guérisseur en repoussant les infections et les organismes indésirables.

- La peau aide au maintien de la température du corps. Le corps est programmé pour garder une température interne qui avoisine les 37 °C ; grâce à la peau, il y parvient la plupart du temps. À 37 °C, tous les complexes enzymatiques du corps fonctionnent de manière optimale, incluant ceux qui travaillent avec le système guérisseur. À l'inverse, toute baisse soudaine ou soutenue de la température interne perturbe la santé et l'intégrité du corps. Les pores de la peau jouent également un rôle dans la régulation de la température corporelle ; ils s'ouvrent pour faciliter la transpiration quand cette température est trop élevée, et se referment pour conserver la chaleur quand elle est trop basse. La transpiration aide le système guérisseur en empêchant le corps de surchauffer, pendant les périodes d'activité physique intenses ou de grandes chaleurs, quand vous avez de la fièvre ou que vous êtes stressé.

- Votre peau est capable d'absorber l'humidité et d'autres substances. Comme une grenouille, la peau peut absorber l'eau et boire à même l'air ambiant. Les chercheurs utilisent la capacité d'absorption de la peau pour créer des médicaments qui sont administrés à travers la peau à l'aide de timbres. On se sert de cette méthode pour donner de la nitroglycérine aux patients atteints d'une maladie du cœur, de l'œstrogène aux femmes en postménopause, de la nicotine aux fumeurs qui veulent cesser de fumer ou de la scopolamine aux personnes qui souffrent du mal des transports.

- La peau élimine les toxines et les déchets. La réaction de la peau pendant une fièvre illustre parfaitement sa capacité à éliminer les toxines du corps. La fièvre provoque une transpiration qui permet au corps d'éliminer les toxines produites par l'infection. Avant que la médecine moderne préconise la prise de médicaments pour supprimer la fièvre, les personnes atteintes d'une forte fièvre, y compris la fièvre provoquée par une pneumonie, devaient boire beaucoup de liquides et s'envelopper dans des couvertures chaudes pour transpirer et évacuer les toxines jusqu'à ce que la fièvre tombe.

- La peau joue un rôle important dans le toucher. Le toucher est un élément essentiel à la santé physique et à la stabilité émotive. Les êtres humains ont besoin de se toucher régulièrement pour s'épanouir et survivre. Les études indiquent une occurrence moins grande des maladies du cœur et des maladies mentales chez les cultures qui encouragent le toucher que chez celles où le toucher est moins fréquent. Par ailleurs, les bébés privés de toucher manifestent un retard de croissance, appelé *retard staturo-pondéral* », dont les conséquences peuvent être fatales. Le toucher est donc essentiel pour renforcer et revigorer le système guérisseur.

Les cheveux, les ongles et le système guérisseur

La chevelure aide le système guérisseur de plusieurs façons et même si le cheveu n'est pas habituellement considéré comme un élément de la peau, il en fait partie. Le type, la couleur et la répartition sur le corps des cheveux varient selon les régions du monde pour aider le système guérisseur à garder le corps en santé d'une multitude de façons. Par exemple, en Afrique, où les températures peuvent être extrêmement chaudes, les cheveux crépus permettent à la tête et au corps de rester au frais. Ce type de cheveux agit comme un système de réfrigération qui capte la vapeur d'eau (l'humidité qui s'évapore sous forme de vapeur) au-dessus de la tête pour la refroidir. Autre exemple, le système pileux de type méditerranéen, que l'on trouve surtout dans les climats chauds et arides, empêche le corps de se dessécher sous l'action du vent et du sable. Ce type de pilosité aide à conserver les fluides et à maintenir la température du corps.

Les cheveux servent également d'organe du toucher. Si votre tête frôle un objet que vous n'avez pas vu, ce sont vos cheveux qui le toucheront en premier. Le mouvement des cheveux vous donnera le signal de baisser la tête pour éviter une blessure sérieuse.

Les ongles du pied et de la main font également partie de la peau. Ils aident le système guérisseur en protégeant le bout fragile des doigts et des orteils.

La guérison des blessures de la peau

La peau possède une étonnante capacité d'autoguérison après une lacération, une abrasion, une brûlure, etc. Comme les blessures de la peau peuvent provoquer une hémorragie et d'autres blessures concomitantes dans les structures internes du corps, leur guérison exige une collaboration complexe et coordonnée entre plusieurs systèmes du corps humain, notamment les systèmes circulatoire, endocrinien, immunitaire et nerveux. Le système guérisseur coordonne et dirige cette remarquable collaboration.

Le système squelettique

Le système squelettique forme la structure rigide du corps. Il est composé principalement d'os, qui sont les éléments les plus denses du corps. C'est pourquoi on trouve parfois dans les sites archéologiques des os intacts vieux de plusieurs milliers d'années.

Le système squelettique travaille en collaboration avec le système guérisseur de plusieurs façons.

- Les os absorbent des quantités importantes de stress et protègent les organes et les tissus internes du corps. Par exemple, les côtes, en plus de participer à la fonction respiratoire, protègent également le cœur, les poumons et les autres structures vitales de la poitrine. Le crâne protège le cerveau, le plus important organe du corps. Quant aux vertèbres, elles s'empilent les unes sur les autres pour former la colonne vertébrale. En plus de supporter le poids de la tête, les vertèbres servent également de conduits flexibles qui entourent et protègent la délicate moelle épinière, qui est le principal réseau d'interconnexions et de transmission électrique entre le cerveau et le corps.

- Avec l'aide du système guérisseur, les os possèdent l'incroyable capacité de se ressouder après une fracture. Ils peuvent ainsi continuer de protéger les organes et les tissus internes du corps.

- En plus d'un rôle de protection, les os sont responsables, avec les muscles, du mouvement qui permet au corps de rester en santé et d'éviter les maladies. (Voir la section suivante sur le système musculaire.) Par exemple, les os des jambes permettent au corps de marcher, de courir, de grimper, de sauter, tandis que les os des bras, des mains et des doigts sont responsables des mouvements des membres supérieurs. Les os du visage participent aux expressions faciales, à la mastication et à la respiration ; ils protègent également les organes sensoriels délicats comme les yeux, les oreilles et le nez.

- Les os servent également de réserve de calcium pour le corps. Le calcium est nécessaire à la contraction des muscles, à l'activité du cœur, à la transmission des influx nerveux et aux autres fonctions vitales qui aident le système guérisseur à garder le corps en santé.

Le système musculaire

La principale responsabilité du système musculaire est le mouvement. Les muscles représentent environ 40 % du poids corporel total ; ils forment le système le plus lourd et le plus répandu. Les muscles sont les principaux alliés du système guérisseur dans les domaines suivants.

- Quand les muscles bougent et se contractent, ils produisent de la chaleur qui garde le corps au chaud. Cette réaction soutient le système guérisseur en maintenant une température optimale pour le fonctionnement du corps.

- Bouger régulièrement les muscles et faire de l'exercice améliore la circulation en renforçant le cœur. À son tour, un cœur robuste aide le système guérisseur en améliorant la distribution de l'oxygène et des nutriments vitaux à travers le corps.

- Les muscles possèdent l'incroyable capacité de prendre du volume, de se transformer et de guérir. Ils sont dynamiques, polyvalents et malléables. Les culturistes, qui soulèvent régulièrement des poids sur une longue période, peuvent ajouter jusqu'à 45 kg de tissus musculaires à leur corps et gagner ainsi en force et en puissance. À l'inverse, les yogis en Inde, qui s'astreignent à des années d'étirement des muscles, en arrivent à modeler leur corps, pour lui donner la forme d'un bretzel. L'incroyable souplesse de leurs articulations leur a d'ailleurs valu le surnom d'« hommes en caoutchouc ». Des muscles forts, souples et décontractés favorisent la santé des articulations ainsi que la force et l'amplitude du mouvement, des éléments indispensables au bon fonctionnement du système guérisseur.

- Les muscles participent également aux importants processus internes qui aident le système guérisseur à garder le corps en santé. Par exemple, les muscles qui participent à la respiration assurent le mouvement du diaphragme et de la cage thoracique, permettant ainsi à l'air et à l'oxygène d'entrer et de sortir des poumons.

- Les muscles lisses situés à l'intérieur des divers organes vitaux comme les intestins, les artères et les bronchioles sont essentiels au fonctionnement de ces organes et du système guérisseur. Ils peuvent contracter ou agrandir le diamètre de ces importantes structures tubulaires et faciliter ainsi le mouvement des fluides corporels vitaux et des gaz importants comme l'oxygène dans le corps. Les exemples suivants montrent à quel point les muscles lisses sont indispensables au fonctionnement du système guérisseur et à la santé. Quand les muscles des artères se contractent, les artères se rétrécissent et le sang circule plus rapidement dans le corps. Par ailleurs, le mouvement des aliments à travers les organes creux du système digestif, appelé *péristaltisme*, est assuré par une série de contractions d'amont en aval des muscles intestinaux. Le même principe s'applique aux poumons, où les *bronches* et les *bronchioles* aident à régulariser le débit d'air qui entre et sort des poumons.

Le système nerveux

Le système nerveux est le principal outil employé par le système guérisseur dans la communication et la transmission des impulsions électriques. Composé du cerveau, de la moelle épinière et des nerfs périphériques (qui ressemblent aux branches d'un arbre), le système nerveux traite l'information. Il communique avec toutes les parties du corps, envoyant et recevant des messages avec une vitesse et une précision incroyables.

Grâce au système nerveux, le système guérisseur sait ce qui se passe dans la moindre cellule de la région la plus périphérique du corps. Il peut alors déclencher avec rapidité et précision une réaction de guérison ordonnée, concentrée et efficace, n'importe où dans le corps.

Le système nerveux est composé de deux parties.

1. Le *système nerveux somatique* règle les mouvements comme se tenir debout, marcher, courir, sauter, s'asseoir, nager et toutes les autres activités faites consciemment.
2. Le *système nerveux végétatif,* aussi appelé *système nerveux autonome,* contrôle les processus vitaux automatiques du corps comme la respiration, le battement du cœur, la température du corps, l'adaptation visuelle à la lumière et les réflexes musculaires.

Le système guérisseur est étroitement relié au système nerveux tout entier, dont il dépend pour accomplir des tâches spécialisées comme la communication, la régulation des processus physiologiques vitaux et le contrôle des mécanismes clés qui assurent le développement, la restauration et le maintien de l'état naturel de santé du corps.

Les organes sensoriels et le système guérisseur

Les *organes sensoriels* sont des structures et des tissus extrêmement spécialisés qui travaillent en collaboration avec le système nerveux. Il s'agit notamment des yeux, des oreilles, du nez, de la langue et de la peau. Les organes sensoriels transmettent au cerveau l'information qui influence la perception, qui vous rend capable de vous déplacer en toute sécurité et qui aide le système guérisseur. Les organes sensoriels vous permettent non seulement d'éviter les dangers, mais plus important encore, de profiter de tout ce que la vie peut offrir. L'information qui transite par les sens peut également modifier directement la physiologie du corps, exerçant ainsi une influence considérable sur le système guérisseur.

Le système endocrinien (glandes)

Le système *endocrinien* comprend les principales glandes du corps qui sont responsables de la production, de la sécrétion et de la régulation de toutes les hormones. Les *hormones* sont des substances chimiques qui travaillent avec le système guérisseur pour influencer les processus physiologiques importants et les fonctions vitales du corps.

Le système endocrinien est composé des hormones et des organes endocrines appelés *glandes*. Les hormones jouent un rôle majeur dans la chimie interne du corps et soutiennent le système guérisseur grâce à divers mécanismes.

- L'adrénaline, aussi appelée *épinéphrine,* est produite par les glandes surrénales. L'adrénaline est une des hormones les plus connues. Dans les situations d'urgence, cette hormone est rapidement sécrétée en réaction à la peur, au stress ou à d'autres états d'excitation, pour provoquer une réaction de fuite qui entraîne les changements physiologiques suivants :

  - Augmentation de la fréquence cardiaque ;
  - Augmentation de la pression artérielle ;
  - Augmentation de la fréquence respiratoire ;
  - Augmentation de la consommation d'oxygène ;
  - Dilatation des pupilles ;

- Mobilisation des autres fonctions du corps afin de lui fournir les ressources nécessaires pour réagir efficacement à la situation d'urgence.

- L'hormone adrénocorticotrope, ou ACTH, est produite par l'hypophyse et contrôle la production de cortisol par la glande surrénale. Le cortisol régule le métabolisme du glucose, joue un rôle clé dans le système immunitaire et est un puissant agent anti-inflammatoire naturel qui aide le système guérisseur.

- L'aldostérone est produite par les glandes surrénales. C'est une hormone puissante qui régule les taux de sodium et de fluides dans le corps, ainsi que la pression artérielle.

- La progestérone et l'œstrogène sont produits par les ovaires et jouent un rôle important lors des menstruations et de la grossesse ; ces hormones participent également à la formation des os, au métabolisme du cholestérol et à la santé de la peau.

- L'hormone folliculostimulante (FSH) et l'hormone lutéinisante (LH) sont sécrétées par l'hypophyse. Elles contrôlent la production des ovules dans les ovaires, lorsque l'œstrogène est produit. Ces hormones sont également présentes lors des menstruations et jouent un rôle important pendant la grossesse.

- L'hormone de croissance, produite par l'hypophyse, contrôle la croissance des os et le développement général du corps.

- L'insuline est produite par le pancréas et est une des hormones les plus importantes du corps. L'insuline régule le métabolisme du glucose et la glycémie, deux éléments essentiels à la santé du système guérisseur ainsi qu'à celle des cellules et des tissus.

- La lutéostimuline, ou ICSH, stimule la production de testostérone dans les testicules.

- La mélatonine, une hormone puissante qui est fortement influencée par la lumière solaire, joue un rôle majeur dans la régulation de l'humeur. Produite par le corps pinéal, la mélatonine contrôle les cycles naturels d'éveil et de sommeil ainsi que la production de mélanine, le pigment qui règle la quantité de lumière solaire qui pénètre dans le corps.

- L'ocytocine est produite par l'hypophyse et supervise le processus du travail pendant l'accouchement en stimulant les contractions utérines. L'ocytocine contribue également à la production et à la sécrétion du lait pendant l'allaitement.
- La parathyroïde, produite par les glandes parathyroïdes, contrôle le métabolisme des os et règle les taux de calcium dans le sang. La parathyroïde influence également l'absorption du calcium dans les intestins et sa résorption par les reins. Le calcium sert notamment au bon fonctionnement du cœur ainsi qu'à celui de plusieurs autres muscles et nerfs importants.
- La prolactine est sécrétée par l'hypophyse et participe à la régulation de l'allaitement et à la production de lait après l'accouchement.
- La testostérone est produite par les testicules, chez l'homme. Elle contribue au développement des testicules, à la maturité sexuelle, à la production de sperme, au développement de la pilosité, au développement musculaire et à la libido masculine.
- L'hormone thyroïdienne, qui est produite par la glande thyroïde, participe à la régulation de la croissance et du développement, du métabolisme, de la croissance de la peau et des cheveux, de la fréquence cardiaque, de la température corporelle, du cycle menstruel et de l'humeur.
- L'hormone thyréotrope, ou TSH, est produite par l'hypophyse et règle la glande thyroïde, qui est une des glandes les plus importantes du corps.
- L'hormone antidiurétique est produite par l'hypophyse pour inhiber la miction et aider les reins à conserver l'eau. Elle joue également un rôle dans la régulation de la pression artérielle.

Le système digestif

Le système digestif est constitué de divers organes reliés à l'intestin grêle et au gros intestin, qui se combinent pour former une structure tubulaire continue, creuse et torsadée s'étendant sur plus de 9 m de la bouche au rectum. Le système digestif comprend la bouche, la langue, les dents, les glandes salivaires, le nez, la gorge, l'œsophage, l'estomac, l'intestin grêle, le gros intestin, le rectum et l'anus. Le système digestif est également constitué du foie, de la vésicule biliaire, du pancréas et de l'appendice. Le système digestif, grâce aux nutriments essentiels, entretient des liens étroits avec le système guérisseur.

Le système digestif décompose, absorbe et assimile les nutriments vitaux présents dans la nourriture que vous mangez. Ces nutriments fournissent le carburant utilisé par le système guérisseur et le corps tout entier pour croître, se réparer et maintenir son état naturel de santé. Le système digestif joue un rôle clé pour aider le corps à vaincre les maladies en lui fournissant les nutriments qui serviront à réparer et à reconstruire les tissus endommagés.

Une fois la digestion terminée, les éléments inutiles ou inutilisables sont éliminés par le gros intestin, sous forme de déchets solides. L'élimination permet au système guérisseur d'expulser les déchets et les toxines indésirables du corps.

Le système respiratoire

Le système respiratoire comprend le nez, la bouche, les sinus, l'oreille moyenne, la gorge, les amygdales, la trachée, les bronches, les bronchioles, les alvéoles et les poumons. Compte tenu du rôle qu'ils jouent dans la respiration, les côtes et le diaphragme sont considérés comme des structures auxiliaires du système respiratoire. La santé de chacune de ces structures influence la santé du système respiratoire et ultimement, du corps tout entier. Le système respiratoire utilise ces différentes structures pour régler le débit d'air qui entre et sort de votre corps.

Le système respiratoire fournit l'oxygène au sang, qui sera ensuite pompé dans toutes les cellules et les tissus du corps. Sans oxygène, les cellules et les tissus ne peuvent survivre. Le système respiratoire sert également à évacuer le *dioxyde de carbone* (gaz carbonique), un déchet produit par le métabolisme cellulaire.

Le système respiratoire est relié à plusieurs autres systèmes, notamment les systèmes nerveux, circulatoire, lymphatique et digestif. Quand le corps est en déficit d'oxygène, par exemple lorsqu'un individu est en état de choc, souffre de fièvre ou est victime d'une maladie, d'une blessure ou d'un traumatisme majeur, ou quand le degré de stress est élevé, le rythme de la respiration augmente automatiquement pour fournir plus d'oxygène. Ce ne sont que quelques exemples de la collaboration essentielle qui existe entre le système respiratoire et le système guérisseur.

Le système circulatoire

Le système circulatoire comprend le cœur, les vaisseaux sanguins ainsi que le sang et ses divers composants, dont les globules rouges. Les *artères coronaires* sont des artères spéciales qui rapportent le sang vers le cœur. En cas de blocage d'une de ces artères, une crise cardiaque peut survenir. La santé du cœur, dont dépendent le système guérisseur et le corps tout entier, est tributaire de la santé de ces artères.

Le système circulatoire remplit plusieurs fonctions vitales.

- Il pompe le sang, qui contient l'oxygène et les autres substances et nutriments essentiels, et le distribue dans chaque cellule et tissu du corps. Ces nutriments et ces substances comprennent notamment les hormones, les anticorps, les neurotransmetteurs, les vitamines, les minéraux et les oligoéléments, qui sont vitaux pour le fonctionnement du système guérisseur.

- Il élimine les sous-produits métaboliques toxiques comme le dioxyde de carbone et l'acide lactique.
- Il achemine l'oxygène des poumons vers les divers organes et tissus du corps. Cette tâche est accomplie par l'hémoglobine, une molécule très importante dans les globules rouges.
- Il effectue la coagulation du sang. La coagulation du sang est une fonction du système circulatoire qui empêche une perte excessive de sang lors d'une blessure. De plus, les leucocytes (globules blancs), qui sont essentiels au fonctionnement du système immunitaire, le sont aussi à la coagulation du sang. La coagulation est un des miracles accomplis par le système guérisseur.

Le système lymphatique

Le système lymphatique peut être considéré comme le système de purification du sang. Le système lymphatique est composé d'une série de vaisseaux lymphatiques et de nœuds lymphoïdes situés à des endroits stratégiques du corps. Le fluide lymphatique circule librement à travers le système lymphatique ; il contient des leucocytes, des anticorps et des substances chimiques importantes du système lymphatique. Le système lymphatique travaille en étroite collaboration avec les systèmes circulatoire, immunitaire et guérisseur pour faire circuler et éliminer les toxines et les impuretés, protégeant ainsi les tissus et le sang des maladies causées par les bactéries, les virus ainsi que les autres intrus.

Le système urinaire

La principale responsabilité du système urinaire est de filtrer le sang pour éliminer les déchets et les toxines. Les reins et la vessie sont les principaux organes du système urinaire qui collabore avec le système guérisseur en accomplissant plusieurs fonctions importantes.

- Le système urinaire aide à conserver et à réguler les taux de fluides dans le corps.
- Le système urinaire filtre et purifie la circulation sanguine.
- Le système urinaire contrôle les taux d'électrolytes, pour s'assurer que les quantités de sodium, de potassium, de calcium, de minéraux et d'oligo-éléments soutenant les processus physiologiques vitaux, qui sont essentiels au système guérisseur, sont adéquates.
- Le système urinaire règle la concentration de protéines dans le sang, une fonction essentielle au système guérisseur.

Le système reproducteur

Chez les femmes, le système reproducteur est localisé dans le bas-ventre et le bassin ; il comprend les ovaires, l'utérus, le col de l'utérus et le vagin. Les seins, situés sur la poitrine, font également partie du système reproducteur. Les seins sont des organes glandulaires qui ont deux fonctions : d'une part, ils servent à la lactation en produisant du lait immédiatement après l'accouchement ; et d'autre part, ils favorisent les rapports sexuels et la reproduction en attirant le sexe opposé et en stimulant le désir. Les seins ont donc une double fonction de sécrétion et de reproduction.

Chez les hommes, la prostate, la vésicule séminale, l'urètre et le pénis composent le système reproducteur.

Plus que tout autre système du corps, le système reproducteur aide à différencier les caractéristiques physiques de l'homme et de la femme. Ces différences sont responsables des puissantes forces magnétiques qui stimulent l'attraction sexuelle entre les sexes. Le résultat naturel de cette attraction, ainsi que la principale fonction du système reproducteur, est la reproduction et la perpétuation de l'espèce. Même si la femme peut vivre sans utérus ni ovaires et que l'homme peut vivre sans testicules ni prostate, le système reproducteur est essentiel à la survie de la race humaine.

Il existe un lien étroit entre le système reproducteur et le système endocrinien. En plus de posséder des récepteurs pour capter les hormones produites par les autres organes, le système reproducteur produit ses propres hormones, dont les plus connues sont l'œstrogène chez la femme et la testostérone chez l'homme. Ces hormones contribuent à la santé dans son ensemble et peuvent influencer l'état psychique et émotionnel. Par exemple, l'œstrogène exerce une influence protectrice pour le cœur.

Beaucoup d'autres systèmes jouent un rôle dans le maintien et le bon fonctionnement du système reproducteur, notamment les systèmes nerveux, endocrinien, circulatoire et lymphatique.

Le système immunitaire

Le système immunitaire est un réseau complexe de cellules et d'organes capables de produire des substances chimiques extrêmement puissantes appelées *anticorps*. Le système immunitaire était encore méconnu jusqu'à tout récemment ; et on découvre encore aujourd'hui de nouvelles facettes de cet incroyable système dont la principale fonction est de défendre le corps contre les infections et les intrus.

Sur le plan cellulaire, le système immunitaire est composé principalement de leucocytes, dont les fonctions et les rôles sont hautement spécialisés. Les leucocytes sont comme des soldats programmés pour détruire l'envahisseur, qu'il s'agisse de bactéries pathogènes, de virus, de champignons, de parasites ou d'autres organismes nuisibles. La division du travail entre les différents types de leucocytes du système immunitaire est d'une précision, d'une subtilité et d'une sophistication qu'aucune armée ne pourrait égaler.

Les anticorps produits pour contrer une menace spécifique s'apparentent à des missiles de croisière moléculaires qui seraient libérés dans le courant sanguin pour trouver et détruire les intrus avec rapidité et précision. Les anticorps sont présents dans le sang et peuvent être produits sur demande en grandes quantités. Ils se trouvent également dans les muqueuses comme le nez, la bouche, le système respiratoire, les intestins, l'urètre ainsi que les autres tissus et cavités du corps qui sont en contact avec l'environnement extérieur.

Si le système immunitaire était autrefois considéré comme un système complètement indépendant, on sait maintenant qu'il est directement relié au cerveau, au système nerveux et aux autres systèmes. Par exemple, on a découvert que les leucocytes possèdent des récepteurs sensoriels capables de capter les *neurotransmetteurs* produits par le cerveau, ce qui prouve l'existence d'un lien chimique direct avec le cerveau et le système nerveux. Il existe aussi des leucocytes qui possèdent des récepteurs hormonaux spécifiques permettant une communication directe entre le système endocrinien et le système immunitaire. Récemment, on a même découvert des leucocytes capables de produire et de sécréter des hormones qui communiquent directement avec le système endocrinien.

Comme je l'expliquais précédemment, le système immunitaire travaille en étroite collaboration avec le système guérisseur ; même si les deux systèmes sont clairement distincts, ils travaillent souvent ensemble pour restaurer l'état naturel de santé du corps.

En conclusion

S'il est vrai qu'il faudrait consacrer un livre tout entier à chacun des systèmes présentés dans ce chapitre, j'espère qu'il vous a permis de mieux comprendre comment ces systèmes collaborent individuellement et collectivement avec l'extraordinaire système guérisseur, pour lui permettre d'orchestrer les processus qui vous garderont en santé. Dans le chapitre suivant, nous examinerons les divers moyens que vous pouvez utiliser pour renforcer et revigorer votre système guérisseur afin qu'il travaille pour vous avec efficacité et efficience.

CHAPITRE 4

Renforcer et fortifier le système guérisseur

Le système guérisseur vous est offert préemballé, complètement installé et prêt à être utilisé, et ce, avant même qu'une première bouffée d'air pénètre dans vos poumons au moment de la naissance. Même si le système guérisseur vous est livré en parfait état de marche, les choix que vous faites quotidiennement peuvent avoir un impact important sur son rendement et ses activités. Votre régime alimentaire et votre style de vie, votre environnement à la maison et au travail, vos humeurs et vos émotions, vos pensées et vos attitudes, ainsi qu'une multitude d'autres facteurs qui dépendent de vous, peuvent avoir un impact considérable sur le comportement et l'efficacité du système guérisseur.

Lorsque vos activités sont nuisibles à votre santé, vous sollicitez constamment le système guérisseur, ce qui épuise ses ressources et l'empêche de mener à bien la mission qui lui a été confiée. En voici quelques exemples : négliger les besoins fondamentaux du corps ; être en contact avec des substances nocives ; manger des aliments sans valeur nutritive ; ne pas boire assez d'eau ; dormir un nombre d'heures insuffisant ; respirer un air vicié ; vivre dans un environnement pollué ; adopter un style de vie stressant et malsain.

D'autres facteurs peuvent amoindrir la force intrinsèque du système guérisseur, par exemple : avoir des habitudes mentales malsaines comme l'anxiété chronique ; entretenir des pensées de peur, de colère et de rage ; être méfiant ; éprouver du ressentiment ; adopter une attitude cynique ou pessimiste ; être obsédé par les problèmes et les circonstances adverses ; sombrer dans la dépression ou l'apathie ; baisser les bras et renoncer. Toutes ces tendances autodestructrices empêchent le système guérisseur de faire son travail et augmentent les risques de souffrir d'une maladie grave ou d'un handicap chronique. Ces facteurs négatifs peuvent saboter votre état naturel de santé et vous priver d'une vie saine, palpitante, riche et gratifiante.

À l'inverse, vous pouvez renforcer le système guérisseur, le nourrir, coopérer avec lui et même le rendre plus performant en apprenant à écouter les messages précieux que vous envoie votre corps et en prenant conscience de ce que vous devez faire pour conserver votre état naturel de santé. Vous pourrez ainsi combler vos besoins de base, c'est-à-dire une nourriture saine, de l'eau, de l'air pur, de l'exercice, beaucoup de sommeil et de repos, tout en restant attentif aux signaux d'avertissement de votre corps lorsqu'un danger ou une maladie pointe à l'horizon.

Comme je le précisais précédemment, le corps est naturellement programmé pour rester en santé et plein de vitalité et conserver cet état jusqu'à la fin de vos jours, possiblement bien au-delà l'âge de 100 ans. Pour tendre vers cet objectif, vous devez coopérer avec votre système guérisseur, et apprendre à le renforcer et à le revigorer afin qu'il conserve sa condition optimale.

Le système guérisseur répond à vos aspirations les plus profondes et comble vos désirs les plus chers. À cet égard, vous possédez un pouvoir intérieur dont vous n'êtes peut-être pas encore conscient. Pour mener une vie heureuse, saine, forte, vibrante, énergique et active, il faut respecter son corps, en prendre soin et comprendre la relation intime qui existe entre le corps, l'esprit et les émotions. Le système guérisseur peut alors devenir votre allié le plus puissant dans cette quête pour une santé et un mieux-être accrus.

La prévention
La clé d'un système guérisseur efficace

D'un point de vue stratégique et tactique, il est plus approprié de renforcer le système guérisseur, de le revigorer et de coopérer avec lui lorsque vous êtes en santé que lorsque vous êtes malade. Pour que le système guérisseur soit disposé à passer à l'action au moindre signe de défaillance du corps, il doit être prêt à parer à toutes les éventualités. Comme la tragédie du Titanic l'a montré, il ne faut pas attendre que le navire soit sur le point de sombrer pour vérifier s'il y a suffisamment de canots de sauvage pour tous les passagers à bord. Cette vérification doit se faire avant de quitter le port. C'est la même chose avec le système guérisseur. En effet, il est plus facile d'apprendre à renforcer et à revigorer le système guérisseur quand le corps n'est pas encore assiégé par la maladie. Cela ne signifie pas qu'il soit trop tard, si vous êtes déjà malade. Au contraire, maintenant que vous avez perdu la santé, il est plus que jamais le temps de vous atteler à cette tâche, car c'est votre vie qui en dépend.

Apprendre à renforcer et à revigorer le système guérisseur pendant que vous êtes en santé vous procure l'élan et l'énergie positive nécessaires pour vaincre la maladie, lorsque celle-ci menacera l'intégrité de votre corps. Afin de mieux illustrer ce point, prenons l'exemple d'un boxeur qui aspire à devenir champion du monde des poids lourds. L'apprentissage requis pour participer à un combat de championnat ne s'effectue pas une fois rendu dans le ring face à un redoutable adversaire, mais plutôt pendant les nombreuses heures consacrées à l'entraînement avant le combat. Une fois bien préparé, le boxeur peut entrer dans le ring avec confiance et assurance, et utiliser ses habiletés bien maîtrisées pour vaincre un adversaire moins bien préparé et plus faible. C'est le type d'entraînement, de préparation et d'état d'esprit requis pour gagner. Les exigences sont exactement les mêmes pour le système guérisseur. Afin de sortir victorieux d'un combat pour votre santé, apprendre dès maintenant à travailler avec le système guérisseur vous procure l'avantage dont vous aurez besoin pour surmonter les maladies qui pourront vous frapper au cours de votre vie.

Être son propre médecin

Je rencontre souvent des gens qui ont fait le choix de ne pas consulter un médecin régulièrement. Il ne s'agit pas ici d'individus irresponsables qui négligent leur santé et qui, par peur ou par déni, refusent de consulter un médecin pour leurs problèmes de santé. Je parle plutôt des personnes en santé, matures et indépendantes qui font confiance à leur corps pour répondre aux défis que nous devons tous affronter. Quand un problème survient, ces personnes ne se précipitent pas chez le médecin, mais écoutent leur corps et en prennent soin pour activer le système guérisseur. Même si on ne doit jamais exclure la possibilité de consulter un médecin, il est possible d'en minimiser la nécessité en ayant davantage recours au système guérisseur. Apprendre à écouter son corps et à mettre en pratique des principes et des techniques simples mais éprouvés permet d'acquérir une confiance profonde dans la capacité du corps à rester en santé et à se guérir quand sa santé est menacée. Apprendre à renforcer le système guérisseur et à l'activer au besoin aide à prévenir la maladie et à régler tous les problèmes de santé que l'on peut rencontrer au cours d'une vie. Il est possible d'apprendre à être son propre médecin.

Les prescriptions à suivre pour renforcer et revigorer le système guérisseur

Que vous souhaitiez prévenir la maladie ou régler un problème de santé, les prescriptions suivantes présentent les éléments essentiels d'un programme visant à renforcer et à revigorer le système guérisseur. En intégrant ces éléments dans votre quotidien, vous pourrez utiliser la capacité naturelle du corps à se guérir lui-même et améliorer sensiblement votre qualité de vie.

Prescription n° 1 : Apprendre à écouter son corps

Comme il en était question au chapitre 2, le corps dispose d'un système guérisseur qui essaie constamment d'entrer en communication avec vous, en permanence. Le système guérisseur utilise son propre langage pour vous fournir une information précieuse qui vous aidera à répondre à ses besoins.

Par exemple, quand votre corps a faim et que vous sentez des tiraillements dans votre ventre, l'estomac commence rapidement à émettre des gargouillements, si vous ne lui donnez rien à manger. Quand le corps est fatigué et qu'il a besoin de dormir, vos paupières s'alourdissent et vous commencez à bâiller. Quand votre corps a besoin d'eau, vous avez soif et ressentez une forte envie de boire. De la même façon, quand votre vessie est pleine et doit être vidée, vous ressentez une forte envie d'uriner.

En plus de ces messages évidents, le corps vous transmet également une information plus subtile. Selon la qualité de votre écoute, vous entendrez ou non ces importants messages, par exemple :

- Quand vous êtes tendu, en colère ou stressé, vous pouvez ressentir un serrement ou une lourdeur dans votre poitrine qui rend votre respiration plus laborieuse. Les battements de votre cœur peuvent devenir plus irréguliers. Vous pouvez négliger ces sensations, comme beaucoup de gens le font ; ce sont pourtant des avertissements de votre cœur qui peuvent dégénérer en une douleur de plus en plus intense nommée *angine de poitrine*, une affection causée par une oxygénation et un débit sanguin inadéquats. Ces symptômes peuvent même être les signes précurseurs d'une crise cardiaque. Ne pas tenir compte de ces messages peut donc avoir des conséquences désastreuses.

- Quand vous ressentez de la nervosité ou de la peur, ou que vous vivez une situation déplaisante, vous pouvez ressentir une nausée ou avoir l'estomac noué. Si la situation perdure, ces sensations s'intensifieront pour devenir les signes avant-coureurs d'un problème intestinal comme un ulcère.

Même si certains écoutent leur corps à l'occasion, la plupart d'entre nous attendent qu'il crie et se révolte pour s'intéresser à ses besoins. Ces cris prennent la forme d'une douleur intense qui est l'ultime stratégie de communication du corps pour nous informer qu'un ou plusieurs besoins vitaux sont négligés. Pour éviter la douleur et rester en santé, nous devons mieux l'écouter.

Afin de renforcer le système guérisseur, le revigorer et coopérer avec lui, il faut être plus conscient des besoins du corps et apprendre à décoder les signaux d'avertissements, qui prennent une myriade de formes. Si vous êtes à l'écoute, le corps n'aura plus besoin de crier pour attirer votre attention, et vous serez libéré de la douleur, de la souffrance, de la misère et de la maladie.

Comment être à l'écoute du corps

L'exercice suivant est une méthode simple et efficace de capter les messages du système guérisseur, qui sont d'une importance capitale.

- Réservez-vous un moment de tranquillité. Allez dans une pièce calme de la maison, fermez la porte et décrochez le récepteur du téléphone pour ne pas être dérangé. Si vous ne disposez pas d'un tel endroit, utilisez des bouchons d'oreilles. Mettez de côté les corvées familiales, les responsabilités et les obligations pendant 20 à 30 minutes. Toutes les personnes présentes dans la maison doivent savoir que vous ne voulez pas être dérangé avant d'avoir terminé. Vous pouvez faire jouer une musique douce et relaxante comme fond sonore pour créer une atmosphère calme et paisible.

- Adoptez une position confortable, préférablement couchée sur le dos. Vous pouvez placer des oreillers ou des couvertures sous vos genoux ou à tout autre endroit du corps. Assurez-vous que votre corps est à l'aise, avant de commencer.
- Fermez doucement les yeux et détendez tous les muscles de votre corps comme s'il se fondait avec la surface sur laquelle vous êtes étendu.
- Une fois les yeux fermés et le corps détendu, concentrez-vous sur votre estomac et votre abdomen. Soyez attentif au mouvement qu'il y a dans cette partie du corps ; vous pouvez poser les mains au-dessus de cet endroit pour mieux le percevoir. Prêtez attention au mouvement rythmé et mécanique de l'air qui entre et sort de votre corps. Sentez l'estomac et l'abdomen prendre doucement de l'expansion et se soulever à chaque inspiration, puis se contracter doucement à chaque expiration. N'essayez pas de contrôler la vitesse ou l'amplitude du mouvement ; laissez votre esprit être un observateur passif de ce rythme lent et mécanique.
- À chaque expiration, sentez les muscles de votre corps qui libèrent la tension et se détendent.
- Tournez votre attention vers votre corps pour comprendre ce qui se passe à l'intérieur de lui pendant que vous respirez.
- Au fur et à mesure que vous devenez plus détendu, sentez le mouvement lent et mécanique de l'air qui entre et qui sort de vos poumons, puis amorcez un examen méthodique de votre corps en partant du bout des orteils pour vous rendre jusqu'au sommet de votre crâne. Visitez tout ce qui se trouve

entre ces deux pôles, y compris le cœur et la poitrine; le dos et la colonne vertébrale; les épaules et le cou; l'aine, les fesses et les parties génitales; l'estomac et l'abdomen.

- Notez les zones d'inconfort, de douleur ou de tension qui pourraient vous avoir échappé jusqu'à présent. Notez également les zones de confort qui dégagent santé et vitalité.
- Une fois le temps écoulé, étirez doucement vos muscles et ouvrez les yeux. Reprenez le cours normal de vos activités. Utilisez cette méthode pour écouter régulièrement votre corps.

De prime abord, cette technique peut ressembler à s'y méprendre à un exercice de relaxation. En réalité, elle représente beaucoup plus. D'abord, lorsque le corps est détendu, le système nerveux, qui est le principal canal de communication entre le corps et l'esprit, devient plus calme et travaille mieux. L'esprit devient également plus calme, plus alerte et plus concentré. Comme le corps et l'esprit sont étroitement reliés, un corps détendu augmente votre capacité mentale d'écoute intérieure.

La conscience accrue que favorise cet exercice aura des répercussions sur tous les aspects de votre vie. Vous serez plus sensible aux sensations internes du corps et à ses réactions vis-à-vis de son environnement, de l'air que vous respirez, de la nourriture que vous mangez, de votre état psychique et émotionnel. En écoutant régulièrement votre corps, vous capterez des messages importants que vous étiez incapable d'entendre ou de ressentir auparavant. Vous serez beaucoup plus conscient de la précieuse information que votre corps vous communique et vous serez plus apte à utiliser cette information pour répondre à ses besoins. En cas de déséquilibres ou d'affronts contre le corps, vous serez mieux placé pour aider le système guérisseur à apporter les correctifs voulus et permettre au corps de retrouver son état naturel de santé. Parce qu'elle favorise la communication et la coopération, l'écoute peut devenir un moyen simple, facile et efficace de renforcer et de revigorer le système guérisseur.

Prescription n° 2 : Soigner son hygiène personnelle

L'hygiène personnelle comprend une série de gestes simples faits quotidiennement pour le soin du corps : se brosser les dents, aller à la selle, prendre un bain, etc. Ces habitudes routinières, qui peuvent sembler insignifiantes à première vue, s'additionnent au fil des jours, des semaines, des mois et des années, pour exercer à long terme une influence considérable sur le rendement et l'efficacité du système guérisseur. En fait, l'impact que l'hygiène personnelle peut avoir sur votre capacité à rester en santé et à résister aux maladies est beaucoup plus grand que celui de votre patrimoine génétique, des médicaments que vous prenez ou de votre médecin.

Les mesures d'hygiène personnelle présentées dans les sections suivantes apportent une contribution significative à la santé du corps et peuvent renforcer et revigorer le système guérisseur. Elles peuvent avoir un effet majeur sur votre qualité de vie et votre capacité à rester en santé et à résister aux maladies. Si vous aspirez à une vie saine, longue et heureuse, que vous préférez prévenir plutôt que guérir, ou encore que vous luttez actuellement pour recouvrer la santé, lisez attentivement ce qui suit.

L'hygiène dentaire et le système guérisseur

Une bonne santé dépend d'une bonne digestion. La digestion commence dans la bouche par la mastication de la nourriture. Une bonne mastication dépend de la santé des dents. Se brosser régulièrement les dents et observer une bonne hygiène dentaire sont des gestes importants. Quand vous vous brossez les dents régulièrement, vous prévenez l'accumulation de la plaque dentaire, l'apparition de caries et la détérioration des gencives ; ces éléments nuisent à la digestion et à une bonne alimentation et ont un impact négatif sur le système guérisseur.

Le bain et le système guérisseur

Le bain aide à protéger la peau, qui est une des premières barrières de défense du corps. Prendre régulièrement un bain laisse la peau propre et fraîche, et élimine les bactéries et les germes qui peuvent s'accumuler à sa surface. Un corps qui n'est pas lavé régulièrement est plus sujet aux infections de la peau. Des micro-organismes comme les staphylocoques et les streptocoques peuvent pénétrer dans le corps par l'entremise de la peau. Prendre régulièrement un bain aide le système guérisseur en éliminant ces infections à la source.

L'élimination et le système guérisseur : les selles et l'urine

Les processus métaboliques internes normaux entraînent la production et l'accumulation quotidienne de grandes quantités de déchets dans le corps. Négliger d'éliminer au fur et à mesure ces déchets et ces toxines cause une accumulation qui entrave le travail du système guérisseur et le handicape sérieusement. Sans une élimination régulière, vous croulez littéralement sous vos déchets. Une élimination irrégulière peut contribuer à l'apparition de plusieurs maladies graves.

Les déchets toxiques solides sont éliminés par le gros intestin au moment de la défécation, tandis que les déchets liquides sont éliminés principalement par les reins et la vessie sous forme d'urine. Veiller à la santé de ces organes est essentiel à un fonctionnement optimal du système guérisseur.

Conseils pour une bonne élimination

- Boire beaucoup de liquide, incluant de l'eau. Le corps est composé approximativement de 70 % de fluides ; plus vous lui fournissez de liquide, plus le système guérisseur peut éliminer et détruire efficacement les toxines. Si vos intestins sont paresseux et ont besoin d'un petit coup de fouet le matin, boire une tasse d'eau ou une boisson chaude donne habituellement des résultats rapides.

- Augmenter l'apport en fibres tout au long de la journée et le soir. Un apport adéquat en fibres permet aux intestins d'éliminer plus efficacement les déchets, réduisant ainsi le risque de cancer du côlon et des autres maladies intestinales. Les grains entiers, les noix, les fruits et les légumes représentent les meilleures sources de fibres.

- Faire de l'exercice. L'exercice augmente le flux sanguin vers les intestins et contribue ainsi à l'élimination.

- Éviter certains types d'aliments. Les aliments transformés comme les préparations à base de féculent ou de fromage fondu ainsi que les viandes et les aliments préemballés sont pauvres en fibres et peuvent causer la constipation.

- Éviter les excès d'alcool. L'alcool peut déshydrater le corps et causer la constipation ainsi que des problèmes urinaires et intestinaux. Comme l'alcool irrite les intestins et la vessie, une consommation chronique peut entraver le fonctionnement de ces organes.

- Limiter le café, le thé, les boissons gazeuses à base de caféine. Ces boissons contiennent habituellement des acides tanniques qui peuvent être des irritants. La caféine stimule les cellules bordantes de l'estomac, pour produire de l'acide chlorhydrique. Une production excessive de cet acide peut endommager la paroi de l'estomac et des intestins, et causer des ulcères ou d'autres problèmes intestinaux.

- Éliminer les aliments transformés ou qui contiennent des additifs chimiques artificiels. Ces aliments peuvent irriter et endommager la paroi fragile des systèmes urinaire et digestif.

Prescription n° 3 : Manger selon un régime équilibré composé d'aliments naturels.

La nourriture fournit aux cellules et aux tissus les éléments nutritifs de base qui procurent l'énergie requise pour les activités métaboliques, les mécanismes de défense et les processus de réparation et de restauration dirigés par le système guérisseur. Tout comme une machine hautement perfectionnée et performante qui requiert le meilleur carburant possible, le système guérisseur a besoin d'une nourriture pure et saine pour offrir un fonctionnement et un rendement optimaux. Voici quelques principes de base qui sont d'une importance capitale :

- Adopter un régime alimentaire équilibré à haut rendement. Ce régime doit comprendre des quantités adéquates de protéines, d'hydrates de carbone, de matières grasses et d'huile, de vitamines essentielles, de minéraux et d'oligoéléments. Assurez-vous également de consommer des quantités suffisantes de liquide et de fibres.

- Privilégier les fruits, les légumes frais, les grains entiers et les légumineuses. Ces aliments regorgent des nutriments de base dont le corps a besoin et qui ne sont pas présents dans la viande. Même si la viande est une excellente source de protéines, il est préférable d'en réduire les quantités dans le régime quotidien en raison de son contenu élevé en matières grasses et faible en fibres, ainsi que de sa concentration potentiellement plus élevée en métaux lourds et en substances toxiques.

- Manger le moins possible d'aliments préemballés et transformés. Ils contiennent souvent des agents de conservation et des additifs qui augmentent la durée de conservation, mais qui peuvent avoir des effets secondaires nocifs. En général, ce type d'aliments n'offre pas la même énergie et la même valeur nutritive que les aliments frais et entiers.

- Ne pas suivre avec rigidité un régime alimentaire restrictif. Quand les choix alimentaires sont limités, faites preuve de souplesse et d'indulgence pour éviter le stress. L'observance trop stricte d'un régime génère un stress qui en annule les avantages.

- Manger dans un environnement agréable. La capacité du système guérisseur à rester fort et actif est influencée non seulement par les substances chimiques contenues dans les aliments que vous mangez, mais également par l'horaire des repas et par les habitudes alimentaires. Par exemple, une mastication adéquate et l'atmosphère qui règne pendant un repas jouent un rôle dans la digestion et l'absorption des nutriments. Prendre ses repas dans une ambiance calme facilite la digestion et l'assimilation. (Dans le chapitre suivant, il sera question plus spécifiquement de la nutrition et du système guérisseur.)

Prescription n° 4 :
Faire de l'exercice et de l'activité physique

Le mouvement est un des principes fondamentaux de la matière dans l'Univers. Conjugué à l'exercice, le mouvement est l'élément clé d'un système guérisseur sain et vigoureux. Le mouvement et l'exercice sont essentiels à la santé des articulations et des muscles ; ils sont vitaux pour la circulation sanguine et la santé générale du système cardiovasculaire. Votre part d'activité quotidienne concourt à la capacité du corps à rester en santé, à résister aux maladies et à conserver un système guérisseur dynamique et actif.

Les avantages de l'exercice pour le système guérisseur

Les avantages de l'exercice pour le système guérisseur sont nombreux. Comme le système guérisseur est relié à tous les autres systèmes du corps, faire de l'exercice régulièrement aura un impact positif sur le système guérisseur. En voici quelques exemples :

- Stimuler et activer le système guérisseur.
- Contrer la dépression.
- Améliorer la circulation sanguine vers le cerveau, ce qui favorise la capacité de raisonnement.
- Améliorer la capacité musculaire du corps.
- Améliorer la santé du cœur.
- Améliorer le flux sanguin vers l'estomac et l'intestin, ce qui favorise la digestion et l'élimination, et réduit la constipation.
- Améliorer la fonction immunitaire.
- Améliorer la santé des os et des articulations.
- Accélérer la guérison des fractures et des blessures aux articulations.
- Améliorer l'apparence et la santé de la peau en augmentant le flux sanguin vers la peau.
- Améliorer le flux sanguin vers les parties génitales, ce qui favorise la fonction sexuelle.

Trente minutes d'exercice par jour suffisent pour vous procurer tous ces bienfaits, et plus encore.

La section suivante présente quelques suggestions d'exercices. Choisissez-en un ou plusieurs et suivez les conseils proposés, afin de renforcer et de revigorer le système guérisseur.

La marche

La marche est un exercice simple et naturel. Avant l'invention de l'automobile et des moyens de transport motorisés, les gens utilisaient, en plus des animaux domestiques, leurs deux jambes comme principal moyen de transport. Ils n'avaient donc pas besoin de prévoir un moment dans la journée pour faire de l'exercice et ils étaient généralement plus en forme que les habitants de nos sociétés modernes.

Si vous êtes une personne très occupée, la marche est un bon moyen de faire de l'exercice. Vous pouvez également utiliser ce moment pour écouter de la musique ou des enregistrements éducatifs, pour voir des amis, pour réfléchir ou même pour tenir une réunion de travail. J'ai souvent fait des consultations médicales avec des collègues ou des amis proches pendant que nous nous promenions dans les sentiers panoramiques d'Hawaï, où je vis. Si vous faites preuve de créativité, pour augmenter le temps consacré à la marche en l'intégrant dans votre routine quotidienne et votre style de vie, votre système guérisseur profitera également de cette activité, au demeurant fort agréable.

Conseils pour la marche

- Choisissez un moment dans la journée et des jours qui vous conviennent le mieux. Essayez de marcher de trois à cinq fois par semaine, si c'est votre seul exercice.
- Portez des vêtements confortables, en particulier de bonnes chaussures qui offrent un soutien adéquat. Si vous vivez près d'une plage et qu'il ne fait pas trop froid, vous pouvez marcher pieds nus.
- Trouvez un endroit sécuritaire pour marcher, de préférence là où il y a de beaux paysages. Vous pouvez faire une

promenade dans la nature ou marcher dans un grand centre commercial.

- Évitez les secteurs où la circulation automobile est dense et l'air pollué par les gaz d'échappement. De plus, la distraction et le bruit causés par les voitures peuvent nuire à votre concentration et à votre détente.
- Marchez avec un(e) ami(e) ou un membre de votre famille pour avoir de la compagnie. Vous pouvez aussi profiter de ce moment pour être seul.
- Vous pouvez utiliser un lecteur portatif pour écouter de la musique ou un enregistrement éducatif, pendant que vous marchez.
- Si votre forme physique laisse à désirer et que vous n'avez pas fait d'exercice depuis longtemps, commencez par une séance de 10 à 15 minutes par jour, sur un terrain plat.
- Marchez à un rythme qui vous permet de rester à l'aise. Des recherches récentes indiquent qu'il est plus important de marcher régulièrement que de marcher vite. Il est inutile de forcer le rythme ou de ressentir un quelconque inconfort.
- Si tout va bien, après une semaine ou deux, ajoutez 5 minutes par semaine, jusqu'à ce que vous atteigniez un temps total de 30 à 60 minutes par jour.

La bicyclette

La bicyclette est un moyen agréable de faire de l'exercice tout en se promenant et en découvrant le monde. La bicyclette est souvent considérée comme un exercice moins exigeant pour les articulations que la course ou d'autres exercices. Cet exercice favorise le développement des plus gros muscles de votre corps, ceux des jambes et du bas du torse, tout en améliorant la santé cardiovasculaire.

Conseils pour la bicyclette

- Évitez les secteurs où la circulation automobile est dense et où la concentration des gaz d'échappement est élevée.
- Commencez à un rythme aisé et essayez de rouler pendant 15 à 30 minutes.
- Assurez-vous que la bicyclette et la selle sont ajustées à une hauteur appropriée pour vos jambes.
- À moins d'être un(e) cycliste chevronné(e), évitez les mécanismes qui attachent les pieds aux pédales.
- Adoptez une posture correcte pendant que vous roulez pour éviter de surmener le dos et les genoux.
    - Portez un casque pour vous protéger la tête en cas de chute.
    - Utilisez des verres protecteurs ou des lunettes pour vos yeux.

La natation

Si vous avez accès à une piscine, à un lac ou à l'océan, la nage peut se révéler un merveilleux exercice qui procure les mêmes avantages sur le plan cardiaque et circulatoire que la marche. La natation est particulièrement bénéfique pour les personnes aux prises avec des problèmes de dos ou de genou, car la charge exercée sur les articulations est faible.

Conseils pour la natation

- Commencez lentement et augmentez le nombre de longueurs graduellement, une à la fois.
- Nagez au minimum 20 à 30 minutes par jour.
- Variez les styles de nage, afin d'exercer des muscles différents du corps.
- Adoptez un rythme respiratoire aisé, pendant que vous nagez, sans vous forcer ou vous épuiser.
- Il est préférable de nager lentement et plus longtemps que vite et moins longtemps. Plus vous ferez de la natation une expérience agréable, plus grande sera la probabilité que vous continuiez de nager régulièrement.

La musculation

Grâce aux personnages colorés issus du monde du culturisme, la musculation est une discipline de plus en plus populaire. S'entraîner avec des poids permet d'augmenter la force musculaire et d'améliorer la condition physique dans son ensemble. La musculation contribue également à libérer la tension mentale et émotive, ce qui renforce et revigore le système guérisseur.

Conseils pour la musculation

- Commencez avec des poids plus légers et faites le mouvement de chaque exercice au complet, afin de faire travailler correctement les muscles.
- Planifiez les séances d'entraînement de manière à ne pas toujours faire travailler les mêmes groupes musculaires.

- Travaillez davantage le bas du corps, notamment les jambes, car ces muscles sont les plus gros et les plus importants muscles du corps ; ils sont souvent les plus négligés.
- Faites des étirements entre les exercices et une fois la séance terminée, pour prévenir les raideurs aux muscles et aux articulations.
- Respirez correctement, pendant que vous vous entraînez. Il est physiologiquement plus approprié d'expirer en soulevant ou en déplaçant un poids, comme si vous vouliez le gonfler telle une baudruche, que le contraire.
- Faites appel aux services d'un entraîneur, pour apprendre à utiliser un nouvel appareil ou pour entreprendre un programme d'entraînement.
- Si vos muscles sont douloureux au lendemain d'un entraînement, attendez la disparition complète de la douleur, avant de recommencer à travailler les mêmes muscles.
- Rappelez-vous que les muscles ont besoin de repos pour prendre du volume et devenir plus forts. Il y a toujours un risque de se surentraîner et de subir des blessures musculaires, si on ne prévoit pas de périodes de repos adéquates entre les entraînements.
- Ne forcez jamais la note au point de ressentir de la douleur. Même s'il existe une mentalité qui associe douleur et progrès, il est déconseillé, d'un point de vue médical, de négliger la douleur, en raison des risques de blessure.

Les exercices d'aérobie

Les exercices d'aérobie sont des exercices faits à un rythme soutenu. La respiration et la fréquence cardiaque s'accélèrent, provoquant la transpiration. Les exercices d'aérobie exigent un apport d'air accru, assurant ainsi une meilleure oxygénation des tissus. Les exercices d'aérobie prennent des formes diverses : marche rapide, course à pied, randonnée pédestre, bicyclette, natation, danse aérobique, sports d'équipe, etc. Il peut également s'agir des exercices que vous faites au travail, si vous avez un emploi manuel ou si vous êtes régulièrement impliqué dans des activités qui requièrent un mouvement régulier des bras ou des jambes pendant une période ininterrompue.

Conseils pour les exercices d'aérobie

- Prévoyez une période d'échauffement et d'étirement de 5 à 10 minutes, avant et après l'exercice.
- Si vous n'avez pas fait d'exercice depuis un certain temps, commencez lentement et faites des séances de 10 à 15 minutes à la fois, pendant la première semaine.
- Évitez de trop forcer les muscles et les articulations ou d'être à bout de souffle.
- Augmentez lentement la vitesse, la distance parcourue et la durée de l'exercice, jusqu'à ce que vous puissiez faire des séances de 30 à 60 minutes.
- Si vous ressentez une douleur persistante dans une partie du corps, réduisez l'intensité et la durée de l'exercice. Si la douleur persiste encore, cessez de faire de l'exercice. Essayer de continuer malgré la douleur est contre-productif et peut causer des problèmes sérieux et des blessures graves.
- N'oubliez pas de vous reposer, avant d'entreprendre une nouvelle activité.

L'étirement musculaire

L'étirement musculaire peut offrir un soutien précieux au système guérisseur. Cette discipline a gagné en popularité en Amérique du Nord et en Europe, grâce à l'introduction dans la culture occidentale des disciplines orientales traditionnelles comme le yoga et le tai-chi. Même les énormes lutteurs de sumo au Japon font des étirements pendant leur rituel d'échauffement, avant les combats. Par ailleurs, l'étirement musculaire est de plus en plus perçu, au sein de la profession médicale, comme une intervention de première ligne, dans les domaines de la réhabilitation, de la médecine sportive et de la physiothérapie. On s'en sert pour le traitement et la prévention des troubles neuromusculaires et les blessures, notamment les maux de dos, la réhabilitation postopératoire ainsi que plusieurs formes d'arthrite et de maladies articulaires.

Lorsqu'ils sont faits correctement, les étirements procurent une sensation de bien-être. La plupart des animaux s'étirent naturellement; par exemple, le premier geste que les chiens et les chats font après une sieste est de s'étirer. Les enfants s'étirent naturellement en prenant toutes sortes de positions pendant qu'ils jouent et explorent les différents groupes musculaires de leur corps. C'est le processus naturel de développement de la coordination qui joue un rôle clé dans la croissance et le développement.

En raison du stress, du vieillissement et de la sédentarité, beaucoup de personnes souffrent de raideurs sévères et douloureuses dans les articulations qui réduisent leur mobilité au fur et à mesure qu'elles prennent de l'âge. Cette condition ouvre la voie à des maladies comme l'arthrite. La raideur augmente également le risque de blessures, en raison de la rigidité des articulations. L'étirement musculaire peut aider à inverser ces tendances nocives.

Le yoga est l'ancêtre de toutes les méthodes d'étirement, et j'ai personnellement bénéficié des avantages qu'il procure. S'inscrire à un cours de yoga à raison d'une ou deux séances par semaine, pendant une période de plusieurs mois, est un excellent moyen de s'initier à l'étirement musculaire. Grâce à la popularité grandissante du yoga, des cours sont offerts un peu partout aux États-Unis, au Canada, au Japon et en Europe. Avant de vous inscrire, assurez-vous que l'enseignant(e) est qualifié(e) et que le niveau n'est pas trop avancé pour vous, particulièrement si vous êtes un débutant. Si vous avez des besoins particuliers sur le plan de la santé, informez-en l'enseignant(e).

Conseils pour l'étirement musculaire

- Prévoyez 10 à 15 minutes par jour où vous pouvez être seul pour faire vos étirements. Passez graduellement à une période de 30 à 60 minutes par jour, en une seule séance ou en plusieurs séances plus courtes, le matin ou le soir, en fonction de votre horaire.
- Si c'est la première fois que vous faites des étirements et que vos muscles sont raides, allez-y lentement et en douceur. Ne forcez pas.
- Étirez-vous le plus possible sans ressentir de douleur. Si vous ne vous étirez pas suffisamment, les muscles ne gagneront pas en souplesse et en santé. À l'inverse, si vous vous étirez trop, vous ressentirez une douleur. Vous pourriez alors endommager et déchirer vos muscles.
- Évitez les mouvements brusques, pendant les étirements, pour ne pas vous blesser.
- Respirez lentement et doucement, pendant les étirements, afin que l'oxygène puisse pénétrer dans les cellules des muscles que vous êtes en train d'étirer.
- Dans la mesure du possible, étirez-vous le matin, même si c'est le moment de la journée où vos muscles sont les plus

raides. Une séance d'étirements est un excellent moyen de commencer la journée.

Prescription n° 5 : Dormir et se reposer suffisamment

Dormir est une des fonctions physiologiques fondamentales du corps. C'est aussi un des moments les plus importants pour renforcer et revigorer le système guérisseur. Pendant que vous dormez, votre corps peut recharger ses batteries. Beaucoup de maladies sont moins symptomatiques le matin, en grande partie grâce aux propriétés revigorantes et régénératrices du sommeil. En fait, c'est pendant les périodes de sommeil ou de repos que le système guérisseur est le plus actif, car les autres processus physiologiques sont en état de veille et ne peuvent interférer avec son travail.

À l'inverse, les gens qui souffrent d'insomnie, ou qui ne dorment ou ne se reposent pas assez, tombent malades plus facilement. La privation de sommeil nuit au fonctionnement des systèmes guérisseur et immunitaire, et prédispose aux maladies du cœur, au syndrome de fatigue chronique, aux troubles endocriniens et métaboliques, aux déséquilibres du système nerveux, aux affections reliées au stress et à d'autres problèmes de santé.

Quand vous profitez d'un sommeil adéquat, vous vous réveillez frais et dispos. D'ailleurs, faire une sieste l'après-midi est une pratique courante dans beaucoup de cultures, et plusieurs études montrent que la sieste peut être bénéfique. Prévoir une sieste de 30 à 60 minutes dans son horaire, au moins pendant les week-ends, peut s'avérer un atout précieux pour le système guérisseur.

Se réserver du temps seul : une forme importante de repos pour le système guérisseur

Une machine ou un jouet qui fonctionne sans arrêt finira éventuellement par épuiser ses piles et arrêtera de fonctionner. C'est la même chose avec le corps. En fait, plusieurs maladies ont pour origine la non-application de ce principe simple mais important. En ce sens, le corps, tel un navire qui doit rentrer au port pour se réapprovisionner, doit faire une pause dans ses activités quotidiennes, afin de permettre au système guérisseur de se régénérer et de refaire le plein d'énergie.

Parmi le temps que nous consacrons au travail, à la famille et aux amis, nous devons prévoir des moments de solitude qui nous permettront de restaurer notre précieuse énergie vitale. Il est donc important de réserver, dans son emploi du temps quotidien, une brève période de « temps seul avec soi-même ».

Considérez ces moments comme des périodes d'isolement obligatoires. Il ne s'agit pas d'une punition, mais d'une occasion de se reposer et de se soigner, d'arrêter le moteur pour s'occuper uniquement de soi et de son corps, sans appels téléphoniques, responsabilités, rendez-vous, engagements, corvées, préoccupations ou urgences. Même si ce moment ne dure que de 15 à 20 minutes par jour, cet état de solitude tranquille vous permettra de recharger vos batteries et aidera le système guérisseur à travailler plus efficacement pour restaurer la santé.

Même si ce besoin de régénération relève du gros bon sens, je suis souvent stupéfait de constater à quel point les gens s'attendent à obtenir un rendement constant de leur corps sans jamais lui donner la chance de recharger ses batteries. Quand ces mêmes personnes tombent malades et consultent un médecin parce qu'elles ont les nerfs à bout, ne dorment plus et sont épuisées, la plupart sont étonnées d'en découvrir la cause. Ces personnes ne font pas le lien entre leur maladie et leur état de surmenage. La maladie est le fruit de la malchance, se disent-elles. La triste vérité est que ces personnes n'ont pas encore découvert les vertus du temps passé seul avec soi-même. Elles n'ont pas appris à dire à leur famille ou à leur patron qu'elles avaient besoin d'un peu de solitude pour recharger leurs batteries. En fait, il n'est pas rare d'entendre les personnes atteintes de maladies graves, chroniques et débilitantes se plaindre de manquer de temps pour elles-mêmes, de jouer les scénarios écrits par autrui. Insister pour avoir du temps de solitude est un moyen de répondre aux besoins de son corps.

Apprendre à dire non aux demandes qui grugent notre énergie vitale est essentiel pour maintenir votre système guérisseur fort et en santé. Ce temps passé seul permet à votre corps de conserver son énergie et à votre esprit de se détendre et de se concentrer davantage sur votre état intérieur afin que vous puissiez écouter le système guérisseur et coopérer avec lui. Le système guérisseur donne sa pleine mesure quand vous êtes calme, seul, détendu et serein. Se réserver du temps seul est donc un des gestes les plus importants à faire pour renforcer et revigorer le système guérisseur.

Prescription n° 6 : Gérer et réduire le stress

Pour les ingénieurs, le stress est l'application d'une tension sur un système par une force ou une charge externe. Si le système manque de souplesse ou est incapable de s'adapter, il peut s'enrayer. Cette description est similaire à ce qui se produit lorsque vous ressentez un stress. Le corps et l'esprit peuvent souffrir d'un stress prolongé ou trop intense.

Le stress peut être causé par des perturbations externes majeures comme des désastres naturels, de l'agitation politique ou des guerres ; toutefois, ces sources de stress sont beaucoup moins fréquentes, prolongées et dangereuses que le stress causé par nos schémas de pensée et nos styles de vie dominés par la vitesse et le mouvement.

Un stress mal géré peut endommager considérablement le système guérisseur et gaspiller votre précieuse énergie physique, mentale et émotive, causant fatigue et épuisement. Vous devenez plus vulnérable à la maladie. Le stress interfère avec la capacité naturelle du corps à croître, à se réparer et à restaurer des tissus sains et normaux. Un stress prolongé et important peut également endommager le système immunitaire et le rendre inopérant. Il existe un lien entre le stress et plusieurs maladies graves comme les maladies du cœur, l'hypertension artérielle, les ulcères, les accidents vasculaires cérébraux et le cancer. De plus, le stress a été identifié comme un facteur aggravant pour beaucoup d'autres maladies.

Comme le stress est parfois inévitable, il faut être capable de le gérer efficacement et de limiter son impact. Une variété de méthodes et de techniques éprouvées permettent de le faire, mais il faut se familiariser avec elles et les mettre en pratique avant que le stress se manifeste. Il sera alors plus facile, le moment venu, de les appliquer pour gérer et neutraliser efficacement le stress. Encore une fois, il s'agit ici de prévenir au lieu de guérir.

Il a été démontré que la gestion du stress est un facteur clé dans l'inversion des maladies chroniques graves comme les maladies du cœur, l'hypertension, le diabète et le cancer.

Apprendre à prévenir et à réduire le stress, en plus de gérer celui que vous pouvez ressentir actuellement, vous aidera à être plus calme et plus détendu. Une gestion efficace du stress libérera des quantités considérables d'énergie, qui seront alors à la disposition du système guérisseur. La fatigue disparaîtra, et le système guérisseur fonctionnera beaucoup plus efficacement, vous permettant ainsi de mieux résister à la maladie et de la surmonter.

Il existe plusieurs techniques de gestion du stress. (Le chapitre 6 en présente quelques-unes.) Elles ont pour objectif de vous aider à calmer et à détendre efficacement votre corps et votre esprit, libérant ainsi de l'énergie pour la guérison.

Prescription n° 7 : Aimer son travail

Votre routine quotidienne au travail, votre éthique du travail et vos attitudes envers le travail influencent le fonctionnement et le rendement du système guérisseur. Par exemple, vous êtes peut-être une personne qui passe le plus clair de son temps au travail. Vous devez alors jongler avec beaucoup de choses : les relations avec les collègues et les patrons, les échéances, les règlements de l'entreprise, la navette entre la maison et le travail. Tout ceci accapare une part substantielle de votre énergie. Votre emploi et votre environnement de travail peuvent donc avoir un impact plus significatif sur votre santé mentale et physique que tout le reste.

Beaucoup de gens travaillent à domicile. Ils consacrent moins d'énergie aux interactions avec les collègues et les patrons ainsi qu'au transport; en revanche, leur travail empiète davantage sur leur vie privée et sur les relations avec les autres membres de leur famille.

Les sondages indiquent que beaucoup de gens n'aiment pas leur emploi et cette insatisfaction peut avoir un effet dévastateur sur le système guérisseur. En effet, les émotions toxiques qui s'accumulent sous la forme d'un ressentiment peuvent épuiser le système immunitaire et dilapider les ressources internes de guérison. Parmi les personnes qui contractent des maladies chroniques, beaucoup entretiennent des sentiments persistants d'animosité ou d'ambivalence envers leur travail et se sentent emprisonnés dans une routine abrutissante. À l'inverse, beaucoup d'autres, plus chanceux, sont en paix avec leur vie professionnelle et considèrent avoir trouvé leur place dans la société. Pour eux, leur travail ressemble davantage à un jeu. J'ai trouvé cette vision positive du travail chez les pilotes, quand j'étais médecin dans l'armée de l'air. Ils me disaient souvent à quel point ils se considéraient comme chanceux qu'on les paie pour piloter un avion; ils se sentaient plutôt redevables d'avoir le privilège de voler.

Les pilotes, ainsi que toutes les personnes qui aiment leur travail et apprécient les personnes avec qui ou pour qui ils travaillent, jouissent d'une meilleure santé que la moyenne des gens. Ils sentent qu'ils font partie d'une équipe et qu'ils travaillent pour le bien de la collectivité et de leurs semblables. Ces sentiments positifs revigorent et renforcent le système guérisseur dans son intégralité.

Beaucoup de cultures vénèrent le travail. Ce que vous faites et les services que vous rendez, aussi humbles soient-ils, vous offrent l'occasion de redonner à autrui. Une telle perspective améliore l'estime de soi, constitue une source de motivation et génère des émotions positives qui stimuleront le système guérisseur et amélioreront la vitalité. D'ailleurs, beaucoup d'études montrent que les retraités qui offrent leur temps bénévolement à la collectivité sont en meilleure santé et vivent plus longtemps que leurs pairs qui ne participent à aucune activité du genre.

Si vous êtes actuellement malheureux sur le plan professionnel, il est impératif de changer d'attitude afin de redonner un sens à votre travail ou, si cela s'avère impossible, de trouver un autre emploi plus agréable et plus valorisant. Que vous travailliez seul ou avec d'autres au sein d'une grande entreprise, apprendre à aimer ce que vous faites et à vous concentrer sur les aspects positifs améliorera votre santé et votre qualité de vie. Cela sera extrêmement bénéfique pour le système guérisseur.

Prescription n° 8 : Jouer

Le jeu est un des meilleurs moyens de réduire la tension et le stress. Le jeu libère l'esprit, ce qui est vital pour la santé. Jouer, c'est cultiver le sens de l'humour, faire preuve de spontanéité et de créativité, participer à des activités amusantes comme le sport, la musique, la danse, les arts, ou s'adonner à son loisir préféré. J'ai connu beaucoup de gens qui enfreignaient toutes les règles d'une bonne santé; toutefois, leur attitude enjouée, leur sens de l'humour ainsi que leur capacité à rire et à s'amuser, leur permettaient de vivre bien au-delà de leur espérance de vie.

Dans les garderies, les maternelles et les écoles primaires partout dans le monde, le jeu fait partie du quotidien des enfants. Un enfant qui ne sait pas jouer est considéré comme anormal et malade. Le même principe devrait s'appliquer aux adultes.

Beaucoup d'adultes deviennent des bourreaux de travail qui voient le jeu et le plaisir comme une perte de temps. Pourtant, les idées les plus lumineuses et les plus grandes inventions dans l'histoire de l'humanité sont venues de gens qui savaient jouer et utiliser le pouvoir de leur imagination. En fait, la plupart des inventeurs affirment que leurs meilleures idées ne leur sont pas venues en travaillant, mais plutôt en s'amusant et en ayant du plaisir. Bon nombre d'hommes d'affaires et de professionnels prospères savent que pour être vraiment heureux, il est important de savoir jouer.

Le jeu est un moyen efficace de renforcer le système guérisseur, car il permet d'oublier le temps. Grâce à cette intemporalité, vous cessez de vous préoccuper de l'avenir ou des peines et des erreurs du passé pour vivre intensément le moment présent. Le jeu permet au système guérisseur de refaire le plein en évacuant les forces mentales et émotionnelles qui drainent votre énergie et interfèrent avec les processus internes de réparation et de régénération du corps. Quand vous jouez, la gaieté prévaut et influence la biochimie du cerveau qui libère alors des hormones, des neurotransmetteurs et d'autres substances chimiques bénéfiques qui consolident les activités du système guérisseur. L'histoire suivante illustre le pouvoir guérisseur du jeu.

Derek, un médecin et un ami personnel qui souffrait d'une inflammation sévère du *nerf sciatique,* cherchait un remède miracle pour reprendre le travail le plus rapidement possible. Frustré de ne pas trouver de chirurgien pour l'opérer promptement, il a décidé d'aller faire du surf. La joie et l'enthousiasme qu'il a ressentis en se trouvant dans l'océan à faire quelque chose qu'il aimait lui ont fait complètement oublier sa douleur et ses malheurs. Quand il est sorti de l'eau, Derek a constaté avec étonnement que sa douleur avait disparu ! Il était complètement guéri et même si le problème n'est pas réapparu depuis, Derek se réserve régulièrement du temps dans son horaire pour aller surfer.

Le jeu englobe également tout ce qui touche au divertissement. Toutes les cultures ou presque ont utilisé des chants traditionnels, des danses, des poèmes ou des contes pour transmettre de génération en génération des leçons sur la moralité, la spiritualité et la culture. Pendant que vous vous divertissez, votre êtes habituellement de meilleure humeur. Vous oubliez vos préoccupations et vos problèmes. De profondes émotions peuvent remonter à la surface et provoquer des rires ou des larmes. Encore une fois, ces réactions émotionnelles libèrent des hormones et des substances chimiques bénéfiques qui stimulent le système guérisseur. Des événements comme des concerts, des spectacles ou des manifestations sportives offrent un avantage supplémentaire en créant un sentiment d'intimité et d'appartenance au groupe; lorsque des gens se rassemblent autour d'une activité ou d'un objectif commun, ils partagent une énergie collective. Ce sentiment d'appartenance aide à combattre les sentiments d'isolement et de solitude dont souffrent souvent les gens aux prises avec des problèmes de santé et renforce ainsi le travail du système guérisseur.

La créativité est un autre aspect du jeu. S'adonner à un loisir comme les arts, la musique, le chant, la danse, la peinture, l'écriture ou à toute activité qui fait appel à vos mains et à votre sens artistique, est également un moyen de fortifier le système guérisseur. Beaucoup de personnes ont pu surmonter de graves problèmes de santé en entreprenant des projets personnels créatifs, amusants et signifiants. En fait, une créativité réprimée est maintenant considérée comme un facteur de risque important pour les maladies chroniques.

Cultiver sa créativité et développer une joie de vivre qui prédispose au jeu sont des éléments importants. D'un point de vue de la santé, le jeu doit faire partie de votre quotidien. Jouer peut renforcer votre énergie naturelle et activer des mécanismes internes importants de réparation et de restauration, qui sont des fonctions importantes du système guérisseur.

L'équilibre entre travail et jeu

Si le travail et le jeu sont deux activités d'égale importance dans votre vie, il demeure essentiel de trouver un équilibre entre les deux. Un travail valorisant vous permet de subvenir aux besoins de votre famille et aux vôtres. Il augmente votre estime personnelle, vous donne un but dans la vie et vous permet de redonner ce que vous avez reçu. Le jeu favorise un état d'esprit insouciant et bienveillant en prise directe avec le cœur et axé sur le moment présent. Il détend le corps, l'esprit et le système nerveux. Maintenir un équilibre adéquat entre le travail et le jeu vous permet de profiter de tout ce que la vie peut offrir, ce qui renforce et revigore le système guérisseur. Encore une fois, le travail et le jeu sont importants, et il doit exister un équilibre entre les deux.

Prescription n° 9 : Cultiver des aptitudes sociales efficaces

Depuis l'Antiquité, les êtres humains ont vécu au sein de familles, de clans, de tribus et de communautés pour s'organiser et veiller les uns sur les autres. Comme les abeilles ou les fourmis, les humains vivent en société, et nous avons besoin les uns des autres pour donner un sens à notre vie.

Les études montrent que de bonnes aptitudes sociales renforcent et revigorent le système guérisseur; à l'inverse, vivre dans la solitude et l'isolement peut lui être nuisible.

Beaucoup de gens atteints d'une maladie grave ont vu leur état de santé s'améliorer considérablement lorsqu'ils ont utilisé leurs aptitudes sociales pour, par exemple, visiter des amis ou faire du bénévolat dans une garderie, une résidence pour personnes âgées ou un hôpital.

Médecin et auteur bien connu, le Dr Bernie Siegel raconte l'histoire suivante pour illustrer ce point. Un jour, Dieu lui accorda la permission spéciale de visiter le ciel et l'enfer. En enfer, il vit que l'on utilisait des cuillères à long manche pour manger de la soupe. La soupe semblait appétissante, mais les personnes affamées qui peuplaient l'enfer étaient incapables d'en manger, parce que les manches de cuillère trop longs les empêchaient de porter la soupe à leur bouche. Il alla ensuite au ciel. Et quelle ne fut pas sa surprise de voir que l'on utilisait les mêmes cuillères à long manche pour manger de la soupe ! Toutefois, en regardant de plus près, il vit que les personnes qui vivaient au ciel avaient appris à porter la cuillère à la bouche de leur voisin afin que tous puissent manger.

Il a été scientifiquement prouvé qu'entretenir un climat de coopération et de partage en tissant des liens sociaux solides améliore les chances de survie. Compte tenu de l'impact biochimique important qu'exercent les émotions sur le système guérisseur, beaucoup d'études montrent que les personnes dont le réseau social est déficient et qui sont seules et isolées sont plus à risque de contracter des maladies graves. Selon la recherche menée par le cardiologue Dean Ornish, l'isolement social et le manque d'intimité avec autrui arrivent en tête de liste des facteurs de risque de contracter une maladie du cœur, le tueur numéro un en Occident.

De bonnes aptitudes sociales s'acquièrent d'abord au sein de la famille et sont habituellement inculquées dès l'enfance. Cependant, avec l'augmentation des divorces et la séparation des familles, les gens se tournent de plus en plus vers les amis, les collègues ou les compagnons de travail afin d'obtenir l'appui dont ils ont besoin pour rester en santé. Ils peuvent ainsi renforcer leur système guérisseur et prévenir les maladies associées à l'absence de réseau social et de rapports d'intimité.

Les animaux possèdent également la capacité de donner et de recevoir un amour inconditionnel. Les animaux domestiques peuvent donc se substituer au réseau social, pour les personnes qui n'ont ni famille ni amis. Les personnes âgées qui vivent seules et qui possèdent un animal de compagnie courent un moins grand risque de contracter une maladie du cœur et d'autres maladies graves que celles qui n'en ont pas.

Acquérir des aptitudes sociales efficaces vous permet de vous sentir appuyé et en lien avec les autres. Savoir que votre vie compte pour quelque chose, que vous êtes une personne importante aux yeux d'autrui, que vous pouvez changer les choses, que vous avez un but à poursuivre dans la vie, suscite des émotions stimulantes, inspirantes et positives qui fortifient et nourrissent votre système guérisseur.

Prescription n° 10 : Utiliser les éléments naturels pour renforcer le système guérisseur

Le corps est en lien avec la nature, dont il dépend pour les éléments naturels vitaux à sa survie, comme l'air, le soleil, l'eau, les minéraux et les nutriments. Autrefois, les médecins et les guérisseurs acceptaient ce principe fondamental de la santé et de la guérison. Bien entendu, notre connaissance de ces éléments naturels a évolué en raison des progrès remarquables de la science médicale, et nous comprenons mieux les complexes interactions que nous entretenons avec eux. Malgré tout, contrairement à ce qu'on pourrait penser et malgré les prouesses technologiques de la médecine moderne, l'importance de notre relation avec ces éléments naturels pour la santé et la guérison n'a fait que s'accentuer.

Les éléments naturels essentiels à la survie du corps peuvent également se transformer en agents thérapeutiques et en médicaments puissants pour aider le système guérisseur en cas de maladie. Utilisés de manière préventive, ces éléments naturels peuvent vous aider à rester en santé pour beaucoup d'années à venir. Comprendre la nature de ces ressources et en faire bon usage peut renforcer et revigorer considérablement le système guérisseur.

Air

Comme vous le savez sans doute, l'air que vous respirez contient de l'oxygène, un élément vital qui fournit de l'énergie aux cellules et aux tissus et les nourrit. L'oxygène est essentiel au système guérisseur et à la santé dans son ensemble. Son importance est telle que c'est la première chose que l'on donne aux personnes blessées ou très malades, qu'il s'agisse d'une crise cardiaque, d'une blessure par balle ou de toute autre urgence grave. Les ambulances, les services des urgences, les blocs opératoires et les unités de soins intensifs conservent en tout temps une réserve d'oxygène.

Les endroits dans le monde où l'air est sain, propre et frais peuvent avoir un effet bénéfique sur la santé d'une personne. Les statistiques sur la santé des populations qui vivent dans ces régions le prouvent. Habituellement, cet air de qualité supérieure se trouve dans les secteurs moins industrialisés et moins pollués, là où les vents sont réguliers, où l'eau et la végétation sont abondantes et où le terrain est montagneux. Tous ces facteurs aident à purifier et à filtrer l'air. Les régions densément boisées possèdent généralement un air de grande qualité, en raison du volume élevé d'oxygène produit par les arbres.

Le corps et le système guérisseur méritent le meilleur air que vous puissiez trouver. Si vous êtes souvent enfermé à l'intérieur ou dans un environnement où la qualité de l'air est incertaine, faites une marche dehors ou allez dans un endroit où l'air est de meilleure qualité. Si vous combattez actuellement une maladie ou que vous cherchez à améliorer votre état de santé, soyez soucieux de la qualité de l'air que vous respirez.

L'air frais du dehors est presque toujours préférable à l'air intérieur, qui peut devenir vicié et qui a tendance à attirer les moisissures, la poussière et les acariens. L'air intérieur peut également contenir des émanations, des vapeurs et d'autres irritants chimiques qui peuvent, si la ventilation est inadéquate, s'accumuler et se concentrer. Heureusement, il existe des filtres, des purificateurs d'air et des humidificateurs qui améliorent l'air intérieur que vous respirez.

La lumière solaire

Votre santé et votre bien-être sont directement tributaires du soleil, et ce, beaucoup plus que vous le croyez. Non seulement le soleil alimente la photosynthèse chez les végétaux qui produisent l'air que vous respirez et la nourriture que vous mangez, mais il sépare le jour de la nuit et influence les cycles naturels qui contrôlent les flux et reflux chimiques dans l'environnement interne du corps. Ces cycles, dont le plus connu est le cycle veille-sommeil, sont appelés *cycles circadiens*. Une perturbation prolongée ou même intermittente du cycle veille-sommeil peut s'avérer nocive pour le système guérisseur et causer des maladies.

Le soleil influence particulièrement le système endocrinien, qui comprend les glandes et les hormones. La production de cortisol, une hormone importante sécrétée par la glande surrénale, augmente sensiblement pendant les heures d'ensoleillement et diminue pendant les heures d'obscurité. Les effets du cortisol sont importants et variés : il influence la glycémie et la fonction immunitaire, qui ont un impact direct sur la fonction immunitaire. Le soleil stimule également la glande pinéale, qui produit la mélatonine, une hormone puissante qui influence le cycle éveil-sommeil. La mélatonine influence également le métabolisme du glucose, la pression artérielle, la fonction cardiaque, l'activité du système immunitaire et la pigmentation de la peau, qui sont des fonctions importantes du système immunitaire.

Depuis les temps anciens, la valeur thérapeutique de la lumière naturelle du soleil a été reconnue comme un ingrédient essentiel de la guérison. Les médecins, à travers les âges, ont prescrit des bains de soleil pour traiter efficacement divers problèmes de santé. Par exemple, le rôle joué par la lumière solaire dans la formation des os est bien connu. La lumière naturelle du soleil est également une bonne source de vitamine D, qui sert à l'absorption du calcium dans les intestins. Une quantité adéquate de calcium assure des os forts et en santé pendant la croissance et tout au long de la vie, ce qui aide le système guérisseur.

La lumière solaire aide également le système guérisseur à soigner les blessures pour les guérir plus rapidement.

La lumière solaire peut améliorer l'humeur et l'attitude envers la vie. Les périodes d'obscurité ou de manque extrême de lumière solaire favorisent la dépression. Dans les climats nordiques, la *dépression saisonnière* est une forme courante de dépression qui survient pendant les mois d'hiver. La lumière naturelle du soleil est habituellement utilisée pour traiter la dépression saisonnière.

Les effets de la lumière solaire sur le système guérisseur

Le soleil est un puissant allié du système guérisseur. De nombreuses études ont montré le rôle thérapeutique que joue la lumière pour améliorer la santé de personnes souffrant de maladies diverses. En voici quelques exemples :

- La lumière solaire et la fonction immunitaire : La lumière solaire stimule l'activité du système immunitaire et renforce l'immunité.
- La lumière solaire et les infections : La lumière solaire est un désinfectant naturel. Les rayons ultraviolets du soleil aident à détruire les micro-organismes pathogènes comme les virus et les bactéries. Quand la lumière solaire se fait rare et que la pénombre prédomine, les infections prennent le dessus. Un exemple fameux de ce phénomène est l'épidémie de peste qui a sévi au Moyen Âge, une époque où les gens vivaient souvent dans des quartiers aux rues et aux ruelles étroites, sombres et surpeuplées. C'était un terrain fertile pour les rats infestés de puces qui étaient porteuses de la bactérie de la peste. La peste se transmettait également de personne en personne par l'intermédiaire des poux de corps, qui prolifèrent en l'absence de lumière directe du soleil. La peste a tué des millions de personnes, et seuls les habitants des campagnes ont survécu grâce à l'air pur et à la lumière solaire.
- La lumière solaire et les infections respiratoires : L'exposition de la poitrine, et particulièrement du dos, à la lumière solaire accélère la guérison des infections respiratoires comme la bronchite,

la pneumonie et même la tuberculose en asséchant les sécrétions et en tuant les micro-organismes. En fait, les médecins conseillent souvent à leurs patients qui souffrent de TB (tuberculose) d'aller vivre en Arizona pour profiter d'un climat sec et chaud.

- La lumière solaire et les infections de la peau : Les infections de la peau, incluant les infections fongiques, les infections staphylococciques, l'impétigo, guérissent plus rapidement sous l'action de la lumière naturelle du soleil, qui agit comme un désinfectant, un agent dessiccatif (qui a la propriété de dessécher) et un agent antimicrobien naturel.

- La lumière solaire et la guérison des blessures : La guérison est facilitée par l'exposition directe à la lumière solaire. La blessure guérira plus rapidement et résistera mieux aux infections.

- La lumière solaire et les escarres de décubitus : La lumière aide à guérir les escarres de décubitus (plaies de lit) et les autres types d'ulcères de décubitus.

- La lumière solaire et l'oxygénation du sang : La lumière solaire contribue à l'oxygénation et à la purification du sang.

- La lumière solaire et l'ictère : La lumière solaire aide à traiter l'*ictère* (*jaunisse*) chez les bébés et les adultes. L'ictère est une coloration jaune de la peau causée par l'accumulation de *bilirubine* dans le sang, le plus souvent due à un problème du foie. L'utilisation des lampes fluorescentes des hôpitaux dans le traitement de l'ictère a commencé quand on a découvert que la condition des bébés atteints de jaunisse s'améliorait après une exposition à la lumière naturelle du soleil.

- La lumière solaire et l'arthrite : Il a été prouvé que la lumière solaire est une alliée efficace dans le traitement des diverses formes d'arthrite, dont l'*arthrose* et la *polyarthrite rhumatoïde*.

- La lumière solaire et la goutte : La lumière solaire aide à décomposer et à éliminer l'acide urique, ce qui diminue sa concentration dans le sang et réduit les symptômes de la goutte.
- La lumière solaire et le psoriasis : La lumière solaire aide au traitement du *psoriasis* et aide à éliminer les éruptions cutanées.
- La lumière solaire et l'acné : La lumière solaire stimule le remplacement et la régénération des couches externes de la peau ; elle améliore le débit sanguin, la circulation et l'activité de la glande sudoripare ; elle favorise le drainage lymphatique ; elle aide à éliminer les résidus et les toxines à la surface de la peau ; elle contribue à diminuer l'intensité des poussées d'acné.
- La lumière solaire et les muscles : La lumière solaire stimule la circulation et le débit sanguin, et améliore la tonicité musculaire.
- La lumière solaire et la perte de poids : Les médecins en Russie et dans les pays d'Europe de l'Est ont commencé à prescrire des bains de soleil réguliers pour traiter l'obésité après qu'on eut découvert que la lumière solaire stimule l'activité de la glande thyroïde qui sert à la régulation du métabolisme.
- La lumière solaire et l'ulcère gastroduodénal : Des études en Russie ont montré que l'effet de la lumière solaire sur les organes profonds, notamment l'estomac et les intestins, réduit les sécrétions d'acide chlorhydrique et aide à guérir les ulcères gastroduodénaux.
- La lumière solaire et l'hypertension artérielle : La lumière solaire aide à stabiliser et à abaisser la pression artérielle.
- La lumière solaire et le diabète : La lumière solaire normalise la glycémie. C'est l'interaction entre la lumière solaire et l'insuline qui expliquerait ce phénomène.

- La lumière solaire et les maladies du cœur : La lumière solaire réduit les taux de cholestérol dans le sang. Elle aide à contrer la formation de plaques dans les artères coronariennes qui alimentent le cœur, améliorant ainsi le débit sanguin vers le muscle cardiaque. La lumière solaire produit le même effet dans les artères qui alimentent le cerveau, ce qui diminue le risque d'accident vasculaire cérébral. Enfin, la lumière solaire améliore l'oxygénation du sang et des tissus et, par le fait même, l'alimentation en oxygène du cœur et des autres organes vitaux du corps.

- La lumière solaire et le cancer : Une diminution des cas de cancer, à l'exception du cancer de la peau, a été observée chez les animaux et les personnes exposées régulièrement à la lumière solaire.

- La lumière solaire et le vieillissement : La lumière solaire réduit la formation de *radicaux libres*, qui sont reliés au processus du vieillissement.

- La lumière solaire et le rachitisme : Le *rachitisme* est une déformation des os chez les enfants, déformation causée par une déficience en vitamine D. La vitamine D joue un rôle dans l'absorption du calcium dans les intestins. La lumière naturelle est particulièrement importante pour les mères qui allaitent afin de prévenir le rachitisme.

- La lumière solaire et l'ostéoporose : L'*ostéoporose* est une diminution de la masse osseuse. Si la prise de calcium est la solution habituelle à ce problème, des bains de soleil réguliers, qui sont la meilleure source de vitamine D, permettent une meilleure absorption du calcium dans les intestins. La lumière solaire est donc un moyen naturel de hausser le taux de calcium dans le sang et de favoriser une meilleure densité osseuse.

Comme vous pouvez le constater, la lumière solaire collabore d'une multitude de façons avec le système guérisseur et les autres organes et systèmes de votre corps pour vous garder fort et en santé.

La chaleur

En plus du soleil, il existe d'autres sources de chaleur qui peuvent aider le système guérisseur. Voici quelques exemples d'utilisation de la chaleur et des mécanismes utilisés par la chaleur pour renforcer le système guérisseur :

- Le *coussin chauffant* détend les muscles, stimule le débit sanguin, améliore l'oxygénation des tissus et aide à réduire l'enflure. Le coussin chauffant est efficace dans le traitement des maux de dos, des claquages et des spasmes, des blessures articulaires, de l'arthrite et de plusieurs autres affections.
- La *bouillotte* s'apparente au coussin chauffant et est utilisée notamment dans le traitement de la douleur abdominale, des gaz et de la constipation.
- Le *pédiluve (bain de pied) chaud* garde les pieds au chaud et améliore le débit sanguin vers le cou et la poitrine. Il est également efficace dans le traitement des maladies respiratoires.
- La *compresse chaude* réduit l'enflure et aide à éliminer les toxines des zones infectées. Elle améliore le débit sanguin et s'avère très efficace dans le traitement des abcès, des infections de la peau et de plusieurs autres affections.
- L'*eau* chaude, le *thé* et le *bouillon* soulagent la congestion des muqueuses. Ces liquides sont souvent efficaces dans le

traitement des infections de la gorge, des sinus et de la congestion nasale, de la bronchite et des autres infections respiratoires. Ils peuvent également aider à détendre et à apaiser le côlon et les intestins, ce qui facilite la digestion et l'élimination.

- La *douche chaude* ouvre les pores de la peau et la nettoie, ce qui aide à éliminer les toxines et les bactéries à la surface de la peau.
- Le *bain chaud* favorise la détente et améliore le débit sanguin vers les muscles douloureux ou blessés. Il soulage les maux de dos, la douleur musculaire et articulaire ainsi que les blessures neuromusculaires.
- Le *sauna* utilise la chaleur pour provoquer la transpiration et éliminer les toxines du corps.
- Le *bain de vapeur* dégage le flegme et le mucus des voies respiratoires. Il soulage aussi la congestion et aide à éliminer les toxines.
- Le *spa* utilise l'eau chaude pour masser les muscles et les articulations douloureuses.
- La *chaleur infrarouge* soulage la douleur causée par les blessures musculaires, les entorses, les ecchymoses et les tendinites.

Note : La prudence est de mise, dans l'utilisation de la chaleur, afin d'éviter les brûlures.

L'eau

L'eau est la substance que l'on trouve le plus souvent dans les écosystèmes, et c'est possiblement la plus importante. L'eau est si indispensable que les scientifiques qui explorent les autres planètes cherchent la présence d'eau, avant de dire s'il y a, ou s'il y a déjà eu, de la vie. On comprend mieux l'importance de l'eau quand on sait que cet élément représente environ 70 % de la masse et du volume du corps, un pourcentage équivalant à la place occupée par l'eau sur la surface de la Terre.

On peut considérer l'eau, surnommée le « solvant universel », non seulement comme un nutriment essentiel au système guérisseur, mais également comme un agent thérapeutique et un médicament. En plus de garder nos corps en santé, de grandes quantités d'eau sont presque toujours requises pour aider le système guérisseur à combattre la maladie.

Boire suffisamment d'eau est un des moyens les plus simples et les plus efficaces de rester en santé et de se rétablir rapidement après une blessure ou une maladie. Ne pas en consommer suffisamment peut nuire au fonctionnement du système guérisseur et entraîner la déshydratation, la congestion, la stagnation, l'obstruction et la maladie. La couleur de l'urine permet de déterminer si vous buvez suffisamment. Une urine jaune foncé indique que le corps essaie de conserver son eau, ce qui est le signe d'une carence en fluides. À l'inverse, une urine claire comme l'eau du robinet ou jaune très pâle indique habituellement une consommation d'eau adéquate. Si vous prenez des vitamines comme les vitamines B et C, votre urine peut sembler artificiellement décolorée, et il peut alors être difficile d'évaluer si vous avez bu assez d'eau. Par ailleurs, comme l'urine a tendance à être plus concentrée quand vous dormez, elle est habituellement plus foncée lors de la première miction du matin.

Quand vous êtes malade, il est important d'augmenter la consommation d'eau, pour améliorer la circulation des fluides qui entrent et sortent du corps. Ces fluides supplémentaires aident le système guérisseur à éliminer les toxines qui se trouvent en plus grandes quantités pendant les périodes de maladie. Boire uniquement de l'eau pendant une période de 48 heures ou plus a un impact immédiat sur beaucoup de maladies. J'ai personnellement été témoin de cas où cette méthode a donné des résultats spectaculaires. Il s'agissait de maladies comme les affections respiratoires, la *gastro-entérite*, la maladie vésiculaire, la goutte et la maladie de Crohn. On n'insistera jamais assez sur l'importante de boire beaucoup d'eau chaque jour.

En plus d'être un liquide à boire, l'eau possède plusieurs autres usages qui sont autant de moyens naturels de renforcer le système guérisseur. Par exemple, les médecines traditionnelles chinoise et indienne utilisent des techniques de purification internes qui font appel à l'eau pour éliminer les blocages dans certaines parties du corps et permettre un retour vers la santé. En Occident, l'eau sert également à divers usages : douches nasales, lavements, pulvérisations, compresses chaudes, fomentations, bains de siège et trempages.

Les minéraux et le système guérisseur

La science de la *nutrition* s'intéresse aux sources de nourriture et à leur impact biochimique sur la santé du corps humain. Les protéines, les glucides, les matières grasses, les vitamines, les minéraux et les oligo-éléments sont des sous-produits des éléments naturels présents dans notre environnement. Sans eux, il n'y aurait pas de vie. Les découvertes scientifiques nous ont appris que chaque minéral présent dans la croûte et le noyau terrestres, de l'arsenic au molybdène, se trouve également en infimes quantités dans le corps. Ces minéraux ne sont pas des contaminants, et des études ont montré qu'ils sont essentiels à la santé du corps.

La plupart de ces minéraux jouent un rôle essentiel dans l'environnement interne du corps. Ce sont les substances chimiques porteuses d'une charge électrique, les *électrolytes*. Le sodium, le magnésium, le calcium et le potassium sont les électrolytes les plus connus.

Les électrolytes sont des alliés importants du système guérisseur. Ils participent à des fonctions aussi diverses que le battement cardiaque, la régulation des fluides corporels, le fonctionnement des reins et du cerveau, la transmission des impulsions nerveuses, la formation des os. Toute perturbation du complexe équilibre électrolytique interrompt les flux électriques dans le corps, ce qui peut entraîner des maladies graves et même la mort. L'importance de ces électrolytes minéraux est telle que leur présence est continuellement mesurée dans le sang des patients hospitalisés dans l'unité des soins intensifs.

Le sel

Le sel se trouve en abondance dans l'eau de mer et un peu partout dans la nature. Le sel est une combinaison de minéraux, et il en existe différents types dans le monde. Le sel le plus connu, le plus répandu et le plus important sur le plan biologique est le sel blanc. Constitué de chlorure et de sodium, il est utilisé dans la cuisson et l'assaisonnement des aliments. Ce sel de chlorure de sodium est un ingrédient essentiel à tous les systèmes vivants.

En plus de la nécessité d'en consommer une certaine quantité dans le régime alimentaire, le sel apporte une aide précieuse au système guérisseur. Le sodium et le chlorure sont possiblement les électrolytes les plus importants pour le corps, et ils jouent un rôle clé dans le fonctionnement du système guérisseur. Le sel possède également des applications thérapeutiques importantes dans la prévention et le traitement de diverses affections et maladies. Grâce à sa capacité d'absorption de l'eau et d'extraction des fluides, à son efficacité comme agent de conservation et à sa capacité à détruire les bactéries et les autres micro-organismes nocifs, le sel est utilisé depuis des siècles pour prévenir et traiter les infections. Apprendre à utiliser le sel est un moyen simple, sécuritaire et efficace de faciliter la tâche au système guérisseur.

Voici quelques exemples d'utilisation du sel pour aider le système guérisseur :

- Les *compresses*, les *fomentations salées* et les *trempages* sont appliqués avec de l'eau chaude sur la surface intacte de la peau pour éliminer les fluides indésirables, l'enflure et les toxines dans les cas d'infection de la peau et des tissus mous comme les furoncles, les kystes et les abcès.

- L'*eau salée* peut également être bue pour aider au nettoyage des intestins, à la prévention et au traitement des empoisonnements alimentaires, de la diarrhée, de la nausée et des vomissements. (Note : L'ingestion d'eau salée doit être faite sous supervision médicale.)

- Les *gargarismes* peuvent être des moyens efficaces de traiter les pharyngites, les maux de gorge et les amygdalites.

- Les *gouttes nasales d'eau salée* ou l'utilisation d'eau salée pour des douches nasales sont extrêmement efficaces dans le traitement des allergies nasales, du rhume des foins, des rhumes, de la congestion et des infections des sinus.

- Les *nébuliseurs d'eau salée* sont une façon d'utiliser l'eau salée en aérosol pour le traitement de l'asthme et des autres affections respiratoires.

L'argile

L'utilisation thérapeutique de l'argile comme un tonique naturel du système guérisseur par les cultures indigènes traditionnelles est bien connue. L'argile de qualité pharmaceutique, une substance naturelle appelée parfois *bentonite*, est offerte dans la plupart des pharmacies et des boutiques d'aliments naturels. Appliquée sur la peau sous forme de pâte, l'argile est efficace comme agent exsudant. En plus de sa capacité à éliminer les toxines et à réduire l'enflure, l'argile aide le système guérisseur en l'approvisionnant en oligo-éléments et en minéraux qui sont absorbés par le corps en quantités infimes mais significatives. Les applications d'argile peuvent accélérer la guérison des piqûres d'insectes, des furoncles, des abcès et d'autres affections de la peau ; l'argile peut être utilisée seule ou en combinaison avec d'autres substances comme l'aloès, les trempages d'eau salée ou les compresses au gingembre. L'argile est une méthode douce, efficace et sûre, même dans des cas difficiles.

L'argile peut également être ingérée afin d'agir comme purifiant intestinal, ce qui aide à absorber les toxines par les intestins. La médecine traditionnelle européenne l'a employée de cette façon pendant des siècles pour améliorer la santé du côlon et régulariser son fonctionnement.

Les plantes, les herbes et le système guérisseur

De tout temps, l'homme a utilisé les propriétés curatives des plantes et des herbes. Même si la plupart des médicaments utilisés par les médecins sont des dérivés de composés pharmaceutiques synthétiques, l'utilisation des plantes et des herbes a fait un retour en force dans les pays occidentaux, au cours des dernières années. Utilisées avec intelligence et discernement, les herbes et les plantes aident à renforcer et à revigorer le système guérisseur.

Des pays comme la Chine, le Japon et l'Inde utilisent depuis longtemps des médicaments naturels. En Occident, l'étude de la *botanique* a été pendant longtemps un cours obligatoire dans les facultés de médecine. En fait, beaucoup de médicaments modernes proviennent du monde naturel des plantes.

Voici quelques exemples de plantes et d'herbes qui soutiennent efficacement le système guérisseur :

- L'*ail* est utilisé pour purifier le sang. Beaucoup de personnes affirment avoir baissé leur pression artérielle grâce à l'ail. Ajouté aux soupes, l'ail est souvent efficace dans le traitement du rhume ou des infections respiratoires.
- L'*aloès* est une plante qui pousse comme un cactus. Ses feuilles contiennent un gel liquide clair aux qualités cura-

tives et antiseptiques. L'aloès peut être appliqué localement sur les brûlures, les coupures, les éraflures, les infections cutanées et les autres blessures qui causent une plaie vive à la surface de la peau. L'aloès aide non seulement à combattre et à prévenir les infections, mais elle accélère également le processus de guérison. L'aloès ingéré en petites quantités est aussi une méthode sûre et naturelle pour le traitement des ulcères dans la bouche, l'estomac et les intestins.

- L'*ashwagandha* est une herbe traditionnelle de l'Inde qui est utilisée depuis des milliers d'années comme tonique naturel pour améliorer la résistance aux infections. L'ashwagandha peut également améliorer à long terme l'endurance et la force.

- L'*astragale* est une ancienne plante médicinale originaire de Chine. Utilisée pour stimuler les mécanismes de défense, elle est particulièrement efficace contre les maladies respiratoires.

- Le *chardon-Marie* est une plante bénéfique pour le foie. Beaucoup de patients dont le taux d'enzymes hépatiques était élevé en raison d'une hépatite chronique ou d'une autre affection du foie ont remarqué une diminution significative des symptômes après avoir utilisé le chardon-Marie pendant plusieurs mois, résultats confirmés par des relevés d'enzymes hépatiques effectués en laboratoire. Si les mécanismes qui permettent au chardon-Marie d'aider et de guérir le foie restent encore inconnus, un nombre croissant de médecins spécialisés dans le traitement du foie le recommandent à certains de leurs patients.

- La *consoude officinale* est utilisée par les médecines traditionnelles américaine et européenne pour accélérer la guérison des fractures. La consoude officinale est également utile pour traiter les blessures de la peau, des membranes muqueuses, du système respiratoire et des intestins. Elle peut être utilisée comme cataplasme ou en infusion. Si les feuilles et les racines de cette plante sont utilisables, il est cependant déconseillé d'utiliser les racines pour un usage interne.

- Le *curcuma* appartient à la famille du gingembre. La partie de la plante la plus utilisée est la racine qui est séchée et mise en poudre. C'est le curcuma qui donne au cari sa couleur jaune caractéristique. Appliqué sous forme de pâte sur la peau, le curcuma est souvent efficace pour traiter divers troubles dermatologiques. Ajouté aux aliments, il améliore la santé du foie et des yeux. Il est également utilisé dans le traitement de certains types de cancer et de maladie du foie.

- Le *dong quai* (*angelica sylvestris chinensis*), une plante originaire de Chine utilisée pour améliorer la santé du système reproducteur féminin, est de plus en plus populaire en Occident pour soulager les troubles menstruels et équilibrer le métabolisme de l'œstrogène.

- L'*échinacée* est une herbe populaire utilisée dans le traitement des infections respiratoires mineures et des blessures.

- Le *gingembre* est une racine qui peut être utilisée fraîche et râpée, ou séchée et mise en poudre. Le gingembre peut également être infusé. Le gingembre permet de générer de la chaleur dans le corps. Il est utilisé lors des voyages en mer pour soulager l'estomac et prévenir le mal des transports. Les infusions de gingembre sont très efficaces dans les cas de pharyngite et d'amygdalite. Il peut également limiter la propagation de la pharyngite streptococcique, lorsqu'il est consommé au début de l'infection. Le gingembre peut être appliqué en cataplasme sur la peau pour éliminer les toxines, dans les cas d'infection de la peau et des tissus mous.

- Le *ginkgo* est un dérivé d'une des plantes les plus anciennes de la terre. La médecine orientale utilise le ginkgo depuis des siècles. En Occident, des recherches ont montré que le ginkgo peut améliorer le débit sanguin vers le cerveau, facilitant ainsi la mémoire, la vivacité d'esprit et même la vision. Cette herbe est également utilisée dans le traitement de l'acouphène, des migraines, du vertige et comme agent dans la prévention des accidents vasculaires cérébraux. Le ginkgo peut également être utile dans les cas de maladie d'Alzheimer.

- Le *ginseng* est une herbe tonique appréciée en Orient pour sa capacité à prolonger la vie, à augmenter l'énergie du corps et à améliorer la libido. Certaines études suggèrent que le ginseng peut améliorer la santé du système nerveux ainsi que la fonction cardiaque chez les personnes âgées en augmentant le tonus et la contractilité des muscles cardiaques.

- Le *guggul* est une résine originaire de l'Inde. Il est utilisé depuis des siècles pour la perte de poids. Des études ont également montré que le guggul est efficace pour abaisser le cholestérol.

- Le *millepertuis* est utilisé en Europe comme antidépresseur. Il faut souvent prendre cette herbe pendant plusieurs semaines avant d'en voir les effets, et elle ne doit pas être combinée avec des médicaments psychiatriques. Pris seul, le millepertuis est généralement sans danger et souvent très efficace.

- La *myrtille* facilite la cicatrisation des blessures. Cette plante est particulièrement efficace pour aider le système guérisseur à réparer les dommages causés aux petits et délicats vaisseaux sanguins des yeux et des reins. La myrtille est aussi utilisée pour traiter certains types de dégénérescence maculaire et de maladies des yeux, la présence de sang dans l'urine, l'insuffisance veineuse et les varices.

- Le *neem* provient des feuilles d'un arbre qui pousse en Inde et qui sert de nourriture traditionnelle aux chameaux. La médecine ayurvédique utilise le neem pour purifier le sang.
- La *racine de kawa* est un médicament traditionnel polynésien qui aide à détendre les nerfs. Elle est utilisée comme relaxant musculaire et comme traitement contre les cas mineurs d'insomnie et d'anxiété. La racine de kawa est également utilisée pour les maux de dos causés par des spasmes musculaires. En raison des risques de somnolence, il est déconseillé de prendre de la racine de kawa lorsqu'on conduit une voiture ou qu'on opère une machine.
- La *valériane* est utilisée par la médecine traditionnelle pour traiter les cas mineurs d'anxiété et d'insomnie. La valériane est parfois recommandée comme relaxant musculaire.

Bon nombre de médicaments naturels sont très puissants. Il est donc primordial de s'assurer qu'ils peuvent être combinés avec les autres médicaments que vous prenez actuellement. Si vous ressentez des effets indésirables, cessez immédiatement d'en prendre et consultez un professionnel de la santé.

En conclusion

Avec le temps, les gouttes de pluie parviennent à creuser au cœur des montages de larges vallées et de profonds canyons. Additionnés les uns aux autres, les minuscules grains de sable forment une immense plage ou un vaste désert. Le même principe s'applique aux facteurs de santé. Individuellement, ces facteurs peuvent sembler insignifiants et sans intérêt; une fois regroupés, ils forment la base qui permet de renforcer, de revigorer et d'activer le système guérisseur. La combinaison de ces facteurs peut également améliorer grandement votre santé et votre qualité de vie. Voici quelques-uns de ces facteurs : écouter son corps; soigner son hygiène personnelle ; adopter un régime alimentaire sain ; faire de l'exercice et des étirements ; gérer le stress ; trouver un équilibre entre travail et loisir ; acquérir de bonnes aptitudes sociales ; intégrer des éléments naturels dans sa routine quotidienne comme boire beaucoup d'eau, respirer de l'air frais, prendre du soleil et utiliser herbes et minéraux au besoin.

Dans le chapitre suivant, nous examinerons plus attentivement le rôle clé joué par la nutrition pour renforcer et revigorer le système guérisseur. En suivant ces conseils simples sur le plan de la nutrition et de la diététique, vous pourrez non seulement jouir d'une meilleure santé, mais également tirer le maximum de l'extraordinaire système guérisseur.

CHAPITRE 5

Nourrir votre système guérisseur

Les machines de haute performance comme les voitures de course ou les fusées ont besoin de carburants spéciaux, pour fonctionner. Votre corps n'échappe pas à cette règle. En fait, le corps humain est la machine la plus performante qui soit. Créé pour durer 100 ans ou plus, votre corps est un chef-d'œuvre d'ingénierie dont la complexité, la sophistication, la durabilité et l'intelligence surpassent tout ce que l'homme a construit. Le corps humain est capable de s'adapter à une variété de climats, d'environnements et de situations, de se déplacer d'une multitude de façons et d'endurer des conditions et des privations extrêmes.

Comme vous le savez déjà, le corps a été conçu avec une habileté, une précision et un savoir-faire tels qu'il dispose de son propre système guérisseur. Ce système extraordinaire possède une autonomie, un contrôle et une intelligence qui lui sont propres. Il peut superviser et mettre en œuvre des mécanismes de réparation, de restauration et de convalescence pour se rétablir d'une multitude de maladies, de blessures et d'outrages. Afin d'accomplir ces tâches, le système guérisseur mobilise des cellules spécialisées et stimule de puissantes réactions biochimiques qui peuvent rapidement guérir les tissus endommagés par les maladies ou les blessures. Si vous n'êtes ni malade ni blessé, il veille au maintien d'un état naturel de santé ordonné et équilibré. Aucune autre machine ne possède un tel système. Toutefois, comme tous les systèmes de haute performance, votre système guérisseur a besoin d'un carburant spécial, pour donner son plein rendement. Ce carburant, c'est une nourriture saine et nutritive.

Une nourriture saine pour un corps sain

Le meilleur moyen d'avoir un système guérisseur fort consiste à manger une nourriture saine, équilibrée, simple et naturelle qui contient tous les nutriments essentiels : protéines, matières grasses, glucides, vitamines, minéraux, oligoéléments, fibres, liquides et autres nutriments vitaux comme des *phytochimiques* (des molécules spéciales bonnes pour la santé que l'on trouve dans les fruits et les légumes). L'apport quotidien de ces différentes substances variera en fonction de l'endroit où vous vivez, de vos occupations et de vos besoins métaboliques de base.

Le meilleur carburant pour votre système guérisseur

Les fruits, les légumes, les grains entiers, les légumineuses, les noix et les graines sont les sources d'énergie les plus pures pour votre système guérisseur. Ces aliments sont essentiels pour renforcer et fortifier le système le plus important de votre corps. Voici quelques-uns de leurs avantages :

- Ils constituent la base de l'alimentation pour la plupart des mammifères, incluant ceux dont la masse musculaire est plus importante que celle des humains. Nos cousins primates, notamment les gorilles, les chimpanzés, les orangs-outans, les babouins et les singes, mangent des aliments appartenant presque exclusivement à ces catégories.
- Ils sont généralement plus faciles à digérer que la viande et représentent la source d'énergie la plus pure pour répondre aux besoins métaboliques de votre système guérisseur.

- Ils se trouvent au sommet de l'échelle alimentaire et contiennent moins de toxines et de polluants que la plupart des aliments faits à partir de viande.
- Ils cuisent plus rapidement et peuvent généralement être consommés crus.
- Ils se gâtent et se putréfient moins facilement que les produits d'origine animale. Par conséquent, les risques de contamination et d'intoxication alimentaire sont plus faibles.
- Ils coûtent habituellement moins chers que la viande et ne requièrent pas de réfrigération continue et prolongée durant le transport et l'entreposage.
- Ces aliments simples, sains et naturels sont les clés pour assurer la santé de votre système guérisseur. Tous ces nutriments ont pour origine le sol et l'air ; consommer une grande variété de ces aliments offre la meilleure garantie d'avoir une alimentation équilibrée.
- Utilisez la liste suivante, afin de vous guider dans le choix du carburant pour votre système guérisseur. Selon l'endroit où vous vivez et la nourriture disponible, vous pourrez disposer d'un choix encore plus grand d'aliments appartenant à l'une des catégories suivantes : fruits, légumes, grains entiers, légumineuses, noix et graines.
- Les grains entiers comprennent notamment le riz, le blé, l'avoine, le sarrasin, le maïs et l'orge.
- Les légumes-feuilles comprennent notamment la laitue, l'épinard et le chou.
- Les racines et les bulbes comprennent notamment les carottes, les navets, les pommes de terre et les oignons.

- Les haricots et les légumineuses comprennent notamment le soya, le haricot pinto, les pois, les haricots à œil noir, les pois chiches, les haricots mungo, les lentilles et les arachides.
- Les graines et les noix comprennent notamment les pacanes, les noix de cajou, les noisettes et les amandes.
- Les fruits comprennent notamment les pommes, les oranges, les bananes, les ananas, les cerises, les baies, les raisins, les abricots, les pêches et le melon d'eau.
- Les autres légumes comprennent notamment les poivrons, le brocoli, le chou-fleur, le chou, la courge, les tomates, les piments rouges, les gombos et les champignons.

Les nutriments essentiels à votre système guérisseur

Avant d'aller plus loin, il serait bon de présenter brièvement les nutriments, c'est-à-dire les protéines, les matières grasses, les glucides, les vitamines, les minéraux, les oligoéléments et les phytochimiques. Vous pourrez ainsi mieux comprendre les principes qui guideront l'apport en carburant de votre système guérisseur.

Les protéines et le système guérisseur

Les protéines fournissent les éléments structurants utilisés pour la croissance et la réparation des tissus corporels ; les protéines font partie des nutriments les plus importants du système guérisseur. Elles sont également le nutriment de base dans le développement des muscles, qui constituent les structures les plus grosses, les plus dynamiques et les plus énergivores de votre corps ; les muscles représentent habituellement 40 % de la masse corporelle. En plus d'être très présentes dans les tissus musculaires, les protéines se trouvent dans la presque totalité des cellules et des tissus de votre corps, incluant le sang.

Une alimentation qui comporte un apport adéquat en protéines est essentielle à la croissance chez les enfants, car une carence en protéines peut entraîner des troubles musculaires. Comme l'apport quotidien recommandé est d'environ 30 grammes par jour, les cas de carence en protéines sont rares dans les pays industrialisés. Toutefois, la crainte instinctive de ne pas consommer suffisamment de protéines explique bon nombre d'habitudes alimentaires malsaines qui affligent actuellement les pays occidentaux. Cette peur provoque une suralimentation, laquelle mène à son tour à l'obésité, qui peut s'avérer très néfaste à votre système guérisseur.

Beaucoup d'Occidentaux manifestent une dépendance à la viande et aux produits d'origine animale pour obtenir les protéines dont ils ont besoin. Malheureusement, ces aliments contiennent des graisses saturées et peu de fibres, ce qui crée une surcharge pour votre système guérisseur. Apprendre à inclure dans son alimentation des protéines provenant de sources autres qu'animales est une façon plus saine et plus sûre de nourrir votre système guérisseur.

Les glucides et le système guérisseur

Les glucides sont produits par les plantes. Ils représentent la principale source de carburant utilisé par votre système guérisseur. Autrefois, on utilisait le mot *amidon* pour désigner les glucides, mot qui était parfois associé aux glucides plus denses comme les pommes de terre et certains grains entiers utilisés pour faire du pain. Si on croyait, à l'époque, que l'amidon contenait des « calories vides », nous savons aujourd'hui que ce n'est pas le cas. Les glucides sont les nutriments qui procurent le plus d'énergie, et c'est pourquoi les marathoniens et les triathloniens cherchent à créer une « surcharge glucidique » en mangeant de grandes quantités de pâtes et de pain avant une compétition importante. Ils savent par expérience que les glucides sont la source de carburant la plus appropriée et la plus efficace pour un corps d'athlète.

Les grains entiers comme le riz, le blé, l'avoine, le maïs, l'orge et le millet (en plus des pommes de terre) constituent la base de l'alimentation dans tous les pays du monde et sont depuis longtemps les sources traditionnelles d'énergie glucidique pour une majorité d'êtres humains. Les aliments qui contiennent des glucides « complexes » représentent la source de carburant qui dure le plus longtemps, qui brûle le plus lentement et qui est la plus efficace parmi toutes les sources disponibles pour le système guérisseur. En outre, les glucides contiennent généralement beaucoup de fibres et sont extrêmement bénéfiques à la santé du côlon et du cœur. Les aliments qui contiennent des glucides complexes sont des sources précieuses de vitamines, de minéraux, d'oligoéléments et d'autres nutriments essentiels comme les phytochimiques. Une alimentation qui comprend environ 60 % de glucides permet de renforcer et de fortifier votre système guérisseur et de le maintenir en bon état de marche.

Les matières grasses, les huiles et le système guérisseur

Les matières grasses et les huiles sont essentielles au bon fonctionnement de votre système guérisseur. Elles favorisent la santé de la peau et des ongles et contribuent à l'intégrité structurelle des membranes cellulaires du corps, aidant ainsi le système guérisseur à prévenir les infections. Les matières grasses et les huiles contribuent également à protéger la gaine des nerfs, ce qui facilite les communications dans votre corps. Comme nous l'avons vu précédemment, le système guérisseur a besoin d'un système de communication précis et efficace. Les matières grasses et les huiles recouvrent également les organes internes, les protégeant des blessures tout en servant d'isolant pour les garder au chaud. Comme les matières grasses sont plus légères que l'eau et qu'elles représentent une bonne source d'énergie, elles permettent de constituer des réserves de carburant dans lesquelles le système guérisseur pourra puiser en cas d'apport alimentaire inadéquat ou insuffisant.

Pour ces raisons, l'ajout d'une petite quantité de matières grasses et d'huiles dans votre alimentation quotidienne est essentiel à votre santé. De plus, certaines vitamines et certains nutriments sont liposolubles, c'est-à-dire qu'ils ont besoin des matières grasses et des huiles pour être assimilés. Par exemple, les acides gras oméga-3, que l'on trouve notamment dans l'huile de lin et certains poissons, aident le système guérisseur à prévenir les caillots sanguins.

D'autres effets bénéfiques de certaines matières grasses et huiles restent encore à découvrir. Comme les matières grasses et les huiles représentent la forme la plus concentrée et la plus dense d'énergie alimentaire, une surconsommation peut mener à l'obésité et à d'autres problèmes de santé, incluant les maladies du cœur, le tueur numéroun en Occident. Par conséquent, la consommation de matières grasses ne devrait représenter que de 10 à 25 % du nombre total de calories par jour, selon la part d'activité et l'état de santé. D'après le Dr Ornish, de l'Université de San Francisco, une consommation de matières grasses qui ne dépasse pas 10 % de l'alimentation quotidienne est le pourcentage idéal pour aider le système guérisseur à combattre les maladies du cœur.

Le cholestérol est un type important de matières grasses qui favorise la santé et l'intégrité du système guérisseur, et en particulier des membranes cellulaires. En plus du cholestérol présent dans les aliments que vous mangez, votre corps peut fabriquer son propre cholestérol à partir des matières grasses et des huiles. Cependant, une alimentation dont l'apport quotidien en calories excède la quantité nécessaire à votre corps entraînera un surplus de cholestérol qui peut bloquer les artères et causer des maladies du cœur. Réduire la quantité de matières grasses ingérée, ou diminuer le nombre total de calories tout en augmentant la part d'activité quotidienne, peut contribuer à baisser le taux de cholestérol, ce qui aidera le système guérisseur à désobstruer les artères et à améliorer le flux sanguin vers le cœur.

Les vitamines et le système guérisseur

Les vitamines sont des molécules naturelles importantes pour le bon fonctionnement de votre système guérisseur. Elles travaillent de concert avec les enzymes pour accomplir les processus de croissance, de réparation et de régénération des tissus sains et endommagés qui sont essentiels au maintien de la vie. Même si les vitamines sont requises en quantités plus petites que les autres nutriments de base comme les protéines, les matières grasses, les huiles et les glucides, une alimentation sans vitamine peut nuire au fonctionnement de votre système guérisseur et causer des maladies.

Les besoins en vitamines varient avec les années et diffèrent légèrement selon le sexe. Par exemple, les femmes enceintes et qui allaitent en ont besoin en plus grandes quantités. Un entraînement intensif ou une convalescence après une blessure ou une maladie peuvent aussi augmenter les besoins par rapport à une ou plusieurs vitamines spécifiques. Comme les filières biochimiques et les processus métaboliques sont complexes, subtils et encore méconnus, il est probable que nous découvrirons un jour de nouvelles vitamines qui seront considérées comme indispensables à notre système guérisseur.

Le meilleur moyen d'avoir un apport adéquat en vitamines consiste à adopter une alimentation saine et équilibrée qui comprend des grains entiers, des noix, des graines, des fruits, des légumes et une certaine quantité de matières grasses et d'huiles (rappelons-nous que les matières grasses sont nécessaires à l'absorption de certaines vitamines). Dès qu'un problème survient dans une partie de votre corps, vous pouvez enrichir votre alimentation en prenant une vitamine spécifique ou en mangeant davantage d'aliments qui contiennent cette vitamine, pour aider votre système guérisseur à le résoudre.

Les vitamines qui renforcent et fortifient votre système guérisseur

Voici une liste non exhaustive des vitamines qui sont essentielles à la santé de votre système guérisseur. De nouvelles vitamines font actuellement l'objet de recherches, et beaucoup d'entre elles restent encore à découvrir. Les apports quotidiens recommandés (AQR) sont des estimations basées sur les données fournies par divers organismes (Food and Nutrition Board, National Academy of Sciences, National Research Council). Les AQR s'adressent à des personnes âgées de 14 ans et plus. Ils varient légèrement selon le sexe et changent pendant la grossesse et l'allaitement, l'entraînement intensif ou la convalescence à la suite d'une maladie ou d'une blessure.

- La *vitamine A* aide le système guérisseur à garder vos yeux en santé et favorise la croissance de la peau. Une carence en vitamine A peut causer des problèmes de vision nocturne et de cécité ainsi que des problèmes cutanés. Des recherches récentes suggèrent que la vitamine A aide aussi à prévenir certains types de cancer. Les aliments qui contiennent du bêta-carotène, comme l'orange, la mangue, la papaye, la courge, l'igname et la carotte, sont de bonnes sources de vitamine A. L'apport quotidien recommandé en vitamine A est de 800 à 100 microgrammes (µg).

- La *vitamine* B_1 (*thiamine*) aide le système guérisseur à garder votre système nerveux en bonne santé. Une carence en vitamine B_1 peut causer le béribéri et d'autres troubles du système nerveux et du cerveau. Les grains entiers, les légumineuses, les légumes, les fruits et le lait sont de bonnes sources de vitamine B_1. L'apport quotidien recommandé en vitamine B_1 est de 1,1 à 1,5 milligramme (mg).

- La *vitamine B_2* (*riboflavine*) soutient le système guérisseur en protégeant la peau et le système nerveux. Une carence en vitamine B_2 peut entraîner des problèmes dermatologiques et neurologiques. Les légumes et les grains entiers sont de bonnes sources de vitamine B_2. L'apport quotidien recommandé de vitamine B_2 est de 1,3 à 1,7 mg.

- La *vitamine B_3* (*niacine*) aide le système guérisseur à garder la peau, les nerfs et le système gastro-intestinal en santé. Une carence en vitamine B_3, ou niacine, peut causer la *pellagre*, une maladie grave. Les grains entiers, les noix, les légumes et les légumineuses sont de bonnes sources de vitamine B_3. L'apport quotidien recommandé est de 15 à 19 mg.

- La *vitamine B_5* (*acide pantothénique*) contribue à plusieurs processus physiologiques utiles au système guérisseur, comme le métabolisme de l'énergie, la régulation de la glycémie et la production d'anticorps, de cholestérol, d'hémoglobine et d'hormones. L'apport quotidien recommandé est de 4 à 7 mg.

- La *vitamine B_6* (*pyridoxine*) est utilisée par le système guérisseur pour protéger les systèmes nerveux, sanguin et urinaire. Une carence en vitamine B_6 peut entraîner des troubles du système nerveux, de l'anémie et des calculs rénaux. Les grains entiers, les noix et la plupart des légumes sont de bonnes sources de vitamine B_6. L'apport quotidien recommandé est de 1,6 à 2 mg.

- La *vitamine B_{12}* (*cyanocobalamine*) aide le système guérisseur en protégeant le système nerveux central et la production de globules rouges. Une carence en vitamine B_{12} cause de l'anémie et des troubles du système nerveux. Le lait et les produits laitiers, la plupart des produits d'origine animale et les produits à base de soya sont de bonnes sources de vitamine B_{12}. Comme la vitamine B_{12} est une des substances les plus puissantes qui existent et que le foie est capable de l'emmagasiner pendant une période pouvant aller jusqu'à cinq ans, l'apport quotidien recommandé est infime, soit 2 µg.

- L'*acide folique* travaille de concert avec la vitamine B_{12} pour aider le système guérisseur à garder en santé les cellules nerveuses et les globules rouges. Une carence en acide folique, qui survient parfois pendant la grossesse ou dans les cas d'alcoolisme, peut causer de l'anémie et des troubles du système nerveux. Les grains entiers, les légumes verts et les fruits sont de bonnes sources d'acide folique. L'apport quotidien recommandé est de 180 à 200 µg.

- La *biotine* aide le système guérisseur à maintenir en santé la peau et les nerfs. Une carence en biotine peut entraîner des troubles cutanés et nerveux et nuire au métabolisme du cholestérol. Le soja et les grains entiers sont de bonnes sources de biotine. L'apport quotidien recommandé est de 30 à 100 µg.

- La *vitamine C* (*acide ascorbique*) aide le système guérisseur en jouant un rôle important dans la guérison des blessures, la formation du collagène, la défense immunitaire, l'inflammation et la prévention du cancer. Une carence en vitamine C peut causer le scorbut, une maladie caractérisée par une fragilisation des vaisseaux sanguins et du processus de cicatrisation. La plupart des fruits, dont le citron, sont d'excellentes sources de vitamine C. Certains légumes, notamment le piment rouge, en sont aussi de bonnes sources. L'apport quotidien recommandé est de 60 mg.

- La *vitamine D* aide le système guérisseur en jouant un rôle clé dans le métabolisme du calcium et la formation des os. Une carence en vitamine D cause le rachitisme et peut contribuer à l'ostéoporose et à d'autres troubles. La lumière naturelle du soleil est la meilleure source de vitamine D. Des substances naturellement présentes dans la peau absorbent la lumière du soleil et la transforment en une forme active de vitamine D. Le lait, le fromage et le beurre sont aujourd'hui enrichis de vitamine D. L'apport quotidien recommandé est de 5 µg.

- La *vitamine E* (*alpha-tocophérol*) soutient le système guérisseur en jouant un rôle clé dans la guérison des blessures. La vitamine E peut être appliquée directement sur une blessure, pour accélérer la cicatrisation et garder la peau en santé. Lorsqu'elle est utilisée en comprimé, la vitamine E agit comme un antioxydant qui est un facteur important dans la prévention des maladies du cœur et du cancer. Beaucoup de graines et de noix, ainsi que les huiles végétales et le grain de blé, sont de bonnes sources de vitamine E. L'apport quotidien recommandé est de 8 à 10 mg.
- La vitamine K soutient le système guérisseur, car elle est un ingrédient essentiel dans les mécanismes de coagulation du sang. La vitamine K est produite naturellement par une souche bactérienne spécifique qui vit dans les intestins et est absorbée par le système digestif. Le thé vert, l'épinard, le chou et les autres légumes verts sont de bonnes sources de vitamine K. L'apport quotidien recommandé se situe entre 65 et 80 µg.

Comme vous pouvez le constater à partir de ces descriptions, les vitamines jouent un rôle important en permettant à votre système guérisseur de donner son plein rendement. Assurez-vous d'inclure des vitamines dans votre alimentation, afin d'avoir à tout le moins l'apport quotidien minimum requis pour chacune.

Les minéraux, les oligoéléments et le système guérisseur

En plus des vitamines, les minéraux sont des nutriments essentiels qui aident et soutiennent le système guérisseur. Ils sont nécessaires pour assurer la croissance, la réparation et la régénération des tissus et permettre au corps de rester en santé et d'éviter les maladies. Les minéraux qui nous arrivent directement du noyau de la Terre possèdent des propriétés uniques. Ils sont présents dans la structure et le fonctionnement d'hormones et d'enzymes importantes ; ils servent au transport des molécules comme l'hémoglobine. Comme nous le mentionnions précédemment, pratiquement tous les minéraux provenant du noyau terrestre se trouvent en quantités infimes dans le corps humain. Votre corps contient même des traces d'arsenic, habituellement considéré comme un poison.

Les oligoéléments sont apparentés aux minéraux sur le plan chimique et entrent généralement dans la même catégorie nutritionnelle. La différence entre les minéraux et les oligoéléments est que les premiers sont requis en quantités plus grandes que les seconds. De plus, nous comprenons un peu mieux le fonctionnement des minéraux que celui des oligoéléments. Si nous savons que les oligoéléments sont essentiels à une bonne nutrition et qu'ils nous aident à rester en santé, nous ignorons la quantité exacte dont nous avons besoin et l'effet produit par chacun d'entre eux. Nous savons également qu'une carence en oligoéléments nuit au développement du corps humain tout en augmentant le risque de maladie et même de décès. Même s'ils sont requis en très petites quantités, les oligoéléments sont essentiels au bon fonctionnement du système guérisseur.

Les minéraux et les oligoéléments qui aident le système guérisseur

Voici une liste des minéraux et oligoéléments qui sont importants pour la santé et le fonctionnement du système guérisseur.

Les minéraux importants

- Le *calcium* joue un rôle clé dans la formation des os, la coagulation du sang, la conduction nerveuse et la contraction des muscles, incluant les muscles cardiaques. Les produits laitiers, le brocoli, les légumes-feuilles comme les salades et certains fruits sont de bonnes sources de calcium. Une carence en calcium et une sécrétion accrue des glandes parathyroïdes peuvent causer l'ostéoporose. L'apport quotidien recommandé pour la plupart des hommes est de 800 mg/jour. Pour les femmes en préménopause, l'apport quotidien recommandé est de 1000 mg/jour. Pour les femmes en postménopause et pour les hommes âgés, il est de 1500 mg/jour.

- Le *cuivre* joue un rôle important dans la régulation du métabolisme cellulaire, la formation de collagène et la réparation des tissus. Les fruits, les grains entiers, les graines et les noix sont des sources de cuivre. L'apport quotidien recommandé n'a pas encore été déterminé.
- Le *fer* est un élément clé de l'hémoglobine et du rôle qu'elle joue dans le transport de l'oxygène, une fonction essentielle pour réparer et restaurer les tissus. Parmi les sources de fer, on trouve, en plus de la viande rouge, tous les fruits et les légumes rouges, dont la betterave, le melon, les framboises, les cerises et les fraises ; les fruits séchés, dont les raisins, les dattes et les figues ; les haricots et certains légumes-feuilles, dont l'épinard. La vitamine C améliore l'absorption du fer dans le corps. L'apport quotidien recommandé est de 10 mg.
- Le *fluorure* soutient le système guérisseur et joue un rôle important dans la formation des dents et des os. L'eau minérale, les plantes et les fruits en sont de bonnes sources. Beaucoup de dentistes et de pédiatres recommandent la prise d'un supplément de fluorure pour les enfants qui vivent dans des endroits où il n'y a pas de fluoration de l'eau potable. L'apport quotidien recommandé en fluorure n'a pas encore été déterminé.
- *L'iode* est un élément clé de l'hormone thyroïdienne et joue un rôle essentiel dans le métabolisme de l'énergie, qui comprend notamment la régulation de la température du corps. Une

carence en iode peut mener à l'apparition du goitre, une enflure du cou causée par le grossissement de la glande thyroïde. L'eau de mer, le sel de mer, les algues, les poissons et les fruits de mer sont de bonnes sources d'iode. L'apport quotidien recommandé est de 150 µg.

- Le *magnésium* joue un rôle important dans la régulation du métabolisme de l'énergie et de la pression artérielle. Les légumes-feuilles et les fruits sont de bonnes sources de magnésium. L'apport quotidien recommandé en magnésium se situe entre 280 et 350 mg.

- Le *phosphore* aide le système guérisseur en favorisant le métabolisme osseux. Les fruits, les légumes et les grains entiers sont de bonnes sources de phosphore. L'apport quotidien recommandé se situe entre 800 et 1200 mg.

- Le *potassium* soutient le système guérisseur en jouant un rôle dans le fonctionnement du cœur tout en facilitant la transmission des influx nerveux à travers le corps. Comme le sodium, le potassium facilite le passage de l'eau à travers la membrane cellulaire et règle la circulation de l'eau dans le corps. La plupart des fruits et des légumes, incluant les feuilles vertes, les racines et les tubercules, sont de bonnes sources de potassium. L'apport quotidien recommandé en potassium n'a pas encore été déterminé.

- Le *sodium* est un ion important qui joue un rôle clé dans la conduction nerveuse tout en régulant la circulation de l'eau à travers les membranes cellulaires et les tissus. Le sel de table est la principale source de sodium. Par ailleurs, une consommation trop importante de sel peut causer une rétention d'eau excessive chez certaines personnes, ce qui peut devenir un problème, dans les cas d'insuffisance cardiaque congestive, d'hypertension et de troubles rénaux. L'apport quotidien recommandé en sodium n'a pas encore été déterminé.

- Le *soufre* joue un rôle important en aidant le système guérisseur à soutenir la formation et l'intégrité structurale des protéines et des autres composés présents dans votre corps. Les protéines animales et végétales sont de bonnes sources de soufre. L'apport quotidien recommandé n'a pas encore été déterminé.

Les oligoéléments importants

D'autres minéraux importants, appelés oligoéléments, sont essentiels à la santé du corps et du système guérisseur, mais nous n'en avons besoin qu'en quantités infimes. Parmi ces minéraux, on trouve l'arsenic, le brome, le bore, le chrome, le cobalt, le manganèse, le molybdène, le sélénium, le silicium, le tellure, le vanadium, le zinc et possiblement d'autres minéraux comme le cadmium, le lithium, l'argent et l'or. La végétation riche et variée qui pousse dans les sols d'origine volcanique est une bonne source d'oligoéléments. Même si les oligoéléments sont importants pour la santé, les quantités requises sont si petites qu'il est difficile de déterminer l'apport quotidien recommandé.

Qu'en est-il des suppléments?

Les recherches montrent qu'il est préférable de consommer les vitamines, les minéraux et les oligoéléments dans leur forme la plus naturelle, c'est-à-dire dans les aliments que vous mangez, plutôt que de recourir à des suppléments. En effet, les vitamines, les minéraux et les oligoéléments sont mieux absorbés lorsqu'ils sont liés aux autres éléments nutritionnels naturels que votre corps digère et assimile. Par exemple, le fer est mieux absorbé par les intestins lorsqu'il est pris avec de la vitamine C. C'est pourquoi je ne recommande pas les suppléments vitaminiques ou minéraux, à moins que vous ne souffriez d'une carence vitaminique spécifique ou d'un état de santé susceptible d'être amélioré de manière significative par une thérapie vitaminique, ou encore que votre alimentation soit incomplète.

Si vous décidez néanmoins d'intégrer des suppléments à votre alimentation, faites-le avec modération et discernement. Les suppléments vitaminiques et minéraux sont des concentrés qui ne se trouvent pas à l'état naturel. En prendre une quantité excessive peut entraîner de graves problèmes de santé. Les suppléments vitaminiques et les autres types de suppléments ne doivent en aucun cas remplacer une alimentation variée et équilibrée. Je rencontre souvent des gens qui n'accordent pas suffisamment d'importance à ce qu'ils mangent et qui se fient plutôt aux suppléments vitaminiques et minéraux pour compenser les lacunes de leur alimentation. Lorsqu'arrive le moment de choisir des aliments sains et nourrissants, il est essentiel d'écouter votre corps et de travailler avec lui. Si vous êtes un novice en la matière, il est utile de consulter son médecin, ou mieux encore un nutritionniste compétent, pour vous aider à établir un plan nutritionnel adapté à vos besoins.

Les phytochimiques : des remèdes naturels

Les phytochimiques sont des substances chimiques naturelles qui se trouvent dans les plantes. Ils jouent un rôle à la fois sur le plan nutritionnel et sur celui de la santé, et aident le système guérisseur de multiples façons. Les phytochimiques facilitent les processus de croissance, de réparation et de régénération des tissus. Ils aident également à prévenir certaines maladies chroniques dégénératives, dont le cancer et les maladies cardiaques. Parmi les phytochimiques les plus connus, il y a les *caroténoïdes*, dont le bêta-carotène, un pigment qui s'apparente à la vitamine A et qui se trouve dans les fruits et les légumes de couleur jaune ou orange. Les caroténoïdes préviennent les maladies du cœur et certains types de cancer. Les *lycopènes* aident également à prévenir certains cancers, maladies du cœur et autres états chroniques. Selon plusieurs professionnels de la santé, le faible taux de maladies du cœur et de cancers chez les

Italiens s'explique par la consommation régulière de tomates, un fruit qui contient des lycopènes.

Il existe d'autres phytochimiques qui jouent un rôle significatif pour soutenir le système guérisseur et qui peuvent aider à vaincre une grande variété de maladies, dont certains types de cancer, les maladies du cœur et même la dégénérescence maculaire, une cause importante de cécité chez les personnes âgées. Comme ces phytochimiques importants proviennent d'une grande variété de plantes, il est important de manger des fruits et des légumes de couleurs variées afin de fournir au système guérisseur ces substances chimiques en quantités suffisantes.

Les probiotiques et le système guérisseur

Les *probiotiques* sont un autre élément important pour nourrir votre système guérisseur et le garder en santé. Les probiotiques sont produits par certaines souches bactériennes qui vivent dans le tube intestinal et qui se trouvent aussi dans la nature. Ces souches bactériennes peuvent aider le système guérisseur à combattre les maladies, à permettre au corps de recouvrer la santé et à maintenir l'équilibre biochimique. Plus de 500 souches bactériennes différentes vivent naturellement dans votre intestin. Elles vous aident à décomposer la nourriture que vous mangez tout en sécrétant des sous-produits utiles qui sont absorbés par l'intestin et acheminés vers les cellules et les tissus du corps. Un de ces sous-produits est la vitamine K, un ingrédient essentiel utilisé par le système guérisseur pour la coagulation du sang.

Par exemple, les scientifiques ont découvert que la bactérie *lactobacille,* communément appelée *acidophile,* que l'on trouve dans le yogourt et qui est maintenant utilisée dans les produits laitiers commerciaux, prévient la diarrhée chez les enfants, réduit les effets secondaires intestinaux provoqués par la prise d'antibiotiques et prévient les infections aux levures chez la femme. Les probiotiques sont également utilisés pour combattre les infections, surtout celles qui atteignent le tube intestinal et possiblement celles qui touchent le système respiratoire. Ils permettent également de réduire les dosages requis et la possible toxicité des vaccins pour les enfants. Les probiotiques sont naturellement présents dans les aliments fermentés comme le vinaigre, le vin, le fromage, le yogourt, le tempeh et la sauce soya.

Douze conseils à suivre pour alimenter votre système guérisseur

Afin de vous aider à renforcer et à fortifier votre système guérisseur en utilisant le bon carburant, il vous suffit de suivre quelques principes nutritionnels simples. Toutefois, ne perdez jamais de vue que nous sommes tous des êtres différents dont les besoins nutritionnels varient et peuvent changer et évoluer pendant que nous grandissons, que nous vieillissons ou que nous apportons des changements dans nos activités ou notre environnement. Il est donc important de ne pas suivre aveuglément des règles nutritionnelles ou diététiques strictes qui ne vous sont peut-être pas appropriées. La règle générale à suivre est d'écouter son corps, de se fier à sa sagesse inhérente et à son état naturel de santé et de combler intelligemment ses demandes et besoins nutritionnels, qui sont en constante évolution.

Conseil n° 1 : Manger selon un régime simple et riche en fruits, en légumes, en grains entiers, en graines, en noix, en haricots et en légumineuses

Selon la plupart des experts, une alimentation idéale est une alimentation simple où prédominent les fruits, les légumes, les grains entiers, les haricots, les légumineuses, les noix et les graines. Ces aliments sont plus équilibrés et contiennent une concentration plus élevée de vitamines, de minéraux, d'oligoéléments et de plusieurs autres nutriments utiles que les aliments à base de viande. Les aliments d'origine végétale contiennent aussi plus de glucides complexes bénéfiques pour la santé et moins de gras et d'huiles saturés.

De plus, contrairement à l'idée répandue, ils représentent également une excellente source de protéines. De nombreuses études ont clairement établi un lien entre, d'une part, une consommation plus grande de fruits et de légumes et, d'autre part, une meilleure santé et une longévité accrue. Dans la plupart des cas, ces aliments sont le carburant idéal pour le système guérisseur. Ils sont également une excellente source de fibres essentielles à une bonne santé intestinale, car il a été démontré que les fibres préviennent le cancer du côlon ainsi que les maladies cardiaques. Les aliments d'origine végétale contiennent plus de matières grasses et d'huiles utiles, et moins de gras saturé, de toxines et de résidus de pesticide que les autres aliments. Les protéines que l'on trouve en quantités abondantes dans des aliments comme les haricots, les légumineuses, les noix, les graines et les grains entiers sont habituellement meilleures pour la santé que les protéines contenues dans la viande. Si vous souhaitez continuer à consommer de la viande ou des produits d'origine animale, essayez d'en consommer moins ou de les utiliser comme condiments ou aromatisants comme le font les Chinois ou les Japonais. Si vous raffolez de la viande, mangez-en lors des occasions spéciales pour célébrer une fête ou un anniversaire, comme le faisaient les sociétés primitives de chasseurs-cueilleurs.

La tendance vers l'adoption d'une alimentation plus saine qui consiste à manger moins de viande et d'aliments transformés et plus d'aliments simples est appuyée par des données provenant de pays très populeux comme la Chine et l'Inde, où les besoins nutritionnels sont comblés en grande partie par la consommation de fruits, de légumes, de grains entiers et de légumineuses. Dans ces pays, des maladies comme les maladies du cœur, l'hypertension, les accidents vasculaires cérébraux, le cancer, le diabète, l'arthrite et les autres maladies chroniques dégénératives – qu'on appelle parfois *maladies de civilisation* – sont moins fréquentes que dans les pays où les besoins nutritionnels sont comblés davantage par la viande et les produits d'origine animale.

Même si la viande et les produits d'origine animale sont des sources pratiques de protéines qui aident au développement et à la santé des muscles, la plupart des études révèlent que les régimes où prédominent ces aliments comportent plus de désavantages que d'avantages. En effet, ils contiennent des substances nuisibles comme les gras saturés, qui peuvent obstruer les artères du cœur et du cerveau, et des toxines, notamment des métaux lourds et des résidus de pesticides, qui se trouvent en plus grandes concentrations dans les tissus des animaux. Si on compare ces aliments avec des aliments simples et nutritifs, on constate que la viande ne contient pas une quantité suffisante de fibres et de nutriments essentiels comme les vitamines, les minéraux et les oligoéléments.

Si beaucoup de gens considèrent à tort que les aliments d'origine végétale contiennent peu de protéines, la peur de souffrir d'une carence ne tient pas la route sur le plan scientifique. Les études ont prouvé qu'il est facile d'obtenir une quantité plus que suffisante de protéines à partir d'une alimentation qui combine les grains entiers et les légumineuses avec les fruits et les légumes. D'autres études ont montré que beaucoup de cultures traditionnelles à travers le monde qui ont survécu pendant des siècles en mangeant des aliments simples, nutritifs et naturels ne connaissent pas les maladies du cœur ni le cancer.

Il existe aujourd'hui plusieurs excellents substituts à la viande produits à partir du soya, des légumineuses et d'autres protéines d'origine végétale. Dans les grandes villes d'Amérique du Nord et d'Europe, la plupart des supermarchés offrent ces produits, sans compter que beaucoup de restaurants les intègrent à leur menu.

Pour la plupart des adultes, l'apport quotidien recommandé en protéines est inférieur à 40 g, ce qui représente légèrement plus d'une once. Pour consommer suffisamment de protéines, il suffit de combiner des légumineuses ou des graines avec des grains entiers. Par exemple, on peut mélanger des haricots et des tortillas, ce qui nous donne un plat typique de la cuisine mexicaine. Plus simple encore, on peut combiner du beurre d'arachides et du pain de blé entier. Il existe une variété de plans nutritionnels et de livres de recettes basés sur une alimentation incorporant plus de fruits et de légumes.

Conseil n° 2 : Consommer davantage de liquides comme de la soupe, des jus, des tisanes et de l'eau

Le système guérisseur a besoin d'un apport adéquat en liquides, pour fonctionner de manière optimale. Comme le corps est composé à 70 % de fluides, tous les processus métaboliques ont lieu dans un environnement interne liquide. C'est pourquoi il est si important de boire beaucoup d'eau pendant la journée. Plus vous consommez de liquides, plus les fluides peuvent circuler efficacement dans votre corps, alors davantage en mesure d'éliminer rapidement les toxines. Les liquides aident également à guérir les infections ainsi qu'un grand nombre d'états congestifs ou dégénératifs. En effet, beaucoup de maladies ont pour cause une déshydratation chronique qui s'explique par une consommation insuffisante d'eau ou de liquides. Les fruits et les légumes frais, dont certains contiennent plus de 95 % d'eau, sont d'excellentes sources de liquides.

Conseil n° 3 : Consommer davantage de fibres

Les fibres sont un ingrédient essentiel à la santé du côlon, du cœur et du système guérisseur. Une consommation adéquate de fibres permet d'éliminer les déchets et les toxines indésirables de votre intestin et peut aider à prévenir le cancer et les maladies dégénératives. Comme la viande ne contient pas de fibres et que les Nord-Américains consomment plus de viande que tout autre aliment, leur régime contient généralement une quantité insuffisante de fibres. Cette carence en fibres provoque des problèmes d'élimination qui entraînent à leur tour une accumulation de déchets toxiques dans le corps. L'accumulation de déchets surcharge et épuise le système guérisseur, ouvrant ainsi la voie à la maladie. Les fruits, les grains entiers et les autres aliments d'origine végétale comme les haricots, les légumineuses, les graines et les noix sont les principales sources de fibres.

Conseil n° 4 : Manger des aliments frais

Mangez de la nourriture qui a été préparée le jour même. Ne mangez pas de nourriture qui a été conservée dans des congélateurs ou qui est restée sur les tablettes pendant de longues périodes, ou encore qui a été préparée des mois, voire des années à l'avance, avant d'être emballée. Souvent, cette nourriture a perdu sa vitalité et ses propriétés nutritives, sans compter qu'elle peut être nuisible à votre corps. Évitez également les aliments qui ont été transformés, notamment les farines raffinées, qui ne contiennent pas de fibres et auxquels on ajoute souvent des additifs et des agents de conservation. Si vous mangez des pâtes alimentaires et du pain, essayez de consommer ceux qui sont faits de farines complètes. Réduisez votre consommation de sucres raffinés et artificiels. Quand vous avez envie de quelque chose de sucré, mangez davantage de fruits frais et d'édulcorants naturels comme le miel et les sucreries à base de fruits, incluant les jus et les fruits séchés. Les aliments transformés, raffinés et emballés ne possèdent pas la vitalité, la fraîcheur et les fibres dont votre système guérisseur a besoin pour donner son plein rendement. En outre, ces aliments peuvent lui occasionner une surcharge de travail qui crée des conditions malsaines dans votre corps.

Conseil n° 5 : Ajouter des aliments crus dans votre alimentation

Mangez au minimum une portion d'aliments crus par jour, incluant des fruits et des légumes frais. Cette nourriture crue peut être apprêtée en salade ou coupée en bâtonnets et en quartiers. Les fruits et les légumes crus regorgent de vitamines, de minéraux et d'oligoéléments ; ils contiennent beaucoup de liquide et de fibres. Assurez-vous cependant de bien mastiquer ces aliments, car la nourriture crue peut être difficile à digérer, lorsqu'elle n'est pas bien mâchée. Les fruits et les légumes crus, grâce à leur haute teneur en liquides et en fibres, favorisent une circulation et une élimination efficaces tout en fournissant au système guérisseur les vitamines, les minéraux, les oligoéléments et les sucres naturels dont il a besoin.

Conseil n° 6 : Manger à des heures régulières

Le système digestif de votre corps est réglé pour recevoir de la nourriture à intervalles réguliers. Ne pas manger de la journée et engloutir un énorme repas le soir est une habitude répandue qui peut contribuer à des troubles de la digestion, à une surcharge du corps et à un ralentissement du système guérisseur. Votre système guérisseur a besoin d'un apport régulier en nutriments, et non d'être affamé pendant le jour puis surchargé le soir. Prenez des collations saines, si vous avez faim ou si votre glycémie est basse. Toutefois, assurez-vous de ne pas vous couper l'appétit avant les repas. De plus, mangez davantage en début de journée et moins le soir.

Conseil n° 7 : Prendre le temps de planifier et de préparer les repas

Bien s'alimenter est essentiel pour être en santé. Même si la préparation de repas sains et nourrissants peut demander un peu plus de préparation et de temps, rappelez-vous que votre système guérisseur a besoin du meilleur carburant que vous puissiez lui donner ; il le mérite. Comme toute chose qui en vaut la peine, une bonne alimentation exige de la planification et de la préparation. Si vous attendez d'avoir faim avant de décider ce que vous allez manger, vous vous contenterez de la solution la plus rapide, notamment des aliments peu nutritifs ou de la malbouffe. Prenez le temps de trouver et de cuisiner des aliments sains et nourrissants.

Conseil n° 8 : Créer une ambiance agréable pendant les repas

Manger ses repas dans une ambiance agréable et un environnement calme et paisible améliore l'odeur et le goût de la nourriture, et facilite la digestion. Pour vos repas, créez un décor agréable en utilisant de belles assiettes, de l'argenterie et des plats de service. À table, allumez des bougies ou tamisez les lumières. Pendant que vous mangez, évitez de regarder la télévision ou encore de monter le volume de la radio ou de la chaîne stéréophonique, ce qui peut nuire à la digestion ou à l'assimilation de nutriments essentiels. Évitez de vous disputer ou de vous mettre en colère. Si vous perdez votre sang-froid, il est préférable d'attendre que vous soyez calmé avant de manger, car des perturbations émotives peuvent nuire à la chimie de votre corps et avoir un impact négatif sur votre digestion et votre santé. Cultivez un sentiment de gratitude pour la nourriture que vous consommez. Beaucoup de cultures à travers le monde considèrent que l'ambiance qui entoure un repas, c'est-à-dire la façon dont il est préparé et mangé, est tout aussi importante, sinon plus, que la composition biochimique de la nourriture.

Conseil n° 9 : Mastiquer votre nourriture lentement et complètement

Le processus de digestion commence dans la bouche avec les enzymes digestifs sécrétés par les glandes salivaires. Il est donc important de mastiquer sa nourriture lentement et complètement, car cela facilite la digestion dans l'estomac et l'intestin et la rend plus efficace.

La plupart des aliments sains, frais et nourrissants doivent être bien mastiqués avant d'être avalés. Une bonne mastication requiert des dents saines, et c'est pourquoi l'hygiène dentaire est un élément important de l'hygiène personnelle et de la santé dans son ensemble. Mastiquer sa nourriture rapidement ou de manière incomplète parce que vous êtes pressé ou en colère peut provoquer une indigestion et enlever à votre système guérisseur les nutriments vitaux dont il a besoin.

Conseil n° 10 : Manger une grande variété d'aliments

Pour répondre le mieux possible aux besoins nutritionnels de votre corps, vous devez manger des aliments les plus variés possibles. Cette variété vous permettra de profiter des nutriments essentiels offerts par la nature. Dans le passé, les populations qui étaient contraintes à des choix alimentaires limités montraient souvent des signes de carences nutritionnelles.

Puisque beaucoup de vitamines, de substances nutritives, de minéraux et d'oligoéléments sont associés aux pigments et aux colorants qui donnent aux fruits et légumes une couleur spécifique, les spécialistes en nutrition suggèrent de manger toutes les couleurs de l'arc-en-ciel, au moins une fois par semaine. Cette méthode est le moyen le plus sûr et le plus fiable de fournir à cette formule 1 qu'est votre système guérisseur un carburant à indice d'octane élevé.

Conseil n° 11 : Manger moins d'aliments riches et lourds

Manger une quantité excessive de nourriture riche et lourde peut encrasser vos systèmes digestif, lymphatique et circulatoire, et drainer votre corps de son énergie guérisseuse. Un lien a été établi entre ces aliments et certaines maladies, notamment la goutte, l'inflammation de la vésicule biliaire, les maladies du cœur, la diverticulite et d'autres maladies dont le cancer.

Les aliments riches et lourds qui contiennent beaucoup de matières grasses, d'huile et de protéines sont les plus difficiles à digérer et demandent souvent jusqu'à quatre ou cinq heures de digestion, parfois plus. L'énergie et le temps requis pour décomposer et digérer ces aliments gênent le fonctionnement du système guérisseur. Le processus de digestion peut détourner le flux sanguin et l'énergie de l'endroit où le système guérisseur est à l'œuvre. Si vous êtes en convalescence et que vous ne souffrez pas de malnutrition, il est important de conserver une alimentation légère. Évitez les aliments riches et lourds ou mangez-en le moins possible.

Conseil n° 12 : Réduire la consommation d'alcool et de stimulants

Limitez ou réduisez la consommation d'alcool. Envisagez la possibilité de cesser complètement d'en consommer ou de le faire uniquement lors des fêtes ou des occasions spéciales. L'alcool est un dépresseur du système nerveux et a également des effets négatifs sur le foie, ce qui peut ralentir et rendre inefficace votre système guérisseur.

De plus, réduisez ou cessez la consommation de stimulants comme la caféine, qui se trouve dans le café, le thé et les boissons gazeuses à base de caféine. La caféine stimule le système nerveux et peut vous rendre plus agité et stressé. Le stress provoque un resserrement des vaisseaux sanguins et une réaction de combat ou de fuite qui entravent le fonctionnement de votre système guérisseur.

Conclusion sur la façon de nourrir votre système guérisseur

Ne perdez jamais de vue que votre corps est une machine extrêmement performante qui possède un extraordinaire système guérisseur. Ce système guérisseur a besoin d'un carburant haut de gamme provenant des sources les plus pures possibles. Réparer et restaurer les tissus endommagés demande de l'énergie. L'énergie que vous consommez sous la forme de nourriture aura une influence déterminante sur votre système guérisseur ainsi que sur votre état de santé et de bien-être.

Mangez une nourriture saine, nutritive, fraîche et équilibrée qui contient beaucoup de vitamines, de minéraux, d'oligoéléments, de liquides et de fibres. Parmi ces aliments, on trouve la plupart des fruits et des légumes, les grains entiers, les noix, les graines, les soupes, les tisanes, les jus et l'eau. Assurez-vous de consommer suffisamment de protéines, de glucides, de matières grasses et d'huiles. Mangez des aliments naturels qui représentent chaque couleur de l'arc-en-ciel au moins une fois par semaine pour obtenir une quantité suffisante de phytochimiques. Prenez le temps de préparer vos repas, mangez à intervalles réguliers, évitez les collations malsaines et mastiquez adéquatement votre nourriture. Si vous essayez de vous guérir vous-même d'une maladie ou d'un état chroniques, réduisez la quantité de viande dans votre alimentation ou éliminez-la complètement. Évitez les aliments riches et lourds, à moins que vous deviez prendre du poids. Consommez avec modération l'alcool et la caféine.

Il existe d'excellentes ressources pour votre nutrition. Quand arrive le moment d'alimenter votre système guérisseur, soyez attentif à vos besoins, gardez l'esprit ouvert et essayez de découvrir et d'apprendre de nouvelles choses. Ne soyez pas trop rigide ou extrémiste en adoptant un régime alimentaire strict qui peut fonctionner pour d'autres, mais qui ne vous convient pas. Par-dessus tout, renseignez-vous et soyez à l'écoute de votre corps afin de combler ses besoins nutritionnels, qui sont en constante évolution.

CHAPITRE 6

Le pouvoir de l'esprit et le système guérisseur

Votre esprit est le plus puissant allié de votre système guérisseur. L'esprit utilise le cerveau et le système nerveux pour envoyer des messages puissants à votre corps qui peuvent considérablement influencer le fonctionnement du système guérisseur. À son tour, le corps utilise ce système de communication sophistiqué pour envoyer en une fraction de seconde des messages précis vers votre cerveau. Votre esprit entretient donc une relation étroite avec l'environnement interne et en constante évolution de votre corps tout en travaillant de pair avec votre système guérisseur. Comme le disait le médecin et auteur Andrew Weil, « le système nerveux permet à l'esprit de voyager ».

Toute cette activité mentale, qu'elle soit consciente ou inconsciente, exerce une puissante influence sur le système guérisseur et peut avoir un effet positif ou négatif sur son fonctionnement. Par exemple, quand votre esprit est dans un état optimiste et qu'il est habité par des pensées d'amour, d'affection, de bienveillance, de compassion, d'enthousiasme, de santé, de joie, de paix, des substances chimiques appelées *neurotransmetteurs* ou *neuropeptides* sont sécrétées par votre cerveau. Elles peuvent répandre dans votre corps une énergie positive qui renforce votre système guérisseur et améliore votre santé. À l'inverse, quand votre esprit est dans un état négatif et qu'il est habité par des pensées empreintes de pessimisme, de cynisme, de jalousie, de colère, de haine de peur, de revanche, d'autocritique, de honte, de culpabilité et de désespoir, des substances neurochimiques tout aussi puissantes envoient des messages négatifs à votre corps qui peuvent affaiblir votre système guérisseur et amoindrir sa capacité à agir efficacement. Comme le disait le Dr Robert Eliot, « c'est le cerveau qui donne le ton au corps ».

Lorsque vous prenez conscience du pouvoir de l'esprit et de son énorme capacité à travailler pour ou contre vous, vous ne perdez plus temps et énergie à expliquer vos maladies ou votre mauvaise santé par des facteurs extérieurs comme le « destin », les « mauvais gènes », les « méchants microbes » ou un « mauvais environnement ». Certes, les facteurs extérieurs peuvent jouer un rôle dans les processus de maladie, mais au bout du compte, votre santé repose davantage sur vos choix personnels faits jour après jour ainsi que sur votre habileté à utiliser la puissance incroyable de votre esprit. C'est vous qui êtes l'ultime responsable de votre santé, et il est impératif que vous compreniez ce principe. Plus que toute autre force ou tout pouvoir qui existe en ce monde, votre esprit peut devenir le partenaire le plus apte et le plus compétent de votre système guérisseur.

Comment votre esprit inluence votre système guérisseur

Votre esprit utilise votre cerveau et votre système nerveux pour générer des pensées qui sont transformées en impulsions électriques. Ces impulsions voyagent à travers les nerfs pour atteindre les différents organes et tissus de votre corps, un peu comme l'électricité voyage à travers les fils.

Par exemple, lorsque vous voulez bouger votre bras, une pensée naît dans votre esprit et produit des impulsions électriques qui stimuleront certains nerfs spécifiques, lesquels à leur tour commanderont aux muscles de votre bras de se contracter. Cette séquence d'événements produira le mouvement de votre bras. C'est le *système nerveux volontaire* qui est responsable de ce type de mouvement produit par une intervention consciente.

Une autre partie du système nerveux, appelé le *système nerveux involontaire*, est plus largement distribué dans le corps et exerce une influence plus grande sur son environnement interne. Le système nerveux involontaire régule des fonctions biologiques vitales comme les battements cardiaques, la respiration, la pression artérielle, la digestion, la transpiration, la vision, l'élimination des déchets.

À l'intérieur du système nerveux involontaire se trouvent le *système nerveux sympathique* et le *système nerveux parasympathique*. Le système sympathique, qui stimule l'activité et les mouvements du corps, est responsable de la fameuse réaction de lutte ou de fuite. Cette réaction, qui se produit lorsque vous sentez une menace ou que vous ressentez un stress, peut être déclenchée par des pensées de peur, d'inquiétude, d'anxiété, de panique et de colère. Elle se manifeste par une augmentation de la fréquence cardiaque, de la consommation d'oxygène, de la respiration, de la pression artérielle et du flux sanguin dans les gros muscles des jambes et des bras. Si ces changements physiologiques vous aident «à lutter ou à fuir» lors d'une crise ou d'une situation d'urgence, ils servent également à inhiber les activités du système guérisseur qui a généralement besoin d'un environnement interne calme et détendu pour agir. De plus, quand la réaction de lutte ou de fuite est déclenchée à répétition ou qu'elle se prolonge, elle peut s'avérer nuisible à votre corps en créant une surcharge de travail pour le système guérisseur.

De son côté, le système nerveux parasympathique contrebalance le système nerveux sympathique et la réaction de lutte ou de fuite en produisant un effet apaisant dans votre corps. Ce système est associé aux états de repos, de relaxation, de réparation, de régénération et de guérison. Les pensées qui activent le système nerveux parasympathique sont des pensées d'apaisement, de paix, d'amour, de sérénité, d'harmonie et de tranquillité.

Ainsi, votre esprit joue un rôle clé non seulement pour diriger les mouvements de certains muscles dans votre corps, mais plus important encore pour influencer et modifier les processus physiologiques de votre environnement interne d'une manière qui a un impact direct sur votre système guérisseur. Comme votre cerveau peut traiter entre 600 et 800 pensées par minute, l'activité mentale peut avoir un impact énorme sur votre santé.

L'esprit guérisseur, l'esprit tueur

Vous pouvez utiliser votre esprit pour vivre en santé et guérir ou d'une manière qui va à l'encontre de votre santé. Votre esprit et vos pensées peuvent provoquer des changements physiologiques réels dans votre corps, comme le prouve l'*effet placebo*. Si vous apprenez à utiliser vos pensées et votre esprit pour coopérer avec votre système guérisseur, cette attitude deviendra son plus puissant allié, un serviteur loyal et un ami. Par contre, si vous vous en servez à mauvais escient, votre esprit et vos pensées libéreront des hormones, des électrostimulations nerveuses et des neuropeptides puissants qui nuiront à votre santé, interféreront avec le travail du système guérisseur et amèneront une déchéance physique, la maladie et ultimement la mort. Un esprit mal entraîné et mal utilisé peut devenir une nuisance et s'avérer votre pire ennemi, capable même de vous tuer. Voici l'histoire d'un de mes patients, Jerry, histoire qui montre que l'esprit peut être mis à contribution pour améliorer la santé et le mieux-être du corps et faire la différence entre la vie et la mort.

Jerry travaillait dans la vente de pneus, était âgé de la jeune soixantaine et vivait dans une petite ville du Texas. Victime d'une crise cardiaque presque fatale, il était chanceux d'être encore en vie. Depuis, son cardiologue avait considérablement restreint ses activités jusqu'à nouvel ordre. Cependant, Jerry n'avait pu résister à l'invitation d'aller passer un week-end avec de vieux amis dans un petit camp de chasse situé dans les montagnes du Colorado. Il avait décidé d'y aller sans en aviser son médecin, se disant qu'il se reposerait et ne désobéirait pas à ses ordres, c'est-à-dire qu'il ne ferait aucun effort susceptible de blesser son cœur.

Or, en raison de l'altitude plus élevée dans cette région montagneuse, le taux d'oxygène était plus faible que celui auquel Jerry était habitué, un élément dont il n'avait pas tenu compte. Alors qu'il rentrait au camp après avoir fait une promenade en montagne, il a commencé à ressentir une douleur et une sensation d'oppression à la poitrine, des symptômes qui lui étaient familiers et qui indiquaient qu'une crise cardiaque était imminente.

C'est à ce moment que Jerry a pris la décision consciente d'utiliser le pouvoir de son esprit pour éviter une attaque cardiaque. Il a répété simplement : « Je refuse d'avoir une autre crise cardiaque ! » Son esprit était si déterminé à éviter la terrible expérience d'une crise cardiaque que ses symptômes et la douleur ont disparu. Il n'a plus jamais eu de problèmes avec son cœur depuis. En se rappelant ce jour-là dans les montagnes, Jerry m'a expliqué : « Doc, je me suis simplement dit que cela ne m'arriverait plus. J'ai refusé d'avoir une autre crise cardiaque ! »

L'histoire de Jerry est loin d'être un cas unique et montre que l'esprit peut être un puissant allié du système guérisseur, lorsqu'il est utilisé de manière constructive. Votre système guérisseur est conditionné pour écouter votre esprit ; vous devez prendre conscience des pensées et des messages que vous lui envoyez.

Jean qui rit et Jean qui pleure

Chaque jour, les chercheurs font de nouvelles découvertes sur les liens qui existent entre votre corps et votre esprit ainsi que sur l'influence qu'ils exercent l'un sur l'autre. Cette relation intime a de multiples impacts sur votre santé. Par exemple, les personnes qui sont heureuses, équilibrées sur le plan émotionnel et bien adaptées sur le plan social jouissent d'une meilleure santé et sont moins sujettes à la maladie. Quand vous êtes de bonne humeur et que vous êtes en harmonie avec vous-même, vous êtes plus enclin à prendre soin de votre corps ; à manger une nourriture saine et nourrissante ; à faire de l'exercice ; à dormir et à vous reposer suffisamment ; et à mener une vie active qui vous aide à rester en santé. Par contre, si vous êtes déprimé ou que vous avez le moral à zéro, vous manquerez d'énergie pour prendre soin de vous-même. Vous ne ferez pas assez d'exercice, ce qui affaiblira votre système cardiovasculaire. De plus, cette sédentarité vous fera possiblement prendre du poids. Vous courrez alors plus de risques de souffrir d'une maladie du cœur, d'hypertension artérielle ou d'autres maladies. Vous ne vous nourrirez peut-être pas de façon saine ou ne boirez pas suffisamment de liquides, ce qui peut entraîner une perte de poids excessive et des carences en vitamines, en minéraux et en autres nutriments; vous vous trouverez alors faible et déshydraté, vulnérable aux maladies. Vous négligerez peut-être votre hygiène personnelle, ce qui peut mener à des infections de la peau et à d'autres types d'infection. La dépression peut causer du stress et de l'anxiété, ce qui peut avoir un impact négatif sur votre santé. Tous ces facteurs ont une influence négative sur votre système guérisseur.

Cette influence entre le corps et l'esprit s'établit dans les deux sens. Par exemple, quand vous vous sentez en forme, que vous faites de l'exercice régulièrement, que vous mangez sainement, que vous dormez et vous vous reposez suffisamment, que vous êtes détendu, vos facultés mentales sont plus aiguisées et vos pensées plus limpides, tandis que votre attitude et votre vision de la vie sont plus optimistes et enthousiastes. À l'inverse, certaines affections comme l'anémie, le dysfonctionnement de la glande thyroïdienne, les carences nutritionnelles et l'insomnie peuvent causer de la fatigue mentale, de la léthargie, de l'anxiété et d'autres troubles de l'humeur. De même, une déshydratation extrême, un coup de chaleur ou un mauvais fonctionnement des reins peut provoquer un déséquilibre électrolytique qui causera à son tour des hallucinations et une psychose. Une douleur chronique peut également mener à la dépression. Même un rhume, une toux ou une grippe peuvent saper votre énergie et altérer votre attitude. De plus, quand vous vous sentez mal physiquement, vous cédez plus facilement à la peur et à l'anxiété. Un état de santé physique affaibli détériore la santé mentale, et il n'est pas rare que des pensées de catastrophe imminente, de souffrance prolongée et même de mort accompagnent ces maladies, surtout lorsqu'elles sont graves ou qu'elles se prolongent.

Qu'il s'agisse d'un mauvais état de santé physique qui entraîne un mauvais état de santé mental ou l'inverse, vous vous trouverez sans le vouloir prisonnier d'un cercle vicieux qui sera difficile à briser. La combinaison d'une mauvaise santé physique qui entraîne votre esprit vers le bas et d'une santé mentale vacillante qui modifie négativement votre corps risque de vous enfoncer toujours plus dans une spirale sans fin de souffrances sur les plans mental et physique, ce qui minera davantage votre état de santé général.

C'est le cycle « Jean-qui-pleure ». Cette expression décrit la spirale descendante qui se produit lorsqu'une mauvaise santé physique nuit à la santé mentale, laquelle à son tour altère la santé physique, et ainsi de suite. Ce cycle peut également s'amorcer lorsqu'une santé mentale fragile compromet la santé physique. L'élément déclencheur du cycle importe peu, qu'il s'agisse d'un problème physique ou mental. Il suffit de savoir que l'un entraîne l'autre et qu'ensemble, ils créent une spirale descendante néfaste dont il est difficile de s'extirper.

Grâce au pouvoir de l'esprit, vous pouvez prendre conscience de ce cycle infernal qui vous accable. Dès lors, il vous sera possible d'y mettre fin en apportant des changements positifs et bénéfiques sur les plans physique et mental. Cette méthode à deux volets (physique et mental) vous mènera à un cycle « Jean-qui-rit ».

Le cycle Jean-qui-rit décrit l'état opposé, c'est-à-dire une dynamique où le corps et l'esprit coopèrent pour vous procurer une santé optimale. Contrairement au cycle Jean-qui-pleure caractérisé par une spirale descendante composée d'attitudes mentales négatives et de problèmes physiques, un cycle Jean-qui-rit est une spirale ascendante composée d'attitudes mentales positives et d'une santé physique renforcée qui se perpétuent. Quand le corps se sent en santé, l'esprit se sent bien. Quand l'esprit se sent bien, le corps a toutes les chances de se sentir en santé. Quand vous vous sentez bien physiquement, votre moral est à la hausse, ce qui contribue à un état mental positif. Un état mental positif suscite des pensées positives, optimistes et pleines de vitalité qui ont des effets bénéfiques sur la physiologie du corps. Ce type d'interaction positive stimule le système guérisseur.

Le cycle Jean-qui-rit renforce et nourrit le système guérisseur de manière à ce qu'il puisse donner son plein rendement. Ne serait-ce que pour cette raison, il est important de rester dans un cycle Jean-qui-rit ou d'y revenir le plus rapidement possible, si vous n'y êtes plus. Il existe des mesures éprouvées pour rester dans un cycle Jean-qui-rit. En voici quelques exemples. N'oubliez pas que la méthode qui donne les meilleurs résultats porte à la fois sur le mental et le physique.

- Si votre santé mentale et votre moral ne sont pas à leur mieux actuellement, l'exercice peut se révéler le moyen de retourner dans un cycle Jean-qui-rit. Si vous ou un de vos proches souffrez de dépression, les études ont montré que l'exercice peut aider à surmonter ce problème. C'est un exemple qui démontre que l'amélioration de la santé physique entraîne souvent une amélioration de la santé mentale.

- Les techniques de gestion du stress dont il sera question dans les pages suivantes peuvent vous aider à combattre la tendance à sombrer dans la crainte, l'anxiété et l'embarras par rapport aux problèmes du quotidien. Voilà un autre moyen efficace de rester dans un cycle Jean-qui-rit.

- Une autre méthode importante pour vous aider à entrer dans un cycle Jean-qui-rit consiste à conditionner positivement l'esprit pour rester en santé et guérir. Le présent chapitre décrit plusieurs méthodes pratiques basées sur cet important principe.

La santé de votre système guérisseur dépend de votre capacité et de votre détermination à sortir d'un cycle Jean-qui-pleure pour entrer dans un cycle Jean-qui-rit. Dans ce chapitre, vous découvrirez différents moyens d'y parvenir, ce qui vous permettra d'améliorer et de renforcer votre système guérisseur afin qu'il puisse agir avec efficacité et efficience.

La psycho-neuro-immunologie et le système guérisseur

La *psycho-neuro-immunologie*, ou PNI, est un nouveau champ important de la science médicale qui s'intéresse à l'interaction entre l'esprit et le système immunitaire. Les nouvelles découvertes dans ce domaine nous permettent de mieux comprendre le fonctionnement du système guérisseur, car comme vous le savez, le système immunitaire est lié au système guérisseur dans la défense du corps. Votre système guérisseur collabore avec votre système immunitaire et a besoin d'un système immunitaire efficace pour donner son plein rendement.

Vous vous rappelez peut-être que malgré leurs différences, le système guérisseur et le système immunitaire partagent des points communs. Par exemple, ils sont tous deux influencés par vos pensées, vos émotions, vos attitudes et votre activité mentale.

Des recherches rigoureuses et innovatrices en psycho-neuro-immunologie nous ont montré les merveilleuses ressources du système guérisseur, qui se trouvent à l'intérieur de nous. Elles ont permis de nous détromper par rapport à certains mythes erronés sur la relation qui existe entre le corps et l'esprit. Un de ces mythes qui a été enseigné dans les écoles de médecine pendant des siècles voulait qu'il n'existe aucun lien entre l'esprit et ce qui se passe dans notre corps. Pour appuyer cette notion erronée, on prétendait que le système immunitaire, qui gère les mécanismes de défense du corps, fonctionnait de manière complètement indépendante du cerveau. Toutefois, grâce aux découvertes importantes faites par les chercheurs en psycho-neuro-immunologie, ces croyances dépassées ont finalement pu être démenties. Il existe maintenant des preuves irréfutables que l'esprit communique directement avec le système immunitaire. Cette nouvelle donnée est fondée sur les éléments suivants.

- On sait maintenant que certains globules blancs sont en fait des sites récepteurs spécialisés contenant des *neurotransmetteurs*, des substances chimiques produites par le cerveau.
- On a découvert que les ganglions lymphatiques sont reliés à des nerfs minuscules, ce qui montre que le système immunitaire et les ganglions lymphatiques, qui contiennent des globules blancs, sont directement reliés au système nerveux et au cerveau.
- On a également découvert que certains globules blancs produisent de puissantes hormones, ce qui signifie que le système immunitaire communique avec le système endocrinien et participe directement aux expériences émotionnelles.

Ces percées en psycho-neuro-immunologie vont dans le sens des enseignements d'Hippocrate et des autres médecins et guérisseurs de l'Antiquité, selon lesquels une attitude mentale et un état émotionnel positifs peuvent améliorer la capacité du corps à se guérir lui-même.

Des stratégies concrètes pour utiliser l'esprit et renforcer le système guérisseur

Votre esprit est l'allié le plus sûr et le plus puissant de votre système guérisseur. Il est donc important d'apprendre à maximiser son incroyable pouvoir. Grâce aux techniques et aux stratégies suivantes, vous pouvez utiliser votre esprit pour renforcer votre système guérisseur.

Conditionner positivement l'esprit

Les pilotes ont un travail parmi les plus dangereux, difficiles et exigeants qui soient. Comme ils ont la vie d'un grand nombre de personnes entre leurs mains, il est essentiel qu'ils jouissent d'une bonne santé mentale et physique. C'est pourquoi les examens physiques et psychologiques auxquels les pilotes sont soumis sont parmi les plus complets et rigoureux du genre. Pendant leur formation, les pilotes s'entraînent à conditionner leur esprit afin d'adopter une attitude gagnante. Ils concentrent leurs pensées sur des comportements orientés stratégiquement vers l'action, comportements qui produiront des résultats positifs et rien d'autre. Pendant un vol, les pilotes n'ont pas le luxe d'entretenir des pensées qui contribueront à un résultat négatif. La moindre erreur, même insignifiante, peut subitement s'avérer fatale non seulement pour les pilotes, mais aussi pour l'équipage et les passagers.

L'atterrissage est le moment où l'entraînement mental des pilotes prend toute son importance. Faire atterrir un avion est un des aspects les plus difficiles et délicats du pilotage. Pendant la descente, les pilotes ne perdent pas de vue la piste d'atterrissage tout en communiquant avec la tour de contrôle. Pendant l'approche, leur esprit reste concentré sur une série de pensées qui produiront une suite de décisions et d'actions préprogrammées qui mèneront à un atterrissage en douceur. Au cours de cette période, toutes les pensées doivent se concentrer sur un résultat positif, soit un atterrissage réussi en toute sécurité, ce qui bien entendu n'exclut pas une certaine souplesse. Les pilotes ne peuvent se permettre d'entretenir des pensées improductives susceptibles de mener à un résultat négatif. S'ils se laissaient aller à de telles pensées, elles pourraient les distraire, possiblement jusqu'au point de provoquer un écrasement. Ces pensées seraient prémonitoires, en quelque sorte. Entretenir des pensées négatives empêcherait les pilotes de se concentrer sur les pensées positives qui sont nécessaires pour exécuter avec adresse les manœuvres précises d'atterrissage.

Dans le domaine de la santé et de la guérison comme dans l'aviation, le rôle clé joué par votre esprit pour obtenir un résultat positif ne doit pas être sous-estimé. Quand votre santé est en jeu, vous n'avez tout simplement pas le luxe d'entretenir des pensées négatives et d'obtenir des résultats négatifs. Tout comme un pilote, vous devez vous concentrer sur un résultat positif, croire que vous pouvez y arriver et passer ensuite à l'action tout en refusant que des pensées malsaines de maladie ou de souffrance vous distraient de votre objectif. Votre système guérisseur a besoin de ce raisonnement positif, pour fonctionner à plein régime et maintenir votre corps et tous ses systèmes en bon état de marche. Un système guérisseur qui n'est pas alimenté en pensées positives se laissera « distraire » de son rôle crucial, qui consiste à préserver votre santé et votre mieux-être, et il ne pourra fonctionner adéquatement.

Par exemple, si vous souffrez d'une infection respiratoire ou de toute autre maladie et que vous souhaitez vous porter mieux, orientez vos pensées vers la guérison en adoptant les stratégies mentales suivantes :

- Fixez-vous comme objectif de recouvrer la santé.
- Répétez mentalement que vous allez vous porter mieux et continuez de le faire, jusqu'à ce que cette croyance s'ancre fermement dans votre esprit.
- Dressez mentalement une liste des gestes que vous pouvez faire pour aller mieux. Par exemple, si vous souffrez d'une infection respiratoire qui s'accompagne d'une fièvre, votre liste pourrait ressembler à ceci :

  Prendre un congé maladie.
  Contacter votre médecin.
  Vous reposer beaucoup.
  Boire des liquides.
  Éviter la nourriture riche et grasse.

Rester au chaud.
Prendre des médicaments, au besoin.
Continuer de vous concentrer sur votre objectif, qui est de demeurer en santé.

- Si vous vous infligez une coupure au doigt et que vous saignez abondamment, le même conditionnement mental s'appliquerait. Il suffirait d'apporter quelques changements mineurs à la liste.

Utiliser un chiffon propre, un tampon d'ouate ou un pansement pour appliquer une pression directe sur la blessure.
Placer votre main au-dessus de votre cœur pour réduire la pression artérielle et le saignement.
Une fois le saignement stabilisé, communiquer avec des membres de votre famille pour les informer de votre blessure.
Si vous devez consulter un professionnel de la santé, le faire immédiatement.
Si vous consultez un tel professionnel, suivre ses conseils quant au traitement de la blessure, au nettoyage de la plaie et au suivi médical.
Restreindre vos activités au besoin pour accélérer le processus de guérison.
Continuer à concentrer vos pensées sur la guérison de la blessure et au recouvrement de la santé. Répéter le plus souvent possible cet objectif.

Adaptez ce conditionnement mental positif aux particularités de votre état ou de la situation. Beaucoup de personnes ont utilisé cette technique pour surmonter de graves problèmes de santé comme le cancer, les maladies du cœur, la sclérose en plaques et le VIH. L'histoire suivante illustre bien le pouvoir du conditionnement mental positif.

L'histoire de Jan

Jan souffrait d'un cancer du sein et même après avoir reçu de pénibles traitements qui comprenaient une mastectomie radicale, de la chimiothérapie et de la radiothérapie, il ne lui restait plus que six mois à vivre.

Plutôt que de sombrer dans le désespoir et de devenir une autre victime du cancer, Jan a décidé de mettre à contribution son esprit pour débarrasser son corps de cette terrible maladie. S'inspirant du cas d'autres individus qui avaient réussi l'improbable en triomphant du cancer, elle se disait que si cela avait fonctionné pour eux, cela pourrait aussi fonctionner pour elle. Comme c'était sa vie qui était en jeu, elle a plongé tête première dans la recherche de moyens qui lui permettraient de recouvrer la santé et a décidé de procéder à un conditionnement mental positif.

En premier lieu, Jan a concentré ses énergies sur la nutrition et les suppléments naturels capables de la rendre plus forte et plus résistante. Même si l'idée même de système guérisseur était pratiquement inconnue à l'époque, elle a également commencé à lire des livres sur l'utilisation de la pensée et des attitudes pour stimuler les mécanismes de guérison le plus profondément possible à l'intérieur de son corps. Tout en mettant en pratique différentes techniques mentales qui l'aidaient à se détendre, à ralentir le rythme, à cesser de s'inquiéter et à développer un meilleur sens de l'humour, Jan a cherché à concentrer son attention sur un résultat positif. Au bout de quelques mois, elle a ressenti une énergie, une vitalité et une force intérieure plus grandes. Encouragée par ces signes physiques, son attitude s'est améliorée, et l'idée qu'elle pourrait elle-aussi surmonter le cancer a commencé à se frayer un chemin dans son esprit. Elle a réussi ce tour de force malgré la mastectomie et les probabilités qui jouaient contre elle.

Aujourd'hui, 30 ans plus tard, Jan est guérie du cancer et projette une aura de calme, d'assurance et d'optimisme qui frappe tous ceux qui la côtoient. Elle a survécu bien au-delà des sombres pronostics des médecins. Cette guérison a permis à Jan de prendre conscience du pouvoir incroyable de guérison de son propre esprit. Elle fait maintenant du bénévolat pour aider d'autres femmes aux prises avec le cancer du sein, afin de les encourager à ne pas sombrer dans le désespoir et à utiliser plutôt le plus grand allié du corps, l'esprit, pour renforcer et fortifier le système guérisseur en cultivant des pensées et des attitudes mentales positives, constructives et fécondes.

Insuffler au système guérisseur des croyances positives

Les croyances sont des pensées fortes que nous entretenons et dans lesquelles nous investissons beaucoup d'énergie, comme si elles incarnaient des vérités absolues. Les croyances façonnent notre manière de penser et de voir le monde ; elles sont souvent renforcées par les autres, notamment par nos proches. D'autres facteurs peuvent influencer les croyances, par exemple l'éducation, les lectures, les médias, les collègues et les pairs, les concitoyens, les dogmes religieux, le sexe, l'âge, sans oublier nos propres expériences de vie.

Les croyances sont transmissibles d'une génération à l'autre. Elles peuvent remonter loin dans le temps et se perpétuer pendant des siècles, voire des millénaires. Les croyances gagnent en force au fil du temps. Plus il y a de personnes qui partagent une croyance, plus cette croyance se consolide. Plus grande est la quantité de temps et d'énergie investie dans ces croyances, plus y renoncer ou les modifier s'avère difficile, même si elles sont erronées. Par exemple, au Moyen Âge, les gens croyaient que la Terre était plate et qu'en naviguant jusqu'au bout du monde, on basculerait dans le vide. Bien sûr, le voyage historique de Christophe Colomb en 1492 a montré que cette croyance était fausse, mais pendant des centaines d'années, la vie de beaucoup de personnes a été modifiée par cette idée fausse.

Les croyances sont faites de pensées fortes capables d'avoir un impact déterminant sur la santé. Les croyances peuvent exercer une influence significative sur le système guérisseur en envoyant de puissants messages à chaque organe, tissu et cellule du corps. Des croyances positives, saines et fécondes peuvent travailler à votre avantage. Par exemple, une célèbre étude qui portait sur les diplômés de Harvard a révélé que ceux qui jugeaient leur santé bonne ou excellente au début de l'étude étaient moins sujets aux maladies, vivaient plus longtemps et jouissaient d'une meilleure santé à long terme que ceux qui jugeaient leur santé correcte ou mauvaise.

Voici quelques méthodes qui vous aideront à insuffler des croyances positives à votre système guérisseur :

- Choisir une pensée positive qui va dans le sens d'une meilleure santé, par exemple : « Je sais que je peux guérir » et « Je suis fort et en santé ».
- Chasser les pensées contraires à cette pensée.
- Écrire sa pensée positive sur une feuille de papier. La répéter à voix haute, puis la murmurer et finalement la répéter mentalement, aussi souvent que possible.
- Lire des livres, regarder des films et adopter des habitudes de vie qui nourrissent, soutiennent et renforcent la pensée positive à propos de sa santé : manger de la nourriture saine, dormir et se reposer suffisamment, faire régulièrement de l'exercice, se faire masser une fois par semaine, et ainsi de suite.
- Fréquenter des personnes optimistes qui renforcent la pensée positive à propos de sa santé.
- Éviter les personnes qui s'opposent à cette pensée positive. Si votre médecin est une personne pessimiste qui n'appuie pas vos efforts, trouvez-en un qui est plus optimiste.
- Vous pouvez utiliser autant de pensées positives que vous le voulez.

Les croyances négatives basées sur la peur et les pronostics pessimistes au sujet de sa santé peuvent en fait interférer avec le système guérisseur et nuire au corps. Si vous entretenez de telles croyances pendant une période prolongée, elles pourraient s'avérer prémonitoires. Comme le disait le Dr Elliot, « tout part du cerveau ». Par exemple, si le cancer vous obsède, vous pouvez déclencher un processus physiologique qui créera un environnement cellulaire interne toxique capable de provoquer une mutation des cellules qui se transformeront alors en cancer. Si vous êtes obsédé par l'idée d'une crise cardiaque, vos pensées et vos croyances peuvent enclencher un processus chimique interne qui provoquera un resserrement des artères coronariennes et coupera l'approvisionnement en sang du cœur, ce qui peut mener à une crise cardiaque.

Même si la recherche scientifique au sujet des interactions entre le corps et l'esprit est encore relativement jeune, plusieurs études confirment l'effet de ces processus mentaux destructeurs. Heureusement, ces études montrent également que vous pouvez transformer ces influences négatives en vous concentrant davantage sur des croyances positives et fécondes et en adoptant une vision optimiste du monde.

L'histoire du sida illustre avec éloquence le pouvoir des croyances positives. Lorsque le sida a été découvert, recevoir un diagnostic de séropositivité était suffisant pour anéantir une personne. Ce résultat s'expliquait non par la virulence réelle du virus, mais plutôt par la peur et la terreur suscitées par ce mystérieux virus et la maladie qu'il causait. Aujourd'hui, les gens sont mieux informés à propos du VIH, et le sida inspire une moins grande peur. Non seulement un diagnostic de séropositivité n'est plus reçu comme une condamnation à mort, mais les taux de survie à long terme et les pronostics sur la qualité de vie se sont considérablement améliorés. Ce changement s'explique non par l'arrivée d'un médicament miracle, mais par l'idée qu'il est désormais possible de combattre et de vaincre le VIH. L'étoile de basketball Marvin Johnson en est un exemple parmi tant d'autres.

Transformer les croyances négatives en croyances positives

Entretenir et perpétuer des croyances qui amélioreront votre santé n'est pas toujours facile, surtout si vous avez été élevé dans une famille ou un milieu qui enseignait et encourageait les croyances négatives. Les stratégies décrites dans ce chapitre vous permettront toutefois d'y arriver.

En fait, beaucoup de personnes qui ont surmonté de graves problèmes de santé y sont parvenues en découvrant que leurs souffrances physiques prenaient racine dans un bourbier fait des croyances négatives qu'elles entretenaient à propos d'elles-mêmes et de leur corps depuis l'enfance. Voici quelques-unes de ces croyances, parmi les plus courantes : « tu es une mauvaise personne », « tu ne mérites pas d'être aimé », « tu ne mérites pas d'être heureux », « tu seras puni pour tes péchés », « tu mérites de souffrir », ou finalement « le seul moyen pour que l'on s'occupe de toi et que l'on t'aime, c'est de tomber malade ».

Beaucoup de gens qui ont vaincu une maladie grave ont guéri les symptômes physiques qu'ils ressentaient en extirpant les racines psychologiques de leur mal. Ils devaient se débarrasser des croyances négatives ancrées depuis toujours qui avaient ouvert la voie à des pensées malsaines et autodestructrices et à des comportements comme le tabagisme, l'hyperphagie (manger de manière excessive), l'alcoolisme, la toxicomanie, la violence conjugale, les relations sexuelles non protégées et la prise de risques inconsidérés menant à des accidents et à des blessures. Ces croyances et ces comportements négatifs s'apparentent à ceux qui poussent des désespérés à s'enlever la vie en se tirant une balle dans la tête ou en sautant d'un pont.

Parmi les personnes qui sont parvenues à se guérir elles-mêmes, nombreuses sont celles qui avaient été capables de voir leur maladie comme un cadeau qui leur avait permis de se transformer mentalement, émotionnellement et spirituellement, pour devenir des personnes alertes, fortes et pleines de vitalité. Les traitements physiques devenaient des éléments secondaires dans leur quête d'une guérison complète. L'histoire suivante illustre de manière spectaculaire le pouvoir de l'esprit. Elle raconte comment une personne a réussi à se guérir elle-même en transformant ses croyances négatives et en les surmontant.

L'histoire de Josh

Lors de sa deuxième année à l'université, Josh a appris qu'il souffrait d'une forme rare et maligne de tumeur au cerveau. Le pronostic pour ce type de tumeur n'était guère encourageant. Moins de 12 personnes dans le monde entier avaient eu ce type de tumeur, et aucune n'avait survécu plus d'une année après avoir appris le diagnostic, et ce, même après avoir reçu le meilleur traitement que la médecine conventionnelle pouvait offrir.

Même si Josh avait été anéanti en apprenant cette nouvelle, quelque chose en lui refusait d'accepter cette condamnation à mort. Il croyait du plus profond de son cœur que son corps était capable de se guérir lui-même. Sans en souffler mot à personne, Josh s'était juré de faire mentir les statistiques. Tout en se préparant à changer son alimentation et son style de vie, à réduire le stress et à être plus attentif à ses intuitions, Josh a interrompu ses études pour mieux se concentrer sur sa guérison. Au bout de quatre mois, une tomographie assistée par ordinateur a révélé que la taille de sa tumeur avait légèrement diminué. Stupéfaits, ses médecins lui conseillèrent de ne rien changer à son traitement. Après neuf mois, la tumeur avait rétréci à moins du tiers de sa taille originale. Après 18 mois, alors que Josh était censé être mort depuis six mois, sa tumeur n'était plus visible. Même si ce résultat le rendait fou de joie, Josh n'était pas surpris outre mesure. Après avoir repris ses études et être devenu médecin, Josh s'est intéressé aux attitudes de ses patients et il a commencé à leur parler du pouvoir de l'esprit et des croyances sur la santé. Lorsqu'un de ses patients reçoit un diagnostic difficile, Josh ne s'oppose pas aux traitements médicaux conventionnels susceptibles d'augmenter ses chances de guérison, mais il juge néanmoins essentiel de transformer les croyances négatives en croyances positives et saines. Il est lui-même la preuve vivante que les croyances optimistes peuvent activer des mécanismes de guérison internes et vaincre des maladies incurables.

Comme votre corps est conditionné pour obéir à vos ordres mentaux, il est impératif de commencer dès aujourd'hui à conditionner votre esprit, afin qu'il adopte des croyances positives et fécondes, comme Josh et beaucoup d'autres l'ont fait. Beaucoup de méthodes et de techniques peuvent vous aider en ce sens : livres, CD et DVD sur l'épanouissement personnel et la motivation, émissions de télévision, citations et proverbes inspirants, prières, mantras, amis sincères et groupes de soutien, conseillers attentionnés et avisés, médecins et guérisseurs.

Les quatre croyances positives fondamentales

Dès que vous succombez à des croyances négatives, recentrez-vous avec douceur mais fermeté sur les quatre croyances positives fondamentales. (Note : Il est possible de remplacer ces quatre croyances par vos propres croyances ; toutefois, limitez-vous à quatre, pour commencer.) Vous devez consolider ces quatre croyances et les ancrer solidement dans votre corps et votre subconscient, comme si vous enfonciez un pieu dans le sol avec une masse. Une fois ces croyances solidement ancrées, elles attireront d'autres croyances positives, lesquelles à leur tour donneront au système guérisseur l'énergie dont il a besoin pour fonctionner à plein régime.

Croyance n° 1 : Je suis quelqu'un d'aimable tel que je suis.

Croyance n° 2 : Je mérite d'être heureux, en santé et comblé par la vie.

Croyance n° 3 : Mon corps possède un système guérisseur et il sait comme se guérir lui-même.
Croyance n° 4 : Mon corps veut rester en santé.

- Pour commencer, répétez ces phrases d'abord à voix haute, puis en silence tout au long de la journée.
- Écrivez ces phrases sur une petite fiche. Placez-la sur le miroir de la salle de bain, dans votre voiture, au bureau ou à tout autre endroit où vous posez les yeux plusieurs fois par jour.
- Enregistrez ces phrases sur un magnétophone ou un répondeur téléphonique.
- Mémorisez-les et utilisez-les chaque fois que votre esprit est assailli par des pensées négatives et pessimistes de peur et de doute, ou s'il vous empêche de vous améliorer sur les plans physique et mental afin de retrouver un état d'esprit positif qui renforcera et nourrira votre système guérisseur.

En suivant fidèlement cette stratégie, vous verrez à quel point vous vous sentirez alerte et vivant au fur et à mesure que votre corps répondra à ces nouveaux commandements mentaux. Ces pensées positives et fécondes éveilleront et stimuleront votre système guérisseur, qui passera alors en vitesse supérieure afin de travailler en douceur et efficacement pour vous.

Utiliser la verbalisation positive pour stimuler le système guérisseur

Vous avez probablement déjà vu ou entendu parler des sans-abri qui arpentent les rues de nos villes en se parlant à voix haute. Dès que nous en voyons un, la première pensée qui nous traverse l'esprit est souvent : « Quel cinglé ! »

L'ironie dans tout cela, c'est que vous et moi faisons parfois la même chose quotidiennement. La seule différence, c'est que nous le faisons discrètement dans l'espace silencieux de notre esprit. Contrairement à ces « sans-abri cinglés », nous gardons pour nous ces dialogues internes. Ces conversations privées sont en fait des *verbalisations*. Par exemple, il peut s'agir des moments où vous vous complimentez en disant : « Bien joué ! » ou que vous faites votre autocritique en pensant : « Quel imbécile ! Tu viens encore de tout gâcher ! ».

Ces verbalisations peuvent avoir un impact énorme sur votre santé et celle de votre système guérisseur. La verbalisation génère des pensées qui produisent des impulsions nerveuses, lesquelles à leur tour modifient le fonctionnement physiologique et la chimie interne de votre corps. La verbalisation négative qui se concentre sur les pensées négatives et les problèmes peut s'avérer très destructrice et créer des perturbations sur les plans physique et mental. À l'inverse, la verbalisation positive, fondée sur une attitude mentale optimiste qui voit les problèmes comme des défis et qui est porteuse d'une vision plus optimiste de la vie, contribue à créer et à maintenir un système guérisseur fort et résilient, et une santé robuste.

D'une part, la verbalisation positive est centrée sur des thèmes comme l'espoir, l'enthousiasme, l'inspiration, la compassion, la créativité, la beauté, l'appréciation, l'optimisme, l'amour, la générosité, la santé et la guérison. Toutes ces pensées exercent une influence positive, stimulante et féconde sur votre système guérisseur. Grâce à la verbalisation positive, vous devenez votre propre meneuse de claques ou votre propre homme de coin dans ce combat de championnat du monde, où c'est votre vie qui est l'enjeu.

D'autre part, la verbalisation négative est habituellement basée sur les thèmes suivants : la colère, le ressentiment, la revanche, la jalousie, la haine, la culpabilité, le blâme, la honte, l'autocritique, la faible estime de soi, le pessimisme, le cynisme, le sarcasme, le désespoir, la futilité, la peur, la tristesse, le deuil, le chagrin, l'inquiétude, la maladie et la souffrance. En envoyant des messages malsains à votre corps, la verbalisation négative gêne le fonctionnement de votre système guérisseur. Elle produit une tension et une impression de lourdeur dans votre corps ; lorsque la verbalisation négative perdure, elle mine votre santé.

Plus dangereuse encore que la plupart des agents pathogènes, la verbalisation négative peut saboter et affaiblir les défenses de votre corps en créant des déséquilibres chimiques toxiques qui le grugent de l'intérieur, ce qui peut mener à des maladies chroniques et dégénératives. Cette verbalisation négative peut déboucher sur une hygiène personnelle, une alimentation et un style de vie déficients. Plus important encore, la verbalisation négative envoie des messages d'autodestruction à votre corps qui sapent le travail de votre système guérisseur.

Vous dirigez vos pensées et vous êtes le maître de vos propres dialogues internes. Par conséquent, vous pouvez stimuler votre système guérisseur et améliorer votre santé ainsi que votre qualité de vie en censurant consciemment les pensées malsaines et négatives tout en renforçant les pensées positives, saines et fécondes.

Il existe différentes techniques, stratégies et activités qui peuvent vous aider à conditionner votre esprit pour qu'il adopte une verbalisation positive. Voici quelques exemples qui ont donné de bons résultats chez plusieurs de mes patients.

- *Les affirmations* : Vous pouvez verbaliser ou répéter mentalement de manière continue des affirmations positives et fécondes jusqu'à ce qu'elles s'enracinent profondément dans votre subconscient. En les répétant et en les mettant en pratique, ces affirmations deviendront graduellement des automatismes auxquels vous pourrez avoir recours en cas de besoin. Par exemple, dites : « Chaque jour, je me porte de mieux en mieux ! » De telles affirmations ont non seulement des effets à long terme bénéfiques pour la santé, mais elles apportent un réconfort immédiat lorsqu'on les répète.

- *Les arts et la littérature* : Les grandes œuvres d'art en peinture, en littérature et en sculpture peuvent vous aider à briser le cercle vicieux de la verbalisation négative et à prendre conscience que la vie ne se résume pas à la douleur, à la souffrance et au chagrin. La pratique d'un art peut également vous aider à progresser vers le côté positif des choses.

- *Les enregistrements* : Des livres audio ou des enregistrements d'auteurs inspirants peuvent vous aider à conditionner votre esprit pour qu'il fasse davantage de verbalisation positive. Vous pouvez écouter ces enregistrements dans votre voiture ou à la maison, jusqu'à ce qu'ils s'enracinent profondément dans votre psyché.

- *Le chant* : Les chants sont des affirmations ou des prières stimulantes et inspirantes basées sur des rythmes et des mélodies. Les chants ressemblent à des chansons, mais ils sont plus simples et visent un but précis. Les chants de santé et de guérison peuvent transformer une verbalisation négative malsaine en une verbalisation positive bénéfique. Il existe de merveilleux chants stimulants et inspirants dans presque toutes les cultures : autochtone, africaine, aborigène, soufie, chrétienne, musulmane, hindoue, juive et bouddhiste.

- *Les amis et la famille* : Prendre le temps de voir ses amis, des membres de sa famille, des aînés ou des sages à qui vous pouvez vous confier peut favoriser la verbalisation positive. Côtoyer des gens qui vous inspirent confiance, que vous admirez et à qui vous pouvez vous fier, dans une ambiance chaleureuse où vous vous sentez aimé et accepté, peut vous remonter le moral et vous inspirer une verbalisation plus positive, car vous savez que ces gens se soucient de votre mieux-être.

- *Le journal de gratitude* : Écrire ce que vous pensez et ressentez à propos des choses qui vous inspirent de la gratitude est un autre moyen efficace de voir un verre à moitié plein au lieu d'un verre à moitié vide et de cesser de regarder uniquement ce qui *va mal* dans votre vie pour voir aussi ce qui *va bien*. Beaucoup de personnes qui ont réussi, dont Oprah Winfrey, tiennent un journal de gratitude.

- *Les loisirs et le divertissement* : Ces activités vous aident à passer le temps et vous permettent d'occuper votre esprit avec des pensées constructives et une verbalisation positive. Il est difficile d'avoir des pensées négatives à propos de soi quand on s'adonne à son activité préférée.

- *L'hypnose* : L'hypnose est un autre outil qui permet à beaucoup de personnes de conditionner leur esprit pour transformer la verbalisation négative en un dialogue interne beaucoup plus constructif et utile. Par exemple, l'hypnose est une méthode simple pour abandonner le tabagisme ; elle s'est avérée efficace pour beaucoup de fumeurs. Contrairement à l'image négative qu'elle projette parfois, l'hypnose est une technique sécuritaire et ne permet pas que quelqu'un prenne le contrôle de votre esprit. La plupart des thérapeutes enseignent l'autohypnose, une technique qui montre comment utiliser les pouvoirs cachés du subconscient pour mettre au diapason le corps et l'esprit afin qu'ils travaillent avec le système guérisseur.

- *Les mantras* : Les mantras sont comparables aux prières et aux chants que l'on répète continuellement, en silence ou à voix haute. Si la plupart des mantras nous viennent de l'Inde, vous pouvez toutefois utiliser une phrase ou une expression dans votre langue maternelle qui a une signification particulière pour vous. Pour être efficace, un mantra doit être court, rythmé et mélodique afin de faciliter la répétition. Certains mantras ont un effet double : non seulement leur signification vous permet d'insuffler une dose d'énergie positive dans votre esprit, mais la répétition produit une sonorité qui active des énergies vibratoires fécondes dans votre cerveau et votre système nerveux. Vous pouvez utiliser des mantras, pour toutes sortes d'occasions et de circonstances : il existe même des mantras spécialisés pour la santé et la guérison. À ce sujet, consultez l'excellent ouvrage *Healing Mantras*, de Thomas Ashley-Farrand.

- *La musique* : Chanter, écouter et jouer de la musique, danser – surtout si cette danse s'accompagne de chansons inspirantes et de musique sacrée – peut vous aider à stimuler votre esprit tout en améliorant la verbalisation. En effet, il est difficile d'entretenir une verbalisation négative, lorsque l'esprit est occupé par des activités musicales positives.

- *La nature* : Utiliser ses sens pour se laisser pénétrer par la beauté et les mystères de la nature peut avoir un effet radicalement positif sur votre verbalisation.

- *La prière* : Dans son livre *Le pouvoir de la pensée positive,* Norman Vincent Peale décrit l'impact positif de la prière sur les pensées, l'esprit et la santé. Dans toutes les cultures, la prière est universellement reconnue pour sa capacité à aider les personnes aux prises avec le désespoir, la futilité et la dépression. Dans les deux livres qu'il a écrits, *La prière : un remède pour le corps et l'esprit* et *Ces mots qui guérissent,* le Dr Larry Dossey cite plusieurs études scientifiques qui confirment l'efficacité de la prière et ses effets bénéfiques sur la santé, même dans les cas de maladie incurable et d'accidents graves. En permettant d'établir le contact avec une « puissance supérieure », la prière sert de véhicule pour réduire la pression, chasser les peurs et les préoccupations, gérer le stress et favoriser une verbalisation plus positive.

- *La lecture* : Lire des livres stimulants et inspirants, notamment des autobiographies de personnes célèbres qui ont surmonté l'adversité et vaincu les obstacles, peut vous aider à faire une verbalisation centrée davantage sur les aspects positifs de votre vie. Les livres axés sur les progrès personnels sont également d'une grande utilité.

- *Les sports et les jeux* : Ils peuvent vous aider à acquérir une confiance dans les capacités athlétiques de votre corps. Même des gens lourdement handicapés comme les personnes amputées des deux jambes ou confinées dans un fauteuil roulant peuvent participer à des compétitions sportives internationales, montrant ainsi que la maladie, les blessures, les limites et les restrictions de toutes sortes sont davantage un état d'esprit et peuvent être surmontées grâce à la verbalisation positive.

- *La visualisation et l'imagerie* : Il a été scientifiquement prouvé que ces techniques mentales sont bénéfiques non seulement pour la santé et la guérison, mais qu'elles aident à accomplir des performances de haut niveau dans le monde exigeant du sport professionnel et des compétitions sportives internationales. En utilisant le pouvoir de visualisation et d'imagination de votre esprit, vous pouvez provoquer un changement significatif et positif dans vos dialogues internes, stimuler votre système guérisseur et favoriser des améliorations mesurables dans votre santé physique.

L'effet placebo

L'*effet placebo* est un principe scientifique qui montre l'influence considérable que l'esprit exerce sur le corps. L'effet placebo est un phénomène qui a été maintes fois observé lors d'essais cliniques effectués pour de nouveaux médicaments.

Quand une étude est menée pour vérifier l'efficacité d'un nouveau médicament, la moitié des patients, appelée *groupe expérimental*, reçoit un comprimé qui contient le nouveau médicament, tandis que l'autre moitié, appelée *groupe témoin*, reçoit un *placebo*, c'est-à-dire un comprimé dénué de tout principe actif. Les deux groupes sont informés des effets que le médicament est susceptible de produire. De plus, personne ne sait s'il a reçu le médicament ou le placebo. Dans la quasi-totalité des études de ce type, un fort pourcentage des personnes ayant reçu le placebo, le comprimé qui ne contient aucun médicament, déclareront ressentir des effets physiques comparables à ceux qui sont susceptibles d'être produits par le nouveau médicament. Ces changements sont mesurables et réels ; ils ne sont pas le fruit de l'imagination. On ne peut expliquer l'effet placebo autrement qu'en reconnaissant que l'esprit possède le pouvoir de provoquer ces changements dans le corps.

Les émotions et le système guérisseur

Les émotions sont des doses d'énergie mentale et physique qui circulent dans votre corps pour essayer d'en sortir, tout comme l'eau d'une rivière s'écoule pour se jeter dans l'océan. Le mot *émotion* vient du latin *motio*, qui signifie *mouvement*.

Vos émotions ont un impact profond sur votre santé physique et jouent un rôle majeur dans le fonctionnement de votre système guérisseur. Vos émotions sont reliées au système endocrinien, qui comprend, en plus du pancréas et des organes génitaux, les glandes suivantes : pinéale, hypophyse, thyroïde, parathyroïde et surrénale. Lorsque nous vivons des expériences d'ordre émotionnel, ces organes libèrent de puissantes hormones dans le courant sanguin, qui ont des effets considérables sur votre corps et votre système guérisseur.

Par exemple, quand vous êtes dans un état de surexcitation, qu'il s'agisse d'une joie exubérante ou d'une peur intense, les glandes surrénales sécrètent de l'*adrénaline*, une hormone qui contracte les vaisseaux sanguins, accélère les battements du cœur, augmente la pression artérielle et modifie le fonctionnement des poumons et des reins, des fonctions essentielles pour le système guérisseur. Le *cortisol*, une hormone qui peut supprimer la fonction immunitaire, est également sécrété. L'*insuline*, une hormone qui régule le métabolisme du glucose, est également sécrétée en réaction à certaines émotions, surtout lorsque vous ressentez de la peur, de la colère ou du stress. Ces quelques exemples d'hormones associées aux émotions montrent l'impact énorme qu'elles peuvent avoir sur votre système guérisseur.

Le fait d'être en prise directe avec ses émotions et de comprendre leur nature et leur signification constitue un élément important pour assurer la vitalité de votre système guérisseur. Quand vous êtes en prise directe avec vos émotions, vous vous sentez habituellement vivant et débordant d'énergie. À l'inverse, quand vous êtes déconnecté de vos émotions, vous avez tendance à vous sentir à côté de la vie, seul et isolé. Ces sentiments de solitude et d'isolement engendrent un stress qui, s'il perdure, peut avoir des répercussions néfastes sur votre système guérisseur.

Des preuves irréfutables montrent aujourd'hui que la suppression des émotions peut être dommageable pour votre santé et votre système guérisseur. Réprimer ses émotions va à l'encontre des lois naturelles de l'Univers, en vertu desquelles l'énergie des émotions doit trouver un exutoire afin de s'exprimer de manière consciente. De nombreuses études ont montré que les personnes qui suppriment continuellement leurs émotions sont plus susceptibles de souffrir de maladies graves comme les maladies du cœur, l'hypertension, le diabète, le cancer, les maladies auto-immunes et les autres maladies chroniques. D'autres études ont montré que les gens qui sont capables d'exprimer leurs émotions jouissent d'une meilleure santé et d'une longévité accrue. Plutôt que de réprimer vos sentiments et vos émotions, vivez en accord avec elles, quelles qu'elles soient, et apprenez à les exprimer sainement. C'est ce que recommandent la plupart des professionnels de la santé, pour prévenir les maladies.

Des émotions saines produisent des sensations de réconfort et d'aisance. La joie, le bonheur, la paix, le contentement, la sérénité, la satisfaction et l'amour sont des émotions saines. En libérant de puissantes hormones, ces émotions sont très bénéfiques pour la santé de l'environnement interne de votre corps et peuvent garder votre système guérisseur fort et puissant pendant de nombreuses années. Bien entendu, la plus puissante des émotions saines reste encore l'amour.

Comme les émotions se trouvent à l'intérieur de notre corps, les émotions négatives n'existent pas en tant que telles. Même si cette affirmation peut sembler contradictoire, il n'en demeure pas moins que les émotions existent, tout simplement, sans que l'on puisse les qualifier de positives ou de négatives. Même la colère, la douleur et la tristesse, qui sont habituellement considérées comme des émotions négatives, peuvent être appropriées et bénéfiques, surtout lorsqu'elles sont évacuées de manière consciente et opportune. Le problème survient lorsque ces émotions, au lieu d'être évacuées, sont réprimées ou supprimées. La suppression des émotions « négatives » peut être néfaste. La guérison se produit souvent lorsqu'on réussit à remonter à la racine de ces émotions malsaines afin de les évacuer.

Se débarrasser de son bagage émotionnel

Les émotions malsaines qui restent prisonnières du corps peuvent s'accumuler et créer des troubles. Comme un excédent de bagages ou une accumulation d'ordures qui finissent par pourrir et dégager une odeur nauséabonde, les émotions malsaines qui ne sont pas évacuées peuvent créer, dans l'environnement interne du corps, une chimie toxique qui nuit au bon fonctionnement du système guérisseur. Se débarrasser de ce bagage émotionnel en apprenant à évacuer les émotions négatives comme le ressentiment et la colère permet d'alléger le fardeau susceptible d'affaiblir le corps et de le rendre malade.

La colère est l'élément le plus notoire de l'ensemble des émotions. Une colère refoulée est nuisible à la santé, car elle mène au ressentiment, à la jalousie, à l'hostilité, à la haine et à la rage. Une colère contenue qui grossit avec le temps peut causer des dommages internes, particulièrement aux vaisseaux sanguins et au système cardiovasculaire. Beaucoup de crises cardiaques ou d'accidents vasculaires cérébraux fatals sont survenus après une colère intense. Une colère non évacuée qui s'accumule depuis des années peut provoquer une éruption soudaine et violente au moindre prétexte, causant des dommages considérables à la personne ou à son entourage. Des événements en apparence insignifiants peuvent servir de détonateurs à cette colère accumulée. Beaucoup de guerres et de crimes horribles ont été causés par une expression inappropriée de la colère. Une colère prolongée et continue perturbe l'esprit, créant une volatilité émotionnelle et une instabilité mentale. Quand vous êtes en colère, vous êtes furieux. Et ce n'est pas un hasard si on traitait parfois, et que l'on traite encore, les personnes atteintes de maladie mentale de « fous furieux ». Une colère profondément enfouie et non exprimée, appelée parfois « colère froide », a été un facteur dans plusieurs cas de dépression et de maladie mentale.

La colère est un gaspillage d'énergie qui peut endommager votre corps et alourdir le fardeau du système guérisseur. Il est donc impératif de libérer la colère d'une manière adéquate et de prévenir une accumulation malsaine. Une fois la colère exprimée et bien évacuée, d'autres émotions émergent, comme la souffrance, que vous pouvez alors sublimer pour atteindre l'émotion la plus importante, l'amour.

Voici quelques conseils pour libérer le bagage émotionnel malsain :

- Fermez les yeux et sentez les sensations d'inconfort dans la poitrine, l'estomac, l'abdomen ou toute autre partie de votre corps.
- Essayez de nommer cette émotion, par exemple la tristesse (« Je suis triste »), la colère (« Je suis fâché »), et ainsi de suite.
- Permettez à cette émotion de s'exprimer, qu'il s'agisse de la colère, du ressentiment, de la jalousie, de la culpabilité, de la honte, de la tristesse ou du chagrin. (Les behavioristes disent « qu'on ne peut guérir ce qu'on ne ressent pas ».)
- Exprimez à voix haute la sensation ou l'émotion ou écrivez son nom. Essayez d'en comprendre la cause. Voyez s'il n'y a pas d'autres émotions qui se cachent derrière et qui pourraient en faciliter l'expression.

Pour vous aider à évacuer la colère et à vous débarrasser de votre bagage émotionnel, vous pouvez essayer les activités suivantes :

- Écrivez tout ce qui vous passe par la tête à propos des expériences émotionnelles négatives, jusqu'à ce que vous ayez l'impression d'avoir tout dit à ce sujet.
- Criez jusqu'à en perdre haleine tout ce que vous ressentez à propos de l'expérience émotionnelle négative pendant que vous conduisez votre voiture les vitres fermées (afin que personne ne vous entende).
- Prenez un bâton de base-ball en plastique et frappez dans un oreiller aussi souvent et aussi fort que vous le voulez, ou utilisez un ballon de boxe pour le frapper à coups de poing ou de pied, tout en répétant à voix haute une phrase à forte charge émotive reliée à votre colère. (Je suggère de faire cet exercice dans une pièce ou un endroit où personne ne peut vous déranger et où vous ne dérangerez personne.)
- Faites de l'exercice, comme de la musculation ou de l'aérobie, tout en vous appliquant à libérer la colère et les autres émotions malsaines. Ce processus peut être cathartique et guérisseur. N'oubliez pas que le mot *émotion* vient du latin *motio*, qui signifie *mouvement*. Bouger votre corps permet souvent d'évacuer la colère et le bagage émotionnel et de s'en libérer.
- Consultez un professionnel de la santé ou un thérapeute.
- Quand vous allez au bout de votre colère pour ressentir de la souffrance, des larmes peuvent couler sur vos joues. L'évacuation de la souffrance accompagnée de larmes peut s'avérer extrêmement bénéfique pour votre système guérisseur.

L'amour : l'émotion la plus puissante entre toutes

L'amour est l'émotion la plus forte et la plus importante. C'est la plus grande source de nourriture, de force et d'énergie pour le système guérisseur. Si l'amour peut être stimulé par des forces extérieures, ses origines véritables proviennent des profondeurs mystérieuses de votre propre cœur. L'amour est en lien avec les forces créatrices de l'Univers. Et pour cette raison, il peut exister au-delà des frontières de votre esprit et de votre corps afin de toucher d'autres cœurs humains. Là où il y a de l'amour, il y a de la guérison, même quand il s'agit de maladies dévastatrices ou d'épreuves, de tribulations et de souffrances les plus horribles.

Depuis les temps les plus anciens, les sages, les mystiques, les philosophes, les poètes, les artistes et les guérisseurs savent que l'amour est la plus puissante force de guérison qui soit. Grâce aux nouvelles découvertes dans le domaine médical, les scientifiques et les médecins commencent également à en prendre conscience. Les études montrent que les personnes qui disent recevoir de l'amour, même s'il provient d'un animal domestique, vivent plus longtemps et sont moins malades. Selon le Dr Bernie Siegel, « l'amour est le stimulant le plus puissant du système immunitaire ». De même, selon l'Association américaine de médecine holistique, « l'amour est le médicament le plus efficace du monde ».

L'amour est plus puissant que la peur. En fait, l'amour peut vaincre toutes les peurs. Dès que la peur et le doute s'installent, chassez-les avec des pensées d'amour. Ayez des pensées d'amour pour vous, votre famille et vos amis, vos animaux de compagnie ou tout ce qui est cher à votre cœur. Concentrez-vous sur ce que vous aimez. Si vous ne trouvez rien, le temps est venu de prendre votre pelle émotive pour enlever les couches de détritus qui recouvrent votre cœur. Cherchez l'amour jusqu'à ce que vous l'ayez trouvé. Vous trouverez alors l'amour tel qu'il existe depuis toujours : réconfortant, apaisant, puissant, généreux, intemporel et éternel.

L'amour est le fondement de l'âme. Quand vous souffrez et que vous vous sentez mal dans votre corps ou votre esprit, rappelez-vous ceci. Si vous avez tout essayé et rien ne marche, essayez l'amour. Il vous guérira !

Le rire et l'humour sont les meilleurs remèdes

Quand vous riez, vous vous sentez bien et joyeux. Il a été cliniquement et scientifiquement prouvé que cet état mental et émotionnel positif a des effets bénéfiques incroyables sur la santé tout en étant un élixir pour votre système guérisseur.

J'ai rencontré des octogénaires, des nonagénaires, voire des centenaires qui ne faisaient pas attention à leur santé. Ils fumaient, ils buvaient, ils mangeaient trop et ne faisaient pas d'exercice. En revanche, ils savaient rire et prendre la vie du bon côté sans se prendre trop au sérieux. C'est le cas de Norman Cousins, le célèbre auteur du livre *Anatomy of an illness.* Souffrant d'une douloureuse maladie incurable, il a découvert qu'après avoir ri de bon cœur pendant une quinzaine de minutes en regardant une émission humoristique, il pouvait dormir deux heures sans ressentir de douleur. Il a même réussi à guérir complètement et à éliminer toute trace de maladie dans son corps en suivant sa cure de rire.

L'humour et le rire stimulent des mécanismes de soulagement de la douleur qui libèrent des *endorphines* et des *enképhalines,* des opioïdes neurochimiques puissants produits par le cerveau. Le rire peut détendre l'esprit et le corps et neutraliser non seulement les effets de la réaction de combat ou de fuite, mais réveiller le système guérisseur. C'est pour ces raisons que des médecins bien connus, comme Patch Adams ou Bernie Siegel, vantent les mérites du rire et de l'humour ainsi que leurs effets positifs sur la santé.

Un traitement humoristique

Pour rire davantage, avoir du plaisir et aiguiser votre sens de l'humour, essayez les méthodes suivantes :

- Regardez des comédies au cinéma ou à la télévision, une ou deux fois par semaine. Si vous n'avez pas vu le film *Patch Adams,* qui met en vedette Robin Williams, je vous le recommande fortement.
- Allez voir des spectacles d'humour ou regardez-en à la télévision. Lisez les bandes dessinées ou les faits cocasses dans les journaux et les magazines.
- Regardez des dessins animés avec vos enfants, vos petits-enfants ou des amis. Faites-le, même si vous êtes seul. Allez dans un parc d'attractions le plus souvent possible.
- Jouez avec des enfants aussi souvent que possible.
- N'oubliez pas qu'il y a un enfant qui sommeille en vous.

Le stress et le système guérisseur

Le stress altère de manière significative le fonctionnement du système guérisseur. Le stress stimule et active le système nerveux sympathique, qui provoque la réaction de combat ou de fuite. N'oubliez pas qu'une réaction de combat ou de fuite libère de l'adrénaline dans le sang, qui excite et stimule le corps. Le flux sanguin, l'énergie et les nutriments sont détournés des organes internes du corps pour alimenter les gros muscles des bras et des jambes, qui vous permettront de combattre ou de fuir. Les mécanismes de réparation et de guérison sont alors suspendus. Cette diminution du flux sanguin, des nutriments et de l'énergie gêne le travail du système guérisseur. Un stress continu a des effets néfastes sur votre corps, comme une augmentation dangereuse de la pression artérielle, une diminution du flux sanguin vers le cœur et l'apparition de lésions inflammatoires dans votre estomac et vos intestins. Le stress provoque une surcharge de travail pour votre système guérisseur et surtaxe ses ressources.

Le stress peut être défini comme une *surdose d'informations.* Trop d'informations arrivent trop rapidement et nous envahissent. Même si le stress fait partie de la condition humaine, la quantité d'informations qui nous provient de toutes parts est beaucoup plus grande et nous arrive beaucoup plus rapidement que dans le passé. Il devient alors difficile de départager l'information importante de celle qui ne l'est pas. Votre vie dépend souvent de décisions que vous devez prendre rapidement à partir des données dont vous disposez ; une trop grande quantité d'informations peut compliquer ce processus et le perturber. Cette surcharge engendre un stress plus grand qui touche davantage de personnes qu'auparavant.

L'accélération du rythme de vie provoquée par un tourbillon d'activités accroît également notre degré de stress. En effet, nos styles de vie modernes se caractérisent de plus en plus par la rapidité. Nous courons sans cesse pour nous acquitter de toutes nos tâches et nos responsabilités, ce qui entraîne un surcroît de tension et de stress.

Le stress peut également prendre la forme d'un sentiment d'isolement : isolement par rapport à sa famille, à ses amis, à sa collectivité, au monde, à soi-même ou à la puissance supérieure. Il ne s'agit pas nécessairement d'un isolement physique. Même au beau milieu d'une métropole grouillante comme New York, on peut se sentir seul, isolé et coupé des autres. Un dicton anglais dit que « *no man is an island* » (aucun homme n'est une île) ; en d'autres mots, nous avons besoin des autres. Comme l'être humain est une créature fondamentalement grégaire, il ne peut rester seul ou isolé pendant une longue période sans que cela cause du stress. Les prisons appliquent ce principe, lorsqu'elles utilisent des cellules d'isolement pour mater des détenus récalcitrants. L'isolement est donc considéré comme un outil de discipline et un châtiment extrême.

En raison des effets potentiellement dommageables et de l'influence néfaste du stress sur le système guérisseur, apprendre à se détendre, à relaxer et à gérer efficacement le stress est primordial pour la santé. Les techniques de gestion du stress activent une « réaction de détente » qui désamorce et neutralise complètement la réaction de combat ou de fuite. Ces techniques travaillent de concert avec votre système guérisseur pour activer les mécanismes de réparation qui peuvent inverser le processus des maladies chroniques reliées au stress. Les techniques et les stratégies de gestion du stress peuvent aider votre corps à retrouver sa vigueur et son état naturel de santé et à les conserver. L'histoire suivante illustre l'efficacité de la gestion du stress pour stimuler le système guérisseur.

L'histoire de Conrad

Conrad était un jeune homme très ambitieux qui avait toujours excellé dans ses études. Il avait été un premier de classe à l'école secondaire et avait obtenu d'excellentes notes à l'université. Après avoir reçu son diplôme, il s'était trouvé un emploi de cadre subalterne dans une entreprise de télécommunications qui offrait un excellent salaire et beaucoup d'avantages sociaux. Conrad ne comptait pas ses heures, d'abord parce qu'il aimait son travail et ensuite parce qu'il voulait se faire remarquer par ses patrons.

Or, depuis l'école secondaire, Conrad souffrait de problèmes de digestion caractérisés par des gaz et de la diarrhée. Parfois, il ressentait une douleur à l'abdomen qui l'empêchait de dormir. Ces symptômes s'étaient aggravés après ses études. Lorsque Conrad est venu me consulter le jour de son 28e anniversaire de naissance, trois spécialistes avaient diagnostiqué une *maladie intestinale inflammatoire*. Il devait prendre des *corticostéroïdes*, des analgésiques et des *antispasmodiques gastro-intestinaux*. Si ces médicaments ont semblé donner de bons résultats au début, ils ont rapidement perdu leur efficacité et avaient un effet contraire sur Conrad. Ces symptômes nuisaient à son rendement au travail et gâchaient sa vie privée.

En auscultant Conrad, j'ai remarqué qu'en plus de ses symptômes physiques, il semblait nerveux et agité. Il m'a raconté qu'aussi loin qu'il pouvait se rappeler, il s'était toujours senti tendu et incapable de relaxer. J'ai alors recommandé à Conrad d'apporter plusieurs changements à son style de vie, notamment à son alimentation. Je lui ai également enseigné une technique simple, pour l'aider à se détendre et à gérer son stress.

r mis en pratique cette technique pendant six ad a constaté une amélioration dans son état de tard, il ne prenait plus de médicaments, et la dou- avait presque disparu. Au bout de quatre années, Conrad ne ressentait plus aucun symptôme, sauf lorsque des tensions apparaissaient dans sa vie privée ou au travail. Comme il avait fait le lien entre son esprit et son corps et qu'il savait que le stress pouvait contribuer à sa maladie intestinale inflammatoire, Conrad était convaincu que la détente et la gestion du stress étaient indispensables pour qu'il reste en bonne santé.

L'acceptation et l'affirmation aident à réduire le stress

Une des clés pour réduire le stress se trouve dans la célèbre prière de la sérénité qui est utilisée par plusieurs programmes à douze étapes : « Mon Dieu, donnez-moi la sérénité d'accepter les choses que je ne peux changer, le courage de changer les choses que je peux et la sagesse d'en connaître la différence. » Cette prière comporte à la fois l'acceptation de certaines limites et réalités de la vie et la détermination d'en améliorer les aspects qui peuvent être changés. Une telle philosophie peut vous enlever un poids énorme sur les épaules et vous donner la possibilité de vivre une vie meilleure.

Plutôt que de fuir les problèmes, les difficultés, les conflits, ou de se réfugier dans les distractions malsaines comme l'alcool, les drogues, la nourriture, le sexe ou d'autres comportements destructeurs et irresponsables, se prendre en main pour affronter ses problèmes aide à réduire le stress. Se prendre en main exige d'adopter une pensée positive, d'utiliser ses ressources et de demander conseil à des personnes de confiance pour trouver les meilleures solutions possibles à ses problèmes et les appliquer.

L'affirmation et l'acceptation sont des outils efficaces pour réduire le stress. Ces méthodes plus créatrices et orientées davantage vers la recherche de solutions vous permettent de voir les

problèmes et les difficultés comme des défis, des occasions d'apprendre et des expériences utiles pour progresser.

Les méthodes et les techniques de gestion du stress

Voici des méthodes simples, efficaces et éprouvées que l'on peut appliquer avec régularité pour gérer le stress.

La relaxation profonde

Un des moyens les plus efficaces pour renforcer votre système guérisseur consiste à neutraliser les effets du stress en apprenant à détendre votre corps et votre esprit. Comme ces méthodes ne sont pas enseignées à l'école, très peu les connaissent et savent comment les utiliser. Pire encore, beaucoup se tournent vers des moyens artificiels de détente comme les drogues ou l'alcool pour obtenir un soulagement temporaire des tensions et des pressions. Ces substances créent une dépendance, ont des effets secondaires et peuvent ultimement s'avérer nuisibles au corps.

La relaxation est une des premières étapes, voire la plus importante, qui mène à la guérison. La relaxation neutralise et inverse les effets du stress et permet à votre esprit, à votre système nerveux et à tous les systèmes de votre corps de coopérer avec votre système guérisseur. La relaxation met en branle les mécanismes de guérison qui agissent profondément à l'intérieur des tissus de votre corps.

La relaxation comporte plusieurs avantages éprouvés, dont la capacité à réduire le stress, à baisser la pression artérielle, à améliorer la fonction immunitaire et à calmer et stabiliser le système nerveux. Il est donc important d'apprendre à s'en servir. La relaxation ne se résume pas à regarder un match de hockey en prenant quelques bières. Même si une telle activité peut être agréable, il existe d'autres moyens de détente qui calment et apaisent naturellement votre corps et votre esprit.

La relaxation est à la base de plusieurs techniques en lien avec le corps et l'esprit qui peuvent soutenir et nourrir le système guérisseur. Apprendre à se détendre n'est pas plus difficile que d'apprendre à conduire une voiture. Il suffit d'un peu d'entraînement.

Voici une technique de relaxation profonde, facile et efficace :

- Réservez une période de 15 à 20 minutes où vous pouvez être seul.
- Assurez-vous de ne pas être dérangé par un appel téléphonique, une couche à changer ou une marmite à retirer du feu. Installez-vous dans une pièce munie d'une porte que vous pourrez fermer pour vous couper de toutes les distractions. (Sinon, utilisez des bouchons d'oreilles ou des écouteurs pour vous isoler du bruit ambiant.)
- Installez-vous confortablement en vous étendant sur un lit ou sur le plancher. Vous pouvez placer des couvertures ou des oreillers sous vos genoux, votre tête ou votre dos. Assurez-vous de rester au chaud.

Note : Avant de commencer, vous pouvez enregistrer les consignes suivantes en les lisant à voix haute, lentement et calmement. Vous disposerez alors de votre propre enregistrement de relaxation. Ce sont vos propres mots qui vous guideront vers la relaxation profonde recherchée.

- Placez vos mains le long de votre corps, les paumes tournées vers le haut, ou sur votre ventre, les doigts croisés. Fermez lentement les yeux et tournez votre attention vers l'intérieur de votre corps.
- Sentez le léger mouvement de votre ventre qui se soulève et s'abaisse au rythme de l'air qui entre et sort de votre corps. Quand vous inspirez, votre ventre se gonfle et se soulève

doucement. Quand vous expirez, il se dégonfle et s'abaisse tout aussi doucement.

- Sans essayer de régler le rythme ou l'amplitude de ce mouvement, soyez un observateur passif du flux de l'air qui entre et sort de votre corps, et sentez votre ventre qui monte et descend.
- À chaque expiration, sentez vos muscles se libérer de la tension et votre corps devenir plus détendu. (Note : Chaque expiration produit un état naturel de relaxation. Si vous restez attentif à votre corps et à votre respiration, vous pourrez sentir très clairement cet état de relaxation.)
- Portez maintenant votre attention vers vos pieds et vos orteils. Utilisez votre respiration et l'état naturel de relaxation qui se produit à chaque expiration pour relâcher doucement les muscles des pieds et des orteils.
- Relâchez les muscles des chevilles, des jambes, des genoux, des cuisses, des hanches, du bassin, des fesses et du bas du dos.
- Relâchez les muscles de l'estomac, de l'abdomen et de la poitrine, ainsi que les muscles situés au milieu et au haut du dos, y compris la zone située entre les omoplates.
- Relâchez les muscles des épaules, des bras, des avant-bras, des poignets, des mains, des doigts et du bout des doigts.
- Relâchez les muscles du cou et de la tête ainsi que ceux qui sont situés au-dessus de votre tête.
- Relâchez les muscles du front, des yeux, des oreilles, de la mâchoire et du visage.
- Relâchez tous les muscles de votre corps.
- Maintenant, concentrez-vous sur le bout de votre nez et sur l'air qui entre et sort du corps, à travers les narines.

- Sans essayer d'en régler le rythme ou l'amplitude, soyez attentif au mouvement de l'air qui entre et sort de votre corps.
- Observez votre respiration comme s'il s'agissait d'un mouvement qui se déroulerait à l'extérieur de votre corps.
- Continuez à observer ainsi votre respiration pendant 15 à 20 minutes et laissez votre corps et votre esprit se détendre complètement.

Une fois cet exercice terminé, ouvrez lentement les yeux et étirez votre corps tout entier. Attendez un moment avant de commencer une autre activité. Prenez le temps de savourer l'état de détente et de relaxation qui vous habite. Prenez conscience que cet état n'est pas le produit de moyens artificiels ou extérieurs, mais qu'il s'agit plutôt d'un état naturel de bien-être. Essayez de conserver cet état naturel de calme et de détente jusqu'à la prochaine fois où vous ferez cet exercice. La pratique régulière de cet exercice apporte des résultats durables.

La relaxation profonde renforce et recharge le système guérisseur

La relaxation profonde calme le système nerveux et ralentit les processus métaboliques du corps, afin de permettre au système guérisseur de travailler sans entraves. Une fois ces obstacles enlevés, votre système guérisseur peut fonctionner avec plus d'efficacité et d'efficience. Comme le système guérisseur est au sommet de sa forme dans un environnement plus calme, la relaxation profonde est une des techniques les plus efficaces pour le renforcer. En voici d'autres avantages :

- Vous vous sentirez plus détendu tout au long de la journée et vous profiterez d'une plus grande paix intérieure, même dans les situations stressantes et difficiles.

- Vous serez plus conscient des situations stressantes et de leurs effets sur votre corps. En vous remémorant cet état naturel de relaxation, vous apprendrez à éviter le stress inutile et à le gérer plus efficacement.

- Vous deviendrez plus conscient des conséquences néfastes de certaines émotions comme la peur et la colère et vous serez plus à même de vous détendre, pour les évacuer rapidement et efficacement.

- Vous bénéficierez d'une quantité d'énergie plus grande tout au long de la journée. Le stress est un gaspillage d'énergie qui épuise le corps. Plus vous serez détendu, moins vous serez fatigué. Évacuer la tension et se détendre libère des quantités phénoménales d'énergie dans votre corps.

- La relaxation élimine la tension et atténue la douleur. Si vous souffrez d'un problème médical chronique qui cause une douleur persistante, la pratique régulière de la relaxation diminuera cette douleur.

- Si vous souffrez d'anxiété, de phobies ou même de dépression, vous verrez une nette amélioration, dans un laps de temps relativement court.

- La relaxation profonde stimule le système guérisseur et active les processus internes de guérison.

Comme vous pouvez le constater, la relaxation profonde vous aidera de multiples façons sur les plans physique, mental et émotif.

La respiration réduit le stress

Comme la respiration est le lien qui unit votre corps et votre esprit, travailler avec votre respiration est un de moyens les plus efficaces de gérer le stress. L'agitation mentale, l'anxiété ou le stress perturbent la respiration qui s'accélère et devient plus courte. À l'inverse, quand vous êtes détendu, votre respiration ralentit et devient plus profonde.

Habituellement, nous vaquons à nos activités sans nous soucier de notre respiration. Toutefois, sans respiration, nous ne pourrions vivre. Notre existence dépend de l'apport continu d'oxygène qui pénètre dans notre corps avec l'air que nous respirons.

Votre santé s'améliore lorsque vous pouvez respirer avec facilité et de manière détendue. Pour obtenir ce résultat, il suffit d'appliquer les techniques simples et efficaces présentées dans ce chapitre. Respirer profondément augmente la capacité pulmonaire et renforce le système respiratoire, ce qui produit une respiration plus efficace. Une respiration efficace et détendue fournit un supplément d'énergie à la guérison et à la régénération pour deux raisons importantes :

1. Une respiration améliorée augmente l'oxygénation du sang. Une oxygénation accrue signifie un apport en oxygène plus grand dans chaque cellule, organe et tissu de votre corps.
2. Une respiration efficace, aisée et détendue produit un effet apaisant sur le cerveau et le système nerveux, et réduit les tensions mentales et physiques.

Ces deux facteurs travaillent en synergie, pour éliminer la fatigue et générer plus d'énergie dans votre corps, ce qui améliore le fonctionnement et le rendement de votre système guérisseur.

Exercice de respiration n° 1 : la respiration consciente

- Trouvez un endroit calme où vous pouvez être seul pendant 10 à 15 minutes. Assurez-vous de n'avoir aucune obligation ou responsabilité au cours de cette période.
- Vous pouvez vous étendre sur le dos comme lors d'une séance de relaxation profonde ou vous asseoir sur une chaise

ou toute autre surface ferme et confortable. Mettez-vous à votre aise.

- Fermez les yeux et tournez votre attention vers l'intérieur de votre corps. Soyez attentif au léger mouvement de votre ventre. (Vous devrez évidemment garder les yeux ouverts pour lire les instructions. Afin d'en profiter au maximum, fermez les yeux après les avoir lus et vous être familiarisé avec cette technique.)
- Sentez votre ventre qui gonfle et se soulève doucement, quand l'air entre dans votre corps.
- Sentez votre ventre qui se dégonfle et descend doucement, quand l'air sort de votre corps.
- Sans essayer d'en régler le rythme ou l'amplitude, restez attentif au mouvement involontaire de votre ventre lorsque l'air entre et sort de votre corps.
- À chaque respiration, sentez l'oxygène contenu dans le sang entrer et sortir des cellules et des tissus de votre corps, apportant force et énergie au système guérisseur et au corps tout entier.
- Chaque fois que vous expirez, sentez vos muscles qui se détendent.
- Concentrez maintenant votre attention sur le bout de votre nez. Sentez l'air qui entre et sort de votre corps. Encore une fois, sans essayer d'en régler le rythme ou l'amplitude, voyez la respiration comme une entité distincte de vous.
- Chaque fois que vous expirez, sentez votre corps se détendre et votre esprit devenir plus calme, serein et apaisé. Sentez la puissance de cet état naturel de calme et de tranquillité dans votre corps tout entier.

- Sentez l'énergie guérisseuse de votre respiration qui entre dans chaque cellule et tissu de votre corps au fur et à mesure que votre corps devient plus en santé, plus alerte et plus animé.

- Après avoir respiré de cette manière pendant 10 à 15 minutes, ouvrez lentement les yeux. Avant de reprendre le cours normal de vos activités, sentez la puissance de la respiration. Sentez son influence apaisante sur votre esprit et son impact énergisant sur votre corps. Rappelez-vous que votre respiration peut toujours vous aider, lorsque vous vous sentez stressé, anxieux ou fatigué. Soyez conscient le plus possible de votre respiration. Fixez-vous comme objectif de faire cet exercice de respiration chaque jour, pendant 5 à 10 minutes. Si votre horaire le permet, passez à 30 minutes par jour. Le matin ou le soir, qui sont habituellement des périodes plus calmes, sont les meilleurs moments pour faire ces exercices.

Exercice de respiration n° 2 : la respiration sonore

- Trouvez un endroit calme où vous pouvez être seul pendant 10 à 15 minutes. Assurez-vous de n'avoir aucune obligation ou responsabilité au cours de cette période.

- Vous pouvez vous étendre sur le dos comme lors d'une séance de relaxation profonde ou vous asseoir sur une chaise ou toute autre surface ferme et confortable. Mettez-vous à votre aise.

- Fermez les yeux doucement et tournez votre attention vers l'intérieur de votre corps. (Vous devrez évidemment garder les yeux ouverts pour lire les instructions. Afin d'en profiter au maximum, fermez les yeux après les avoir lus et vous être familiarisé avec cette technique.)

- Ouvrez la bouche pour inspirer et expirer lentement. Chaque fois que vous expirez, dites un « ah » prolongé, le son que les médecins demandent de faire quand ils examinent la gorge. Ce son doit provenir de votre gorge. Placez une main sur votre gorge pour sentir vos cordes vocales vibrer.
- Ensuite, chuchotez le même son pendant que vous respirez pour produire un son plus doux.
- Fermez la bouche pendant que vous continuez à faire le même son ; laissez l'air entrer et sortir de votre nez tout en vous concentrant sur le son qui sort de votre gorge et de vos cordes vocales.
- Respirez plus longuement et plus profondément, mais sans forcer.
- Respirez avec aisance tout en produisant le son, comme si vous vous racliez délicatement la gorge. Faites le son en inspirant et en expirant. Continuez à allonger doucement chaque respiration.
- Rendez le son de plus en plus doux au fur et à mesure que vous continuez de respirer de la même façon. Ce son doit être si faible qu'une personne assise à côté de vous ne pourrait l'entendre.
- Continuez d'allonger et de ralentir votre respiration le plus possible en laissant l'air circuler librement pendant que vous faites ce son qui ressemble à un doux grattement de la gorge. Respirez avec aisance, sans effort ni sensation d'inconfort.
- Tout en gardant les yeux fermés, continuez à pratiquer la « respiration sonore ».
- Bien utilisée, cette technique vous aidera à vous sentir plus serein et plus détendu. Votre esprit sera plus clair et votre corps plus énergique.

- Vous pouvez utiliser cette technique et profiter de ses bienfaits aussi souvent que vous le voulez en augmentant graduellement la durée jusqu'à un maximum de 15 à 30 minutes à la fois.

Cette technique de respiration, qui s'inspire du yoga, nous vient de l'Inde et est appelée *respiration Ujjayi* ». Elle permet non seulement de combattre le stress en nous aidant à avoir un esprit calme et clair, mais elle améliore la capacité pulmonaire et la fonction respiratoire, ce qui apporte plus d'énergie au corps. La respiration *Ujjayi* purifie le système nerveux et augmente les capacités du système guérisseur.

La méditation pour réduire le stress

La méditation est un moyen simple et efficace de gérer votre stress. Elle peut calmer votre esprit et revigorer votre corps, renforçant ainsi votre système guérisseur. La méditation n'a rien d'ésotérique ou de magique. C'est une technique simple et naturelle qui, appliquée correctement, peut avoir un impact considérable sur votre mieux-être physique et psychologique.

Au début des années 1970, les recherches menées par le Dr Herbert Benson, de l'Université Harvard, ont montré les bienfaits thérapeutiques de la méditation et sa capacité à réduire la pression artérielle. Depuis, de nombreuses autres études ont confirmé les avantages de la méditation et sa capacité à favoriser la guérison de plusieurs maladies graves, dont les maladies du cœur, le cancer et le sida.

Lorsque vous méditez, vous ne pensez ni au passé ni à l'avenir, mais uniquement au moment présent. Nous avons tous médité à un moment ou à un autre, ne serait-ce qu'un bref instant. Pendant l'enfance, un tel état d'esprit survient fréquemment. Les enfants adorent jouer et lorsqu'ils jouent, ils sont si concentrés sur ce qu'ils font qu'ils en oublient le reste. Même s'ils ont faim, ils en arrivent à oublier complètement la nourriture, tellement leur esprit est totalement absorbé par le jeu. Cet état d'esprit s'apparente à la méditation.

La méditation peut vous aider à reprendre contact avec l'énergie et le plaisir de vivre qui vous habitaient lorsque vous étiez enfant. En détendant votre esprit et vous concentrant sur le moment présent, la méditation allège le fardeau du passé et de l'avenir, libérant de l'énergie et de précieuses ressources internes que le système guérisseur peut récupérer à son propre compte.

Il existe plusieurs techniques de relaxation. Pour obtenir les résultats escomptés, vous devez trouver le style ou la technique qui correspond à vos goûts et à vos besoins. La technique suivante n'est qu'un exemple. Méditer régulièrement pendant 10 à 15 minutes par jour, ou plus si votre horaire le permet, produira des résultats spectaculaires sur votre santé.

Méditer « la tête dans les nuages »

Voici une technique de méditation simple qui ne prend que quelques minutes :

- Trouvez un endroit calme où vous pouvez être seul pendant 10 à 15 minutes. Assurez-vous de n'avoir aucune obligation ou responsabilité au cours de cette période.
- Vous pouvez vous étendre sur le dos comme lors d'une séance de relaxation profonde ou vous asseoir sur une chaise ou toute autre surface ferme et confortable. Mettez-vous à votre aise.
- Fermez les yeux doucement et tournez votre attention vers l'intérieur de votre corps. (Vous devrez évidemment garder les yeux ouverts pour lire les instructions. Afin d'en profiter au maximum, fermez les yeux après les avoir lus et vous être familiarisé avec cette technique.)

- Concentrez-vous sur votre respiration et sur le mouvement de votre ventre lorsque l'air entre et sort de votre corps, comme dans les exercices de respiration précédents.
- Pendant que vous vous détendez et que vous vous concentrez sur votre respiration, imaginez que vous êtes dans une pièce munie de grandes fenêtres.
- Pendant que vous continuez à vous détendre et à rester attentif à votre respiration, certaines pensées surgiront inévitablement dans votre esprit. Plutôt que de retenir ces pensées ou d'y réagir, imaginez que ces pensées sont des nuages doux et cotonneux qui entrent par une fenêtre et ressortent par une autre.
- Continuez à vous détendre et à rester attentif à votre respiration en transformant chaque pensée qui traverse votre esprit en un nuage doux et cotonneux qui entre et sort de la pièce.
- Ne laissez aucune pensée perturber votre état d'esprit calme et détendu ; transformez-la plutôt en nuage doux et cotonneux qui passe au-dessus de vous.

Vous pouvez utiliser cette technique de méditation chaque fois que vous vous sentez anxieux ou tendu, ou lorsque des pensées vous perturbent l'esprit. Quand vous aurez maîtrisé cette technique, vous pourrez l'utiliser les yeux ouverts, même au beau milieu d'une activité.

Gérer le stress et renforcer le système guérisseur avec la visualisation/imagerie mentale

Toutes les grandes inventions ont commencé par une idée innovatrice qui a germé dans l'esprit de leurs inventeurs, qu'il s'agisse des frères Wright, d'Alexandre Graham Bell ou de Thomas Edison.

L'imagination précède la réalité et peut exercer une influence énorme sur le fonctionnement de votre système guérisseur tout en aidant votre corps à préserver son état naturel de santé.

Votre esprit est un outil puissant, et chaque pensée qui le traverse peut devenir réalité. Cela est d'autant plus vrai pour les pensées qui concernent votre santé. Votre cerveau agit comme un transformateur puissant qui métabolise l'énergie électrique ; par conséquent, les pensées générées par votre cerveau et acheminées ensuite vers une certaine partie du corps peuvent exercer un effet puissant sur sa physiologie. En reconnaissant l'énorme pouvoir de l'imagination, vous pouvez apprendre à l'apprivoiser et à concentrer l'énergie qu'il génère pour renforcer et décupler l'efficacité du système guérisseur.

La visualisation et l'imagerie mentale sont des techniques efficaces qui ont permis à beaucoup de personnes de vaincre des maladies graves comme le cancer et les maladies du cœur en utilisant le lien entre le corps et l'esprit et en se servant du pouvoir de leur imagination pour guérir. Par exemple, plusieurs patients du Dr O. Carl Simonton, un radio-oncologue et un pionnier dans le traitement du cancer, ont utilisé leur imagination pour visualiser leurs globules blancs en train de détruire les cellules cancéreuses présentes dans leur corps. Ce faisant, ils ont réussi à accroître l'activité de leur système immunitaire et à stimuler la réparation et la régénération des tissus endommagés, inversant ainsi le processus de la maladie. Dans son célèbre ouvrage *L'amour, la médecine et les miracles*, le Dr Bernie Siegel raconte l'histoire de plusieurs de ses patients qui ont vaincu leur cancer en appliquant des techniques de visualisation et d'imagerie mentale. Le Dr Marty Rossman présente également, dans son livre *Healing Yourself*, plusieurs cas de patients qui se sont guéris eux-mêmes en utilisant ces mêmes techniques.

Vous connaissez sans doute l'expression « une image vaut mille mots ». Comme votre esprit fonctionne avec des images, il traite l'information en visualisant ou en imaginant des scénarios possibles qui vous projette dans l'avenir. C'est en images que votre esprit réfléchit et conçoit des plans, et cette faculté est une des plus puissantes et des plus naturelles que vous possédiez. Votre corps est influencé par vos activités mentales, et vous pouvez utiliser le même processus pour influencer votre état de santé. Toutefois, cette influence peut être bénéfique ou néfaste. Par exemple, qu'arrive-t-il lorsque vous êtes rongé par l'inquiétude ?

L'inquiétude est une utilisation négative de l'imagination, une projection vers l'avenir empreinte de crainte et une visualisation des pires scénarios possibles à propos des événements à venir. Ce processus produit de l'anxiété, un facteur de stress. Le stress provoque une constriction des vaisseaux sanguins et bloque la circulation des fluides corporels vitaux, ce qui peut causer une congestion et une accumulation des toxines dans les diverses parties de votre corps. Il a été prouvé qu'une inquiétude chronique contribue non seulement à l'hypertension artérielle et aux maladies du cœur, mais aussi à la formation d'ulcères et à plusieurs autres maladies.

À l'inverse, de nombreuses études ont montré que les personnes qui ont apprivoisé les forces constructives de leur esprit et vaincu l'inquiétude chronique ont vu leur santé s'améliorer. C'est pourquoi il est essentiel d'apprendre à utiliser l'esprit et le pouvoir de l'imagination pour améliorer la santé et la qualité de vie. La visualisation ou l'imagerie mentale peuvent être des alliés importants pour votre système guérisseur, car elles canalisent les énergies guérisseuses vers des parties spécifiques du corps.

Comment utiliser les techniques de visualisation et d'imagerie mentale

Il est plus facile d'utiliser les techniques de visualisation et d'imagerie mentale lorsque vous fermez les yeux et que vous êtes détendu. Pour commencer, utilisez les techniques de relaxation profonde et de respiration que nous venons de voir. Installez-vous confortablement et respirez lentement d'une manière détendue. Dès que vous sentez que votre esprit se calme et que votre corps se détend, utilisez les techniques de visualisation et d'imagerie de votre choix. Les quelques techniques suggérées dans ce livre ne sont que des exemples. Il existe beaucoup d'autres façons efficaces de recourir à la visualisation et à l'imagerie mentale, notamment les méthodes utilisées par les thérapeutes professionnels, celles que suggèrent les livres présentés dans la bibliographie que vous trouverez à la fin de ce livre, ou encore celles que vous avez inventées.

Si vous essayez actuellement de vaincre une maladie, vous verrez que les techniques de visualisation et d'imagerie mentale donnent de meilleurs résultats quand on les utilise régulièrement, pendant une période prolongée jusqu'à la guérison complète. Pour les maladies graves, réservez une période de 10 à 15 minutes, deux fois par jour, pour faire des exercices de visualisation et d'imagerie mentale. Pour les maladies moins graves, faites-le une fois par jour, pendant 15 à 30 minutes.

Activer le système guérisseur avec l'imagerie positive

- Quand vous êtes calme et détendu, fermez les yeux et tournez votre attention vers l'intérieur de votre corps.
- Imaginez que vous êtes devenu minuscule et que vous pénétrez à l'intérieur de vous.
- Imaginez que vous portez un casque de chantier et que vous procédez à une inspection des divers organes et systèmes de votre corps, planchette à pince et crayon à la main.
- Laissez une image de votre système guérisseur se former dans votre esprit. Sans porter de jugement, observez sa forme.
- Imaginez que vous parlez à votre système guérisseur. Entendez-le vous répondre d'une voix douce et confiante. Prenez le temps de discuter avec lui, comme vous le feriez avec une vraie personne. Posez-lui des questions et dites-lui tout ce qui vous passe par la tête. Essayez de mieux le connaître. Écoutez attentivement ses réponses et ses commentaires. Vous pouvez lui demander s'il a un nom et si vous pouvez l'utiliser pour communiquer avec lui.

- Après avoir fait connaissance avec votre système guérisseur et dialogué avec lui, demandez-lui amicalement de s'occuper de la partie de votre corps qui a besoin de soins ou qui vous cause du souci.
- Imaginez que vous prodiguez calmement et régulièrement des mots d'encouragement à votre système guérisseur et autres systèmes de votre corps qui sont sous sa supervision, afin de vous assurer que tout fonctionne harmonieusement et de manière optimale.
- Imaginez que vous prenez en note les progrès accomplis par votre système guérisseur tout en continuant à l'encourager à accomplir ses tâches de réparation et de restauration aux endroits requis dans votre corps.
- Demandez à votre système guérisseur s'il a besoin de quelque chose pour continuer à travailler efficacement.
- Remerciez votre système guérisseur pour le travail accompli.
- Engagez-vous à le rencontrer dans les meilleurs délais.
- Faites cet exercice en y mettant de la vie et en ayant des pensées positives à propos de ce que vous venez de visualiser.
- Détendez-vous et prenez une profonde inspiration, pendant que vous complétez cet exercice.
- Ouvrez les yeux lorsque vous avez terminé.
- Écrivez ce que vous avez ressenti ou pensé pendant cette expérience.

Cette technique de visualisation/imagerie mentale n'est qu'un aperçu de ce qu'il est possible de faire. Vous pouvez modifier cette technique ou l'appliquer à toute condition physique que vous souhaitez améliorer. La beauté de la visualisation et de l'imagerie mentale est qu'elle vous permet d'obtenir de précieux renseignements sur votre état de santé. La section « Ressources », que vous trouverez à la fin de ce livre, contient d'autres renseignements au sujet de la visualisation et de l'imagerie.

Réduire le stress par la prière

La prière est un outil efficace pour gérer le stress, peut-être même l'un des plus puissants qui soient. La prière ouvre un canal de communication entre vous et l'univers du sacré qui existe à la fois à l'extérieur et à l'intérieur de vous et dont la sagesse et le pouvoir sont infinis. La prière vous permet de remettre vos problèmes et vos préoccupations entre les mains d'une puissance supérieure, ce qui vous enlève de la tension et du stress. La prière est une des méthodes les plus anciennes, les plus universelles et les plus efficaces de réduire le stress. Toutefois, elle ne donne des résultats que dans la mesure où vous êtes à l'aise avec le type de prière que vous utilisez ainsi qu'avec le contexte, le style et la méthode que vous choisissez pour prier.

Beaucoup d'études scientifiques ont été faites sur l'efficacité thérapeutique de la prière. Une étude a même constaté une amélioration clinique chez des personnes qui avaient été l'objet de prières faites à distance et à leur insu. Beaucoup de ces personnes ne croyaient même pas en Dieu. Dans *Healing Words*, le Dr Larry Dossey présente en détail les résultats de cette fascinante étude ainsi que de plusieurs autres.

Peu importe l'amertume ou le cynisme que vous inspire votre parcours de vie, il n'est jamais trop tard pour tenter d'entrer en contact avec cette source divine en priant avec honnêteté et sincérité. Il peut se produire des miracles. La façon dont vous êtes venu sur cette terre et le fait que vous êtes actuellement en vie sont des miracles en soi !

Que vous apparteniez ou non à une religion en particulier et même que vous soyez agnostique ou athée, il y a quelque chose à apprendre en ouvrant son cœur et en communiquant avec la force et la puissance intelligente et aimante qui vous a créé et qui vous garde en vie.

Quand vous prenez le temps de remettre vos problèmes entre les mains d'une puissance supérieure qui partagera avec vous vos peines, vos soucis, vos problèmes, vos peurs et vos déceptions, n'oubliez pas de prendre quelques moments pour rester attentif à sa réponse à vos prières. Vous obtiendrez souvent des conseils pleins de sagesse. Toutefois, les puissances supérieures ont la réputation de chuchoter. Pour entendre leurs réponses, vous devez calmer votre esprit en utilisant les techniques de relaxation, de respiration et de méditation, ou toutes les trois dans l'ordre, avant de commencer à prier.

Vous pouvez également vous tourner vers l'océan, le ciel, les étoiles, une montagne ou toute autre entité, force ou tout autre endroit dans la nature qui vous réconforte et vous rassure pour vous soulager de la douleur, des préoccupations, des tensions et des peurs. Il peut tout aussi bien s'agir d'un ami sincère, d'un proche, d'un conseiller avisé ou même du grand tout mystérieux de l'Univers qui reste ouvert et réceptif aux idées créatrices, aux intuitions et au pouvoir de guérison de l'amour qui existe dans le cœur.

La paix de l'esprit et le système guérisseur

Votre corps n'est pas une entité désincarnée. Dans une large mesure, son état de santé reflète le parcours de votre vie, lequel à son tour est le fruit de vos habitudes mentales et de vos pensées. Un mode de vie dissolu, chaotique et éreintant qui est signe d'un esprit perturbé mène à une vie marquée par le stress et les tensions physiques chroniques, sape le corps de son énergie et affaiblit le système immunitaire. Cela déclenche des réactions de combat ou de fuite à répétition qui interfèrent avec le rendement de votre système guérisseur tout en rendant votre corps plus vulnérable aux maladies et aux infections causées par des agents internes ou externes.

Un esprit perturbé se comporte comme une montagne russe déréglée ou une grosse tempête et crée de violentes sautes d'humeur susceptibles de perturber l'équilibre interne du corps. Ces sautes d'humeur peuvent libérer de puissantes hormones et des modulateurs chimiques capables de semer le chaos dans vos tissus et vos organes internes. Un esprit perturbé ouvre la porte à une pléthore de maladies, créant autant de possibilités de troubles potentiellement dangereux qui peuvent vous rendre la vie misérable et même hâter votre décès. Votre système guérisseur ne peut donner sa pleine mesure dans de telles conditions.

À l'inverse, un esprit serein favorise un corps détendu et en santé, ce qui contribue à un environnement interne harmonieux qui permet à votre système guérisseur de travailler avec aisance et efficacité. Quand votre esprit est en paix et que vous êtes calme et détendu, vous éprouvez naturellement et spontanément des sentiments d'amour, de satisfaction, de bonheur et de gratitude. Ces émotions produisent de puissantes hormones et des impulsions nerveuses douces et harmonieuses qui inondent le système guérisseur d'une énergie faite d'amour et de vie. Comme une mer calme qui facilite la navigation, un esprit tranquille et serein crée un environnement interne calme et harmonieux pour votre système guérisseur.

Si la santé est l'état naturel de votre corps, celui de votre esprit est la paix. Avoir un esprit apaisé et détendu peut demander un peu d'entraînement, si le calme vous a déserté depuis longtemps, mais cela en vaut la peine. Un esprit sain est essentiel à un corps sain. Pour soutenir le travail de votre système guérisseur, une des choses les plus importantes est de faire participer votre esprit en le gardant calme et serein. Les techniques de gestion du stress décrites dans ce chapitre sont les méthodes les plus efficaces et les plus reconnues pour obtenir et conserver ce bien le plus précieux de tous.

Conclusion sur le pouvoir de l'esprit et le système guérisseur

Dans ce chapitre, vous avez vu l'influence énorme que l'esprit exerce sur le système guérisseur. Chaque pensée qui s'enregistre dans votre esprit crée des changements chimiques puissants dans votre corps, changements qui modifient les processus de réparation et de guérison. Conserver un état d'esprit calme, détendu, positif, optimiste et enthousiaste est essentiel, pour maximiser l'incroyable pouvoir de votre esprit afin qu'il coopère avec votre système guérisseur, qu'il le soutienne, le nourrisse et le renforce.

Les stratégies, les techniques et les exercices proposés dans ce chapitre sont fondés sur des recherches cliniques ; toutefois, pour profiter pleinement de leurs bienfaits, il ne suffit pas de les lire. Prenez le temps de mettre en pratique une ou plusieurs de ces techniques extrêmement utiles de manière à ce qu'elles s'intègrent à votre routine quotidienne et à votre style de vie et deviennent un automatisme comme le brossage des dents. Si vous ou un de vos proches êtes actuellement aux prises avec une maladie grave, ce changement n'est pas une possibilité parmi tant d'autres : c'est une nécessité.

Le chapitre suivant vous montrera l'importance de réduire le stress dans votre vie, alors que nous verrons comment un système guérisseur fort et en santé permet à beaucoup de gens de profiter d'une grande longévité. Vous apprendrez comment ces personnes ont atteint l'âge de 100 ans ou plus et comment, en exploitant l'énergie et la puissance de votre extraordinaire système guérisseur, vous le pourrez également.

CHAPITRE 7

Le vieillissement, la santé durable et le système guérisseur

Vivre plus vieux n'est pas une simple question de hasard, mais reste, en grande partie, un processus systématique dont vous tenez les commandes. Grâce à son système guérisseur, votre corps peut vivre en moyenne jusqu'à 100 ans. Ce sont les choix que vous faites au quotidien qui peuvent allonger ou raccourcir cette espérance de vie. Vivre plus longtemps ne se limite pas à prolonger la vie, mais à vieillir tout en jouissant d'une qualité de vie qui permet d'en profiter pleinement, de conserver le goût de vivre et de rester actif jusqu'à la fin de ses jours. Pour y parvenir, il faut rester en santé. J'utilise l'expression « santé durable » pour désigner ce processus qui consiste à vivre plus longtemps tout en restant en santé.

Si vous examinez attentivement la vie des personnes qui ont profité d'une santé durable, vous découvrirez principalement que leur hygiène de vie, leur alimentation et leurs attitudes concordent avec les idées et les méthodes bénéfiques pour le système guérisseur qui ont été présentées dans ce livre. Comprendre ces idées et ces méthodes et les appliquer vous permettra, à vous aussi, de profiter d'une santé durable. Toutefois, vous devez être prêt à relever certains défis qui accompagnent le vieillissement. En voici un exemple.

Une dame âgée ressentait depuis un certain temps une douleur au genou. Même si la douleur se faisait sentir uniquement dans le genou droit, elle était si vive qu'elle l'empêchait de marcher. Cette dame ignorait quelle en était la cause. Ses amis lui disaient de ne pas s'inquiéter, puisque c'était le résultat de la vieillesse. Cependant, comme la douleur gâchait sa qualité de vie, elle refusait cette explication. Finalement, elle a consulté son médecin, pour en avoir le cœur net.

Pendant la consultation, le médecin a examiné attentivement ses genoux. Il les a fait plier d'une façon, puis d'une autre. Il les a frappés avec un marteau à réflexes, pour vérifier ses réflexes. Il lui a demandé de se tenir sur une jambe, puis de sautiller d'abord avec les deux jambes, ensuite avec une seule jambe, la droite, puis la gauche. Le médecin a aussi procédé à un examen complet. Après avoir terminé, il a haussé les épaules en disant :

— Je suis désolé, Madame. Je ne trouve rien de vraiment grave avec votre genou. Je crains que ce soit tout simplement causé par l'âge.

Exaspérée d'entendre toujours la même explication, la dame a répondu :

— Je regrette de vous contredire, docteur, mais il doit y avoir une autre raison, car mon autre genou a exactement le même âge et il fonctionne à merveille. Merci, et bonne journée !

Cette histoire illustre parfaitement deux points simples mais importants, que je souhaite clarifier au début de ce chapitre. Vous pourrez ainsi mieux comprendre comment il faut travailler avec le système guérisseur lorsqu'on avance en âge.

Premièrement, il existe dans notre société et au sein de la profession médicale une tendance malsaine et pourtant généralisée d'attribuer la plupart des maladies chroniques au vieillissement. Quand vous vieillissez et que vous commencez à ressentir des symptômes d'une quelconque nature, il est très facile d'en rejeter le blâme sur l'âge.

Deuxièmement, pour vieillir en santé, vous devez apprendre à rejeter les idées négatives, pessimistes, craintives et erronées sur les causes réelles des maladies pour vous concentrer plutôt sur la tâche qui vous attend : travailler avec votre système guérisseur afin de jouir d'une santé durable en utilisant les méthodes, les stratégies et les techniques que vous avez apprises jusqu'à présent.

Vieillir n'est pas une cause de maladie

Même si la maladie et le vieillissement sont souvent associés, vous constaterez en examinant les faits et en accordant une attention toute particulière aux causes sous-jacentes de la plupart des maladies *qu'il n'existe aucun lien entre le vieillissement et la maladie.* La plupart des maladies qui nous affligent lorsque nous vieillissons sont causées par des facteurs qui n'ont rien à voir avec l'âge. Permettez-moi de vous expliquer.

Si on analyse les statistiques de santé publique dans d'autres pays, on constate que la majorité des maladies qui touchent les couches les plus âgées des populations des sociétés occidentales sont pratiquement inexistantes dans les pays en voie de développement. Il s'agit notamment des maladies du cœur (la première cause de mortalité dans le monde), l'hypertension artérielle, le diabète, l'emphysème, l'arthrite, le cancer et plusieurs autres maladies qui sont fréquentes en Amérique du Nord et en Europe, mais rares en Afrique et en Asie. Il a été démontré que ces maladies, que le regretté Dr Albert Schweitzer avait surnommées « maladies de civilisation », avaient un lien direct avec des facteurs qui dépendent de nous, comme l'alimentation, le style de vie et l'hygiène de vie. Si ces facteurs s'additionnent avec le temps et que leur effet cumulatif pèse de plus en plus lourd sur notre santé quand nous vieillissons, il n'en demeure pas moins *qu'ils ne sont pas causés par l'âge.* Ils finissent tout simplement par prendre le dessus.

Par exemple, une personne qui fume deux paquets de cigarettes par jour pendant 25 ans ou plus aura plus de risques de souffrir d'emphysème ou d'avoir un cancer du poumon lorsqu'elle atteindra l'âge de 60 ou 70 ans. Cela signifie-t-il que l'emphysème et le cancer du poumon soient causés par la vieillesse ? Absolument pas. Cela signifie plutôt que ces maladies sont plus susceptibles de se manifester chez les gens qui ont commis des abus pendant une longue période, et c'est pour cette raison qu'elles touchent davantage les personnes plus âgées. Si vous abusez continuellement de votre corps et que vous ne respectez pas votre système guérisseur ni ne coopérez avec lui, il est plus que probable qu'un jour ou l'autre, vous tomberez malade.

Si vous examinez attentivement des cas de maladies graves comme le diabète, les maladies du cœur, l'arthrite et le cancer, vous découvrirez probablement des causes sous-jacentes et des mécanismes similaires qui sont beaucoup plus reliés à une alimentation, à une hygiène personnelle et à un style de vie inadéquats qu'à l'âge. Je le dis et le répète, il n'existe aucun lien entre le vieillissement et la maladie.

Lorsque vous travaillerez avec votre système guérisseur, rappelez-vous l'importance d'adopter une attitude similaire à celle de la vieille dame qui avait un genou douloureux. Utilisez le pouvoir de l'esprit et faites les bons choix en matière de santé pour influencer directement le système guérisseur et concentrez vos énergies sur le maintien de votre santé. Tant et aussi longtemps que vous vivrez et peu importe votre état de santé actuel, votre système guérisseur peut guérir vos maladies et améliorer votre santé.

L'influence de l'esprit sur le système guérisseur au fil des ans

« On a l'âge de son cœur » est un dicton que l'on trouve dans beaucoup de cultures et de traditions populaires à travers le monde. Même notre science médicale moderne accorde une part de vérité à ce dicton. En effet, l'attitude par rapport à la santé et à la vie a un effet direct sur le système guérisseur.

Votre attitude mentale et vos attentes envers tout ce qui touche votre santé, qui se reflètent dans le fonctionnement de votre système guérisseur, sont intimement liées. Beaucoup d'études ont montré qu'une attitude mentale saine crée non seulement une meilleure biochimie dans le cerveau et le corps, mais favorise davantage un style de vie sain et actif. Ces deux facteurs profitent directement au système guérisseur en produisant un corps en santé et libre de toute maladie dont l'espérance de vie est plus longue. Une attitude positive renforce le système guérisseur, que vous ayez 30 ans ou 103 ans, et ajoute des années à votre vie.

Dans son livre *RealAge*, le Dr Michael Roizen affirme que les recherches ont montré que l'attitude mentale peut altérer votre santé physique et votre système guérisseur de deux façons : 1) elle détermine comment vous traitez votre corps à travers votre hygiène de vie quotidienne ; 2) grâce au lien corps-cerveau, elle peut influencer directement votre santé physique, car les impulsions neurochimiques et électriques produites par votre cerveau peuvent provoquer des changements physiques significatifs dans chaque tissu et organe de votre corps. Ces facteurs ont un impact direct sur la vitalité de votre système guérisseur et sur la façon dont vous vieillissez.

Grâce à ces découvertes, le Dr Roizen a constaté qu'il peut y avoir un écart important entre votre âge biologique et votre âge chronologique ou réel. Par exemple, des individus qui ont abusé du tabac, des drogues ou de l'alcool dans la vingtaine ou la trentaine ; qui ont eu une vie stressante ; qui se sont mal alimentés ; qui ont pris des risques dans leur vie sexuelle ; qui n'ont pas fait d'exercice ; qui ont nourri des attitudes mentales malsaines ; qui ont épuisé les ressources de leur système guérisseur, ont souvent un corps qui présente des signes d'usure lorsqu'ils atteignent l'âge de 40 ou 50 ans. Ces individus tombent malades, deviennent invalides et meurent prématurément de causes non naturelles. Tout au long de leur vie, ils ont semblé plus vieux que leur âge réel, et sur le plan biologique, ils l'étaient. Ils n'ont pas appris à prendre soin de leur système guérisseur et à travailler avec lui. Au bout du compte (ce qui arrive souvent de manière prématurée), ils deviennent vieux avant l'âge et paient de leur vie. À l'inverse, d'autres personnes âgées de 70, 80, 90 et même de 100 ans sont biologiquement parlant beaucoup plus jeunes que leurs dates de naissance ne l'indiquent. Elles possèdent non seulement un corps qui est plus jeune que leur âge chronologique, mais des attitudes mentales et une vision de la vie qui le sont également. Ces personnes maîtrisent l'art de coopérer avec leur système guérisseur et sont de parfaits exemples du résultat obtenu en retour, soit une santé durable et supérieure à la moyenne.

L'histoire d'Elizabeth

Elizabeth est une de mes patientes dont l'histoire montre comment l'attitude envers l'âge peut avoir un impact significatif sur le système guérisseur. Âgée de 83 ans, Elizabeth était une adepte de yoga depuis plusieurs années, mais depuis six mois, elle n'avait pas pratiqué son exercice préféré. Quand je l'ai interrogée à ce sujet, elle m'a répondu que pendant un long voyage qu'elle avait fait, elle n'avait pas suffisamment bougé ni étiré son corps. Elle avait alors commencé à ressentir des raideurs un peu partout, surtout dans ses mains et ses doigts, et la douleur s'était installée. Comme elle souffrait, elle avait consulté un médecin qui avait posé un diagnostic d'arthrite dans ses mains et ses doigts. Découragée par cette nouvelle, elle s'était enfoncée dans une légère dépression. Elle se sentait invalide, handicapée et vieille. En outre, elle m'a confié qu'elle craignait de ne plus être en mesure de continuer à faire du yoga.

J'ai incité Elizabeth à reprendre ses séances de yoga, ce qu'elle a fait le lendemain malgré ses appréhensions. Je lui ai conseillé de ne rien forcer et de doser ses efforts. Tout s'est bien passé. Après la séance, Elizabeth m'a remercié d'avoir insisté pour qu'elle y retourne. Depuis, elle n'a plus raté une seule séance. Son attitude mentale s'est améliorée, elle ne souffre plus de dépression et en prime, elle est plus souple, particulièrement dans les doigts et les mains. Il ne reste plus de trace d'arthrite. En modifiant son attitude mentale par rapport à son âge et en apprenant à travailler avec son système guérisseur, elle a été capable de recouvrer la santé. Elizabeth a rajeuni et ne se comporte pas comme une personne de 83 ans : « ses vieux jours » ne sont pas encore arrivés.

L'histoire de Bill : une histoire parmi tant d'autres

Bill était un patient âgé de 85 ans que j'avais rencontré en travaillant avec le Dr Dean Ornish. Bill avait réussi à inverser le processus de sa maladie du cœur et à la vaincre. Il était une preuve vivante de l'importance de cultiver une attitude mentale positive par rapport à son âge. Bill, qui voyageait à travers le monde, faisait des randonnées en montagne et pratiquait le yoga chaque jour, avait répondu à un journaliste lui demandant le secret de sa santé et de sa vitalité : « L'expression "être vieux" s'applique à une personne qui a au moins 15 ans de plus que moi ! » C'est ce type d'attitude qui améliore la performance du système guérisseur et contribue à une santé durable.

Pendant mes 10 années passées en compagnie du Dr Ornish, j'avais eu la chance de travailler avec plusieurs merveilleux patients. Comme Bill, ces personnes possédaient des attitudes mentales remarquablement optimistes à propos de leur vie et de leur âge, malgré un passé éprouvé par des maladies graves parvenues à un stade très avancé. En fait, on avait constaté qu'une attitude mentale optimiste était la clé pour renforcer et fortifier leur système guérisseur et ainsi vaincre leur maladie du cœur, une maladie parmi les plus dangereuses et les plus mortelles. Dès le début, les travaux du Dr Ornish avait permis d'établir la relation entre leur attitude et leur capacité à vaincre la maladie.

Avant les recherches du Dr Ornish, de nombreuses études avaient conclu que les maladies du cœur étaient irréversibles et incurables. Ces études avaient démontré à maintes reprises qu'une fois la maladie apparue, elle continuait de progresser et d'empirer au fur et à mesure que la personne prenait de l'âge pour en arriver finalement à la tuer. Encore une fois, cette vision est parfaitement conforme aux idées reçues à propos du vieillissement et de la maladie. Lorsque le Dr Ornish a amorcé ses travaux avant-gardistes visant à démontrer que le cœur pouvait se guérir lui-même, on estimait qu'un tel exploit serait réservé uniquement aux patients plus jeunes dont la maladie était moins avancée.

Contrairement aux prédictions, c'est l'inverse qui s'est produit : les patients dont l'état s'améliorait le plus rapidement étaient les patients les plus âgés et les plus malades. Ces résultats, qui allaient complètement à l'encontre des experts, laissèrent tout le monde, y compris le Dr Ornish, pantois.

Toutefois, si on les examine de plus près, ces résultats commencent à prendre tout leur sens. Les patients plus âgés dont la maladie était à un stade avancé avaient essayé tous les traitements les plus récents, notamment la chirurgie, mais sans succès. Après avoir épuisé toutes les options, ils étaient allés voir le Dr Ornish en désespoir de cause. Comme c'était leur vie qui était en jeu, ces individus étaient prêts à tout pour améliorer leur santé et étaient plus motivés que les personnes plus jeunes et moins touchées par la maladie. Ils reconnaissaient également la nécessité d'adopter une attitude mentale positive dans leur combat pour vaincre la maladie. Compte tenu de leur degré de motivation et de leur attitude, et malgré leur âge avancé, ces personnes ont pu appliquer fidèlement les éléments du programme du Dr Ornish et sont parvenues à inverser le processus de leur maladie et à améliorer leur état de santé dans un très court laps de temps. Encore une fois, leur histoire montre que peu importe votre âge ou la sévérité de votre maladie, le système guérisseur est prêt à vous guérir lorsque vous commencez à travailler avec lui.

Je connais d'autres histoires similaires de personnes souffrant de maladies comme l'hypertension artérielle, le diabète, l'arthrite et le cancer. Les résultats sont tout aussi éloquents. Quand vous nourrissez une attitude mentale négative à propos de la vie et que vous négligez votre santé, vous gênez le fonctionnement de votre système guérisseur et vous risquez de vieillir plus vite, de tomber malade plus facilement et de mourir prématurément. À l'inverse, quand vous apprenez à mettre une attitude mentale positive et une saine hygiène de vie au service du système guérisseur, vous avez plus de chances de vieillir en santé… et de vivre plus vieux.

L'impact des croyances sur le vieillissement et le système guérisseur

Vos attitudes, vos pensées et vos croyances à propos de votre âge et de votre santé exercent une puissante influence sur la performance de votre système guérisseur. À leur tour, ces croyances sont fortement influencées par votre culture et la société dans laquelle vous vivez. Par exemple, si la société dans laquelle vous vivez estime que vous êtes vieux quand vous atteignez l'âge de 40 ou de 50 ans, vous commencerez probablement à vous sentir vieux quand vous approcherez de cet âge. Si les gens autour de vous commencent à vous dire que vous avez l'air vieux, cela renforcera votre croyance intérieure qu'effectivement, vous commencez à être vieux. Quand vous commencez à vous sentir vieux, chaque douleur ou sentiment d'inconfort que vous ressentez dans votre corps renforce cette croyance malsaine, ce qui à son tour sape le travail de votre système guérisseur et accélère le processus du vieillissement.

Comme je le mentionnais précédemment, croire à tort que l'on commence à se faire vieux et que, par conséquent, notre santé continuera à se détériorer chaque jour qui passe est une idée répandue dans nos sociétés occidentales. On croit aussi généralement que certaines maladies sont propres à la vieillesse et que, quand vous prenez de l'âge, vous êtes destiné à contracter une ou plusieurs de ses maladies. Ces croyances s'accompagnent souvent de la peur que la vieillesse soit l'aboutissement naturel de la maladie et que ces maladies, considérées comme le prélude à l'étape finale de la vie humaine, c'est-à-dire la mort, soient les expériences les plus douloureuses, les plus pénibles et les plus terrifiantes entre toutes. (Comme nous le verrons plus loin, un tel scénario n'a rien d'inéluctable.)

Ces croyances et ces attitudes suscitent des projections sinistres quant au sort qui nous attend au fur et à mesure que nous devenons vieux. Par exemple, en Occident, et en particulier en Amérique du Nord, les personnes âgées sont perçues comme un fardeau pour la société, et la vieillesse est vue comme une maladie. Les personnes âgées sont souvent confinées dans leur demeure ou dans des maisons de retraite, où ils attendent la mort. Qui souhaiterait passer ses derniers jours dans la solitude, enfermé entre quatre murs et coupé de sa famille, de ses amis et de ses proches ? Comment s'étonner alors que la vieillesse soit considérée comme une malédiction et un châtiment ? La somme de ces facteurs produit une anxiété sous-jacente qui prend des proportions démesurées avec l'âge et qui peut interférer avec le fonctionnement du système guérisseur, accélérant la fin d'une personne âgée.

En raison des croyances et des peurs à propos de la vieillesse, les habitants des pays occidentaux essaient de ralentir le processus du vieillissement ou carrément de le nier. Pour échapper au terrible châtiment de la vieillesse, beaucoup essaient d'inverser le mouvement de l'horloge en utilisant des artifices superficiels pour retrouver un air de jeunesse. Ils utilisent des colorants pour cacher le gris dans leur chevelure ; ils achètent des traitements contre la perte de cheveux ; ils utilisent des perruques ou se font transplanter des cheveux ; ils se font refaire le visage ou le ventre ; ils reçoivent des injections d'hormones ; ils recourent aux vitamines et aux suppléments ; ils prennent des médicaments vendus sous ordonnance pour retrouver leur vigueur sexuelle. Ces divers moyens cachent en fait une peur de vieillir. Suivre une cure de jouvence tout en étant terrifié intérieurement par l'idée de vieillir ne fait que nourrir le culte déshumanisant du corps. Tant et aussi longtemps que vous avez peur de vieillir et que cette crainte engendre des tensions mentales et physiques qui gênent le fonctionnement de votre système guérisseur, vous vieillirez mal et serez incapable de prolonger votre espérance de vie tout en maintenant une qualité de vie.

Pour calmer ces tiraillements intérieurs, il faut apprendre à se détendre et à s'accepter tel que l'on est, en dépit des années qui s'accumulent. Cela favorise un processus de coopération entre le corps, l'esprit et le système guérisseur, permettant ainsi de jouir d'une santé naturelle et durable pendant de nombreuses années. La pratique régulière des techniques de relaxation et de gestion du stress présentées dans ce livre aide à se détendre et à s'accepter. Ces techniques donnent de bons résultats et permettent non seulement de paraître plus jeune, mais également de se sentir plus jeune.

Les attentes et la longévité

En observant les personnes qui cumulent bonne santé et longévité, nous voyons comment les croyances et les attitudes par rapport au vieillissement peuvent aider le système guérisseur et favoriser une meilleure longévité. Par exemple, chez les Hunza, qui vivent dans les montagnes d'Asie centrale et dont l'espérance de vie dépasse l'âge de 100 ans, il y a très peu de maladies. Un Hunza âgé de 70 ans est considéré comme jeune par ses pairs, qui s'attendent à ce qu'il reste en santé, actif et productif bien au-delà de cet âge. Comme l'esprit influence le corps, la philosophie de vie et les attentes des Hunza exercent une influence positive sur leur système guérisseur. Résultat : moins de maladies, une meilleure santé et une longévité accrue. Si vous caressez l'ambition de faire comme un Hunza, c'est-à-dire de travailler dans les champs et de monter à cheval jusqu'à l'âge de 100 ans, vos chances d'éviter la maladie et de rester actif jusqu'à cet âge seront meilleures. Les Hunza vieillissent avec grâce, restent en santé et vivent plus longtemps parce qu'ils conservent une attitude positive envers la vie, de l'enfance jusqu'à la vieillesse.

Même en Occident, où l'espérance de vie a augmenté, la notion même de vieillesse a changé. Comme je le mentionnais précédemment, les centenaires, c'est-à-dire les personnes qui atteignent l'âge de 100 ans ou plus, sont la tranche d'âge qui connaît la croissance la plus rapide aux États-Unis. Compte tenu de cette statistique, rien ne s'oppose à ce qu'une personne de 70 ans puisse mener une vie active. Elle peut gérer une exploitation agricole ou une entreprise, conduire un tracteur, travailler comme médecin ou facteur, jouer au tennis, faire du ski, du ski nautique ou même des sauts à l'élastique. En fait, étant donné cette longévité accrue (aux États-Unis, l'espérance de vie atteint 74 ans chez les hommes et 79 ans chez les femmes), le gouvernement américain encourage ses citoyens à retarder l'âge de la retraite au-delà de 65 ans et même de 70 ans. Ces statistiques sur la longévité modifient nos attentes vis-à-vis de la santé et de la vieillesse. À leur tour, ces changements entraînent une coopération et un soutien accrus de notre système guérisseur. Il en résulte une population plus en santé, moins malade et qui vit plus longtemps.

Le mythe des maladies liées à l'âge et au système guérisseur

Quand on compare les tendances à travers le monde, il est frappant de constater l'absence dans les pays non-occidentaux de maladies considérées comme endémiques en Occident, particulièrement les maladies liées à la génétique et au vieillissement, notamment les maladies du cœur, le diabète, l'arthrite, l'emphysème et le cancer. Si ces maladies étaient véritablement causées par la vieillesse et les gênes, elles seraient présentes dans toutes les régions du monde. Or ce n'est pas le cas, parce que les causes de ces maladies spécifiques aux sociétés et aux cultures occidentales n'ont rien de naturel. Comme nous le mentionnions précédemment, si on remontait jusqu'aux racines de ces maladies, on trouverait une mauvaise alimentation, un mode de vie malsain et des facteurs d'ordre émotionnel qui créent un stress et des déséquilibres chimiques dans l'environnement interne du corps.

Une des études les plus connues à ce sujet comparait le nombre de cas de diabète entre un groupe composé de Japonais vivant au Japon, un groupe composé de Japonais qui avaient émigré à Hawaï et un groupe composé de Japonais qui avaient émigré sur le territoire continental des États-Unis. L'étude constatait que le nombre de cas de diabète était très bas chez les Japonais vivant au Japon, où cette maladie est très rare. Par contre, chez les Japonais qui avaient émigré à Hawaï, le nombre de cas doublait. Quant au troisième groupe composé de Japonais qui avait émigré sur le territoire continental des États-Unis et qui avait adopté l'alimentation et le style de vie nord-américains, le nombre de cas était si élevé qu'il égalait celui des autres Américains appartenant à la même tranche d'âge. Cette étude montrait clairement que l'alimentation, le style de vie et l'hygiène de vie, et non l'âge ou la génétique, expliquaient le nombre élevé de cas de diabète chez ces hommes d'origine japonaise. D'autres études portant sur des maladies communes en Occident et menées auprès de populations immigrantes qui avaient quitté leur terre natale pour s'installer en Amérique du Nord et en Europe, ont produit des résultats similaires.

Je vous présente cette information afin que vous ne vous laissiez pas berner par les mythes sur l'âge et la vieillesse qui circulent dans notre société. Je veux que vous combattiez l'idée qu'il existe des maladies contre lesquelles vous êtes impuissant. À l'inverse, je veux que vous sachiez que des facteurs simples comme l'alimentation, le style de vie, l'hygiène de vie et les attitudes qui vont à l'encontre du système guérisseur sont les causes sous-jacentes qui expliquent la plupart des maladies. Ces facteurs, qui détermineront au bout du compte si vous resterez en santé ou si vous tomberez malade, dépendent de votre volonté. Quand ces facteurs sont au diapason de votre système guérisseur, il est permis d'espérer qu'en vieillissant, vous pourrez affronter et vaincre pratiquement toutes les maladies et les embûches que la vie mettra sur votre chemin.

Contrairement à la croyance populaire, les grandes maladies suivantes qui sont souvent associées à la vieillesse ne sont aucunement causées par des facteurs reliés à l'âge. (Pour des recommandations plus spécifiques sur la façon de travailler avec le système guérisseur afin de prévenir et de vaincre ces maladies, consultez la deuxième partie de ce livre ou les chapitres précédents.)

La *maladie d'Alzheimer*, qui est répandue chez les personnes âgées, est associée à des pertes de mémoire et à une *démence*, ou perte des facultés intellectuelles, progressive. La maladie d'Alzheimer est fréquente chez les personnes âgées qui ont souffert de négligence, qui ne reçoivent pas une stimulation intellectuelle continue et adéquate ou qui, pour une raison ou une autre, sont privées d'interactions sociales. La maladie d'Alzheimer semble relever davantage d'un trouble nerveux que d'un problème d'ordre anatomique. Par exemple, lorsque le cerveau est surchargé d'informations, stressé et tendu, les symptômes s'aggravent. Même si les spécialistes tentent de découvrir un lien génétique ou un facteur sous-jacent qui causerait la maladie d'Alzheimer, une étude récente menée sur une période de 13 ans montre que les facteurs sociaux restent les causes les plus importantes de cette maladie.

Dans beaucoup de cas, les symptômes de la maladie d'Alzheimer peuvent s'atténuer en entretenant des contacts sociaux adéquats, en apprenant à se détendre pour calmer le système nerveux, en pratiquant des exercices de gestion du stress et en s'intéressant à tous les facteurs susceptibles d'améliorer la santé du système guérisseur. Une bonne alimentation, combinée à l'utilisation de produits naturels comme le Ginkgo, qui améliore le flux sanguin, est également un moyen utile.

L'*arthrite* appartient à la catégorie des maladies articulaires. L'arthrite comprend diverses affections dont les dénominateurs communs sont une raideur progressive, une enflure et une douleur ressenties dans une ou plusieurs articulations. Même si elles sont plus fréquentes pendant la vieillesse, ces maladies se manifestent souvent dans les régions du corps qui ont été négligées, qui n'ont pas été utilisées en raison d'une blessure ou de la sédentarité ou qui, au contraire, ont été surmenées. Les articulations les plus touchées sont les mains et les doigts, les orteils, les genoux, les hanches et la colonne vertébrale. Souvent, les facteurs qui causent l'arthrite ne sont pas seulement d'ordre physique : habituellement, les symptômes s'aggravent pendant les périodes de stress, de perturbations émotionnelles ou de déséquilibres alimentaires. La bonne nouvelle, c'est que plusieurs formes différentes d'arthrite sont, comme les maladies du cœur, réversibles et curables. Bien entendu, cette nouvelle ne peut nous surprendre quand on connaît l'existence du système guérisseur.

Le *cancer* est souvent attribué à tort au vieillissement. Selon plusieurs experts, l'affaiblissement du système immunitaire serait la cause principale du cancer chez les personnes âgées. Le cancer peut toucher toutes les tranches d'âge et même si certains types de cancer sont plus fréquents chez les personnes âgées, d'autres cancers sont associés plus étroitement à des facteurs que l'on peut éliminer, ce qui réduit considérablement le risque de les contracter. Il est plus facile de prévenir le cancer que de le traiter, et c'est en travaillant avec le système guérisseur qu'on y parvient. C'est pour cette raison qu'il est préférable d'adopter le plus rapidement possible des mesures préventives comme une alimentation et un style de vie sains. Quand un cancer survient, il est plus facile d'enrayer sa progression et de le guérir lorsqu'il est diagnostiqué à un stade précoce. Même dans les cas où le cancer est plus avancé, il est possible de le vaincre en utilisant le système guérisseur et en coopérant avec lui sur tous les plans. On rapporte plusieurs cas de personnes qui ont vaincu un cancer parvenu à un stade avancé. Plus vous en apprenez sur le sujet, plus il devient évident que le vieillissement n'est pas une cause de cancer. De même, toutes les personnes qui possèdent un système guérisseur fort et efficace peuvent le vaincre, peu importe leur âge.

La *dépression* est une maladie fréquente chez les personnes âgées, mais elle peut frapper à tous âges. Les personnes âgées dont la vie a perdu son sens sont des candidates idéales pour la dépression. Une dépression qui s'aggrave peut mener à une mort prématurée par suicide. Puisque la dépression agit comme un agent stressant, elle peut avoir des effets physiologiques nuisibles, endommager le système guérisseur et raccourcir l'espérance de vie. La dépression a été reliée à des désordres causés par le stress comme les maladies du cœur, le diabète et le cancer. La dépression est plus fréquente chez les personnes dotées d'aptitudes intellectuelles supérieures à la moyenne qui ont tendance à s'enfermer dans leur propre raisonnement négatif. Il est important pour ces personnes d'apprendre à relaxer, à calmer leur esprit et à s'adonner à des activités qui favorisent une attitude positive. Même si la dépression est traditionnellement considérée comme une maladie mentale, des facteurs physiques peuvent souvent contribuer à ce problème. Une méthode combinant corps et esprit utilisée en collaboration avec le système guérisseur est habituellement la meilleure stratégie à adopter pour inverser le processus de la dépression et la vaincre, peu importe votre âge.

Dans la plupart des cas, il est possible de prévenir la dépression ou d'en inverser les effets en cultivant les liens avec votre famille, vos amis et vos proches ; en participant bénévolement à des activités ; en côtoyant des enfants, des animaux ou la nature ; en exprimant sa gratitude ; en ayant du plaisir sans prendre la vie au sérieux ; en s'intéressant davantage à la spiritualité. Que vous ayez 22 ou 82 ans, les mêmes stratégies s'appliquent, et les mêmes bienfaits sont escomptés.

Faire de l'exercice ou simplement bouger son corps peut être un moyen efficace de se remonter le moral et de guérir une dépression modérée. Une saine alimentation combinée à la prise de millepertuis, une herbe médicinale fréquemment prescrite en Allemagne, peut également donner de bons résultats. Par ailleurs, apprendre à larguer le bagage émotionnel et mental excédentaire peut soulager les épaules d'un poids tout en remontant le moral. Cultiver l'indulgence envers soi et apprendre à libérer la colère et l'hostilité sont d'autres éléments bénéfiques. Un excellent livre à ce sujet est *The Way of the Peacefull Warrior* de Dan Millman. Cet ouvrage est basé sur l'histoire vraie d'un athlète qui a vaincu la dépression pour gagner une médaille d'or aux Jeux olympiques. Il ne faut jamais oublier que la dépression, comme la vaste majorité des maladies, n'est pas liée à l'âge.

Le *diabète* est une autre maladie communément associée au processus du vieillissement, mais des recherches récentes ont montré que cette maladie n'avait rien à voir avec l'âge. Un lien a été établi entre la forme de diabète la plus fréquente et le manque d'exercice, la mauvaise alimentation, le stress et les chocs émotionnels. Une étude récente a suggéré que le stress est un facteur important du diabète. Même les médecins reconnaissent que le stress entraîne des fluctuations de la glycémie qui peuvent s'avérer néfastes. En travaillant avec votre système guérisseur pour apprendre à gérer votre stress, en adoptant des habitudes alimentaires saines et en faisant de l'exercice, vous pouvez non seulement prévenir cette maladie, mais en inverser les effets.

Les *maladies du cœur* étaient autrefois considérées comme une conséquence naturelle du vieillissement. S'il est vrai que les maladies du cœur sont plus fréquentes chez les personnes âgées, des recherches de pointe menées par des scientifiques de renom comme le Dr Dean Ornish ont révélé que d'autres facteurs sont beaucoup plus importants que l'âge pour expliquer l'apparition des maladies du cœur. Des facteurs comme une mauvaise alimentation, un manque d'exercice, une carence sur le plan de l'amour et de l'intimité et un refoulement des émotions jouent un rôle clé dans l'origine de ce trouble. Comme nous le mentionnions précédemment, les recherches du Dr Ornish ont montré que les patients plus âgés qui souffraient des formes les plus sévères de maladies du cœur obtenaient les résultats les plus spectaculaires dans l'inversion de la maladie et l'amélioration de la santé de leur cœur. Comme les méthodes du Dr Ornish l'ont démontré, apprendre à travailler avec votre système guérisseur peut aider à prévenir les maladies du cœur et à en inverser les effets, peu importe l'âge.

L'*hypertension artérielle* est une maladie souvent associée à l'âge ; elle est attribuée, encore une fois à tort, au vieillissement. Même si l'hypertension artérielle est plutôt rare chez les personnes plus jeunes, les effets cumulatifs du stress et de la mauvaise alimentation conjugués au manque d'exercice et au refoulement malsain de certaines émotions comme la colère et le ressentiment, provoquent un resserrement graduel et un épaississement des artères qui causent cette maladie. Les méthodes pour contrer l'hypertension sont axées sur l'alimentation et les habitudes de vie, notamment apprendre à se détendre et à évacuer l'hostilité et la tension. Il y a plus de 30 ans, le Dr Herbert Benson, directeur de la clinique sur l'hypertension artérielle rattachée à l'hôpital Beth Israël de Boston, a prouvé, en collaboration avec le Harvard Medical School, que la relaxation et la méditation pouvaient réduire de manière significative l'hypertension et en inverser les effets. Soutenir les efforts du système guérisseur en utilisant les techniques de gestion du stress et en adoptant des mesures pour améliorer l'alimentation et le style de vie peut aider à prévenir cette maladie.

La *maladie de Parkinson* est une autre maladie neurologique associée à la vieillesse ; elle serait causée par une déficience biochimique dans le cerveau. La maladie de Parkinson peut frapper des personnes plus jeunes, comme le comédien Michael J. Fox, dont le combat contre cette maladie a été largement publicisé. Chez beaucoup de jeunes patients, la maladie de Parkinson est causée par des traumatismes crâniens, le stress ou l'abus de drogues. Quand la maladie de Parkinson est détectée de manière précoce, il est possible de la prévenir et de la gérer par une alimentation appropriée, par des moyens naturels qui améliorent le flux sanguin au cerveau, par la gestion du stress et par d'autres méthodes combinant le corps et l'esprit qui visent à restaurer l'équilibre du système nerveux et à renforcer le système guérisseur. Encore une fois, cette maladie ne touche pas que les personnes âgées, car elle peut apparaître à tous âges et être traitée avec les mêmes méthodes.

Les *accidents vasculaires cérébraux* sont des conditions débilitantes qui touchent généralement les personnes âgées. Toutefois, associer les accidents vasculaires cérébraux uniquement à la vieillesse escamote des conditions sous-jacentes et des facteurs de risque importants reliés dans la plupart des cas au stress, à l'alimentation et aux habitudes de vie. Même si différents mécanismes peuvent provoquer un accident vasculaire cérébral, la cause la plus fréquente est un état sous-jacent d'hypertension persistante, mal maîtrisée, et non l'âge. L'accident vasculaire cérébral peut aussi être causé par des battements du cœur irréguliers, un état appelé *arythmie*, qui provoquent un flux sanguin irrégulier pouvant produire de petits caillots de sang dans le cerveau. Une personne dont la pression artérielle est normale, qui surveille son poids, qui fait régulièrement de l'exercice, qui boit des liquides, qui exprime sainement ses émotions et qui collabore avec son système guérisseur aura beaucoup plus de chances d'éviter cet état. Même lorsque l'accident vasculaire cérébral a déjà frappé, le système guérisseur peut encore permettre un rétablissement complet, car il est capable de travailler avec le système nerveux pour faciliter le transfert d'information entre le côté endommagé du cerveau et le côté intact afin de redonner vie à des membres paralysés.

Conserver sa souplesse avec l'âge
Les étirements aident le système nerveux

Le mouvement est un des principes fondamentaux de l'Univers qui s'applique à la santé du corps humain. Avec l'âge, les personnes ont tendance à ralentir et à devenir plus sédentaires. Elles bougent moins. Cette inaction peut provoquer des raideurs, un peu comme la rouille qui s'installe dans une machine négligée et inutilisée. Ces raideurs peuvent causer de la douleur, ce qui à son tour gêne encore plus les mouvements. Ce cercle vicieux se perpétue, menant à l'immobilisme et à l'invalidité non seulement des articulations et des membres, mais aussi des organes internes. Quand vous cessez de bouger, votre système guérisseur s'affaiblit et votre espérance de vie diminue. Pour éviter ces problèmes, il est important d'étirer les muscles de son corps doucement mais régulièrement.

Les étirements préservent la mobilité de vos articulations et permettent à votre corps de rester souple avec l'âge. Pour cette raison, s'étirer est un des gestes les plus importants à faire pour aider votre système guérisseur et jouir d'une santé durable. Comme un palmier qui plie dans la tempête, votre corps acquerra une souplesse qui lui permettra de mieux composer avec le stress et les traumatismes. Si vous étiez un chien ou un chat, vous vous étireriez instinctivement chaque fois que vous vous réveillez. Tous les mammifères et les animaux vertébrés s'étirent. Rien n'est plus naturel et bénéfique pour votre système guérisseur et votre corps que les étirements.

La maladie chronique
Un mal pour un bien

En réponse à une question sur le secret de sa longévité, Sir William Osler, un des plus célèbres médecins du vingtième siècle, avait lancé cette phrase étonnante : « Développer une maladie chronique et apprendre à bien s'en occuper ! »

La maladie chronique, secret d'une santé durable et de la longévité ? Avoir une maladie chronique et accroître son espérance de vie semblent pourtant deux éléments contradictoires. Quel était le sens véritable de la phrase énigmatique de Sir Olser ?

Heureusement pour nous, le Dr Osler avait précisé sa pensée. Il avait expliqué qu'une maladie chronique est réellement un mal pour un bien, car elle vous force à faire plus attention à votre corps que vous ne l'auriez normalement fait. Ainsi, toutes les parties de votre corps en bénéficient, et votre santé s'en trouve par le fait même améliorée. Il était allé plus loin en disant que lorsque le corps est atteint d'une maladie chronique, il devient plus sensible, plus vulnérable et plus exigeant, ce qui vous oblige à mieux l'écouter. Plus vous êtes conscient de votre corps, plus vous êtes en mesure d'identifier les causes qui provoquent des poussées de la maladie, qu'il s'agisse de toxines dans l'environnement, d'une mauvaise alimentation, de substances irritantes, de stress, de perturbations émotionnelles ou autres facteurs nuisibles. Vous pouvez apprendre à éliminer ces facteurs et à réduire ainsi l'intensité ou la fréquence de ces poussées. Vous pouvez également voir comment les déséquilibres qui se produisent dans votre corps causent la maladie. Ces déséquilibres sont peut-être liés à des habitudes et des tendances inconscientes et autodestructrices ou à des pensées et des attitudes malsaines. La maladie chronique vous permet d'apprendre à réduire les dommages, à inverser les effets de la maladie et à coopérer avec votre système guérisseur pour aider votre corps à retrouver son état naturel de santé. Pour y arriver, vous devez apprendre à prendre soin de votre corps, à trouver des moyens pour répondre à ses besoins et à mieux le traiter.

Avoir une maladie chronique peut vous apprendre à vous soigner vous-même, à devenir votre propre médecin à temps plein, si je puis dire. En apprenant à coopérer avec votre système guérisseur pour aider votre corps à retrouver son état naturel de santé et de bien-être, il vous aidera à rester en santé et actif sans ressentir de symptômes pour le reste de votre vie. Voilà ce que voulait dire

Sir William Olsen en affirmant qu'avoir une maladie chronique et apprendre à bien s'en occuper était le secret de la longévité.

Pourtant, bien des gens qui reçoivent un diagnostic de maladie chronique réagissent avec la peur, le négativisme et le désespoir. Ces réactions renforcent non seulement la maladie, mais ouvrent la voie à un décès prématuré. Même des médecins bien intentionnés encouragent sans le savoir cette attitude pessimiste. Voici une histoire qui illustre ce point.

Un homme que je connaissais présentait des symptômes de cancer de la prostate. Ses médecins l'avaient soumis à des examens pour vérifier s'il s'agissait bel et bien du cancer, et les tests s'étaient révélés positifs. Lors de sa première consultation avec son médecin après avoir reçu son diagnostic, cet homme a demandé s'il devait cesser de fumer. À son grand étonnement, son médecin a répondu : « Cela ne servirait pas à grand-chose ». Réagissant à l'attitude négative de son médecin, il a sombré peu à peu dans une profonde dépression. Même si le médecin ne l'avait pas dit explicitement, l'homme avait compris le message suivant : « Il est trop tard pour tenter quoi que ce soit. Soyons réalistes. Vous allez mourir. » Six semaines plus tard, l'homme rendait l'âme.

Même s'il importe de ne jamais nier la réalité d'une maladie, il est tout aussi important de ne pas sombrer dans la passivité ou la dépression, ni de céder aux idées pessimistes communément admises sur ce qui arrivera quand votre état s'aggravera. Comme avait l'habitude de dire le regretté Norman Cousins : « Ne niez pas le diagnostic, mais lancez un défi au pronostic ! » Compte tenu du lien qui existe entre votre esprit et votre système guérisseur, il est crucial de rester optimiste, même quand les chances semblent faibles.

Selon le Dr Olsen, vous pouvez toujours espérer vivre jusqu'à 120 ans, même après avoir reçu un diagnostic de diabète, de maladie du cœur ou de toute autre maladie chronique. Si vous surveillez votre alimentation, que vous faites régulièrement de l'exercice, que vous gérez votre stress et que vous utilisez les stratégies et les méthodes permettant de coopérer avec votre système guérisseur, vous pouvez apprendre à influencer positivement l'environnement interne de votre corps et à améliorer votre santé. Si vous êtes actuellement sous médication, vous serez graduellement en mesure de réduire votre dépendance envers les médicaments et même de cesser complètement d'en prendre. C'est un phénomène que je constate régulièrement chez mes patients.

Si vous êtes suffisamment motivé et que vous refusez de céder au désespoir et au pessimisme, une maladie chronique peut vous guider vers un style de vie plus sain qui aidera votre système guérisseur et améliorera votre santé. La maladie vous montrera la voie à suivre vers une santé plus durable. Votre maladie deviendra alors un mal pour un bien.

J'aimerais ajouter le point suivant qui va dans le sens du Dr Olsen. Selon un certain proverbe, « c'est quand le puits est à sec qu'on apprécie la valeur de l'eau ». Mon expérience m'a appris que beaucoup de personnes ne commencent à se soucier de leur santé que le jour où elles risquent de la perdre. En ce sens, souffrir d'une maladie chronique et grave peut être un signal d'alarme salutaire. Quand vous prenez conscience que votre vie est en jeu et que vous n'êtes pas éternel, vous trouvez très rapidement la motivation voulue pour améliorer votre santé et votre vie. Il nous est souvent plus facile d'apporter des changements radicaux et constructifs dans notre alimentation, notre style de vie et nos habitudes personnelles quand nous sommes habités par un sentiment d'urgence. Lorsque vous mordez dans la vie à pleines dents et que vous êtes conscient que le fait d'être vivant est un privilège unique et un bien précieux, vous commencez à comprendre l'importance suprême de votre santé et votre responsabilité d'en prendre soin. Quand vous vous adonnez à des activités saines qui aident le système guérisseur, votre santé s'améliore, et vos chances d'allonger votre longévité augmentent considérablement.

Au fur et à mesure que vous apprenez à prendre soin de vous, votre maladie est votre billet pour accéder à une vie plus longue, plus satisfaisante et plus productive. En fait, lorsqu'elles regardent en arrière, beaucoup de personnes qui ont surmonté des maladies chroniques graves déclarent que leur maladie a été un bienfait qui leur a permis de transformer leur vie pour le mieux.

Qui a dit qu'une maladie chronique était une condamnation à perpétuité ? Depuis l'époque du Dr Osler, l'étude du Dr Dean Ornish et d'autres recherches ont montré que le processus des maladies cardiaques pouvait être inversé et qu'il était possible d'obtenir des résultats similaires avec le diabète, l'arthrite, l'asthme, la sclérose en plaques, le cancer et plusieurs autres maladies. Les mêmes mécanismes qui causent le processus de la maladie peuvent être inversés pour chasser la maladie de votre corps. Si vous êtes actuellement aux prises avec un problème de santé, plus vite vous serez proactif pour appuyer et coopérer avec votre système guérisseur, plus vite vous guérirez et recouvrerez une santé durable.

Les pertes de mémoire, le vieillissement et le système de santé

Quand nous prenons de l'âge, notre cerveau accumule plus d'informations qu'il n'en a besoin. La plupart des personnes âgées qui ont des problèmes avec leur mémoire souffrent alors d'une simple surcharge d'informations. Leur cerveau est « encombré », car il contient trop de faits, de souvenirs et d'événements tout à fait inutiles qui se sont accumulés au cours de leur vie. Toutes ces données rendent leur cerveau moins apte à traiter l'information et à fonctionner efficacement. Même s'il existe des causes biologiques et physiques réelles pour expliquer les pertes de mémoire et le dysfonctionnement du cerveau, comme un mauvais flux sanguin vers le cerveau ou des déséquilibres chimiques dans le sang, je sais par expérience que dans la très vaste majorité des cas, les causes ne sont pas biologiques.

Les problèmes associés aux pertes de mémoire et au dysfonctionnement du cerveau sont la confusion et la désorientation, ce qui peut mener à l'anxiété et au stress, lesquels produisent à leur tour des interactions corps-esprit qui peuvent surcharger le système guérisseur. Si la personne souffre en plus d'une maladie chronique, celle-ci peut perturber davantage le fonctionnement de son système guérisseur et menacer encore plus sa santé.

Beaucoup de personnes qui éprouvent des troubles de la mémoire en vieillissant amplifient le problème en s'accrochant à des souvenirs et à des éléments d'information inutiles. Pour une raison ou une autre, elles ont peur d'aller de l'avant et restent prisonnières du passé en vivant leur vie comme si le meilleur était derrière elles. Un tel état d'esprit ferme la porte aux expériences futures qui peuvent être merveilleusement inspirantes et enrichissantes. Chaque fois que leur mémoire leur fait faux bond, elles deviennent de plus en plus craintives, stressées et anxieuses, ce qui accélère la détérioration de leur cerveau. Cette combinaison peut devenir terriblement déstabilisante pour leur santé mentale et leur bien-être.

Des conseils pour améliorer la mémoire et le fonctionnement du cerveau

Pour préserver, maintenir et restaurer votre santé mentale et votre bien-être, il est essentiel d'être proactif. Au fur et à mesure que vous prenez de l'âge, vous pouvez faire des gestes pour coopérer avec votre système guérisseur afin d'améliorer votre mémoire et le fonctionnement de votre cerveau. Les étapes suivantes peuvent servir de point de départ dans ce processus :

- Vérifiez toutes les possibilités de causes sous-jacentes, notamment les déséquilibres physiques dans le sang ou dans l'environnement interne du corps susceptibles de perturber le fonctionnement de votre cerveau. Une visite chez le médecin peut être nécessaire.

- Faites le ménage de tous les éléments d'information que vous conservez dans votre esprit, incluant les numéros de téléphone, les faits, les statistiques, les souvenirs ou les expériences qui n'ont plus aucune utilité.

- Si vous êtes incapable de vous rappeler une information que vous jugez importante, ne vous affolez pas. Détendez-vous, respirez, calmez votre esprit et lâchez prise. Si cette information est très importante, vous finirez par vous en souvenir. Votre mémoire fonctionne mieux quand votre esprit est calme et détendu et que vous n'êtes pas en colère, tendu ou anxieux.

- Adoptez une alimentation saine et équilibrée et buvez suffisamment de liquides. Évitez les excès de caféine, d'alcool et d'autres substances qui peuvent endommager votre cerveau.

- Évitez de prendre en quantités excessives des médicaments qui peuvent nuire à votre mémoire.

- Prenez le temps de faire de l'exercice. Il est prouvé que l'exercice améliore le flux sanguin vers le cerveau, ce qui améliore son fonctionnement ainsi que la mémoire.

- Utilisez les techniques de gestion du stress pour garder votre cerveau et votre système nerveux calme et détendu. Un esprit naturellement calme et détendu est plus alerte et plus apte à se concentrer.

- Évitez les perturbations émotionnelles comme la colère ou le ressentiment, qui embrouillent l'esprit.

- Des expériences menées avec des suppléments naturels comme le *Ginkgo biloba* et la *centella asiatique* ont montré qu'ils pouvaient améliorer le flux sanguin vers le cerveau ; ces herbes peuvent améliorer la mémoire et le fonctionnement du cerveau. Vérifiez s'il n'y a pas de contre-indications avec les autres médicaments que vous prenez déjà.

- Essayez d'autres méthodes naturelles comme le massage craniosacral, l'acuponcture, le yoga, le tai-chi et les autres thérapies complémentaires et non invasives.

Les avantages du vieillissement et de la santé durable

Lorsque vous avancerez en âge et que vous commencerez à douter de votre valeur en tant qu'individu, allez au magasin d'alcools le plus proche et demandez à voir la liste des grands vins. Vous remarquerez que les vins les plus âgés sont les plus coûteux. Comme un grand cru, votre valeur nette augmente avec l'âge. Vieillir comporte un certain nombre d'avantages ; revendiquez-les avec fierté et noblesse. Il ne faut pas craindre la vieillesse, et une santé durable vous permettra d'en profiter pleinement.

Par exemple, dans la culture aborigène australienne, vieille de plus de 40 000 ans, les anciens sont considérés comme les personnes les plus sages et les plus puissantes de la communauté, et ils sont traités avec grand respect. Dans la culture aborigène, ce sont les anciens qui, grâce à leur sagesse et à leur expérience, servent de guides dans les périodes difficiles, d'arbitres pour régler les querelles et les désaccords et de conseillers pour toutes les questions importantes, qu'elles soient familiales, politiques ou spirituelles.

Dans la tradition bouddhiste, les anciens se trouvent au sommet de la pyramide sociale. Dans beaucoup de cultures à travers le monde, le culte des anciens existe toujours. Les aînés sont valorisés et traités avec respect sans être rejetés, punis ou humiliés, comme ils le sont trop souvent en Occident.

Aussi étonnant que cela puisse paraître, vieillir comporte également des avantages sur le plan de la santé. Par exemple, quand vous êtes vieux, vous possédez plus d'expérience, de connaissances et de sagesse pour tout ce qui touche votre santé. Vous connaissez mieux les forces, les faiblesses et les limites de votre corps et vous avez probablement découvert les vertus de la modération. De plus, au fil des ans, vous avez appris à nourrir votre corps ; à lui faire faire de l'exercice ; à lui donner la quantité d'eau, de sommeil et de repos dont il a besoin ; à connaître son seuil de tolérance aux variations de température et à le vêtir adéquatement pour chaque saison. Comme le disait Platon, « Discuter avec des personnes âgées est un véritable plaisir. Elles sont passées par les chemins que nous devrons tous emprunter et connaissent autant les passages ardus et difficiles que ceux qui sont plus faciles et agréables. »

Quand vous avancez en âge, vous devenez plus habile à éviter les maladies et les blessures. Vous faites preuve d'une prudence plus grande dans toutes les activités que vous entreprenez, qu'il s'agisse de marcher sur le trottoir, de monter un escalier ou de conduire une voiture. Vous apprenez à économiser davantage votre énergie mentale et physique pour protéger votre santé et votre bien-être. Par exemple, quand vous étiez plus jeune, vous aviez tendance à vous croire invincible, comme si vous étiez surhumain. Vous avez peut-être commis des erreurs coûteuses. Quand vous vieillissez, vous devenez plus prudent, réfléchi et mesuré. Quand vous vieillissez, vous êtes moins dominé par les hormones et les passions, et plus guidé par le sens commun, la discipline et la capacité à écouter votre corps et à agir avec bienveillance dans son meilleur intérêt. Quand vous vieillissez, vous avez tendance à être moins préoccupé ou absorbé par le monde extérieur pour être davantage tourné vers la vie intérieure. Vos énergies mentales se concentrent vers l'intérieur, vous rendant ainsi plus conscient de votre corps et plus disposé à écouter votre système guérisseur et à coopérer avec lui.

Au fur et à mesure que vous avancez en âge, vous devenez plus patient et tolérant à la douleur et à l'inconfort physique, ce qui augmente votre endurance. Dans les épreuves sportives comme le marathon, où l'endurance est primordiale, les meilleurs athlètes ont souvent 20 ans de plus que les participants aux épreuves comme le 100 mètres. Il n'est pas rare de voir des marathoniens octogénaires, sans compter tous les athlètes âgés qui participent à des compétitions de golf, de tennis, de natation, de surf, de ski nautique et de ski alpin. Ils sont la preuve que peu importe l'âge, il est possible de garder son système guérisseur jeune et alerte, de pratiquer des sports et de jouir d'une santé durable tout en restant actif.

Avec tous les avantages associés au vieillissement, vous devriez considérer la vieillesse comme une période où vous jouirez d'une santé et d'un mieux-être accrus. Lorsque nous comprenons que tous ces facteurs influencent positivement le rendement de notre système guérisseur et que nous les mettons en application, nous profitons d'une santé maximale qui nous permettra de mener une vie riche et active jusqu'à la fin de nos jours.

Le pouvoir du rire et du sens de l'humour

Dans les chapitres précédents, nous avons vu les facteurs qui peuvent améliorer le rendement de notre système guérisseur. Un des facteurs les plus importants, sinon le plus important de tous, est le sens de l'humour. Permettez-moi de vous expliquer.

J'ai rencontré beaucoup de personnes qui ont vécu très vieilles, atteignant même l'âge de 100 ans ou plus, et qui enfreignaient toutes les règles considérées comme nécessaires pour rester en santé. Beaucoup d'entre elles mangeaient mal, consommaient alcool et tabac de manière excessive, faisaient peu d'exercice et souffraient d'obésité. En résumé, du point de vue de la santé, elles faisaient tout ce qu'il ne fallait pas faire. Pourtant, parmi les personnes appartenant à ce groupe, rares étaient celles qui ne possédaient pas un grand sens de l'humour et une capacité à balayer du revers de la main les commentaires les plus négatifs et les situations les plus adverses. La plupart de ces gens avaient compris que pour profiter de la vie, il fallait avoir du plaisir.

Beaucoup de personnes échouent à cet égard. Elles prennent leur santé et la vie en général beaucoup trop au sérieux. Un spécialiste de la santé est même allé jusqu'à affirmer que « le sérieux est une maladie plus dangereuse que le cancer ». Être trop sérieux crée une tension dans le corps qui épuise l'énergie vitale du système guérisseur. « Trop de travail abrutit », dit le proverbe. On pourrait ajouter « et rend malade ». Beaucoup de recherches ont montré que les personnes qui ne prennent pas le temps de se détendre, d'avoir du plaisir et de rire courent un plus grand risque de tomber malades. Le célèbre oncologue Bernie Siegel racontait l'histoire suivante pour l'aider à illustrer ce point.

Un homme avait couru 10 kilomètres par jour pendant 25 ans. Il n'allait jamais à aucune fête, se mettait toujours au lit avant 22 h, ne buvait pas ni ne fumait et était végétarien. Un jour, il mourut subitement. Il était si en colère en montant au ciel qu'il est allé voir directement Saint-Pierre pour lui demander une explication à propos de cette apparente injustice.

— Qu'est-ce qui vous est passé par la tête ? a demandé l'homme. J'ai couru chaque jour depuis les 25 dernières années, je n'ai jamais touché à l'alcool ou au tabac et je ne mange pas de viande. J'ai trimé dur pour rester en santé et vivre vieux, et vous avez tout gâché en m'appelant ici. Pourquoi avez-vous fait ça ?

— Parce que vous n'avez rien compris, a répondu Saint-Pierre. Vous avez oublié d'avoir du plaisir et de profiter de la vie ; ce sont pourtant les raisons pour lesquelles vous avez été créé ! s'est-il exclamé. Comme vous ne semblez pas avoir appris la leçon, je vous expédie en enfer, pour un ajustement de votre attitude !

— Et je devrai faire quoi ? a demandé l'homme.

— Pour commencer, vous allez courir 10 kilomètres chaque jour, vous coucher tous les soirs avant 22 h et ne jamais manger de viande, a déclaré Saint-Pierre. Sauf que cette fois, essayez de profiter de la vie et revenez me voir quand vous aurez une meilleure attitude !

Selon le Dr Siegel, il est important d'agir non parce qu'on a peur de mourir, mais plutôt par désir d'améliorer sa qualité de vie. Rien dans ce que faisait cet homme n'était nuisible à sa santé, mais son attitude et les raisons qui le motivaient n'étaient pas les bonnes. Encore une fois, la santé durable ne se résume pas uniquement à vivre plus longtemps, mais aussi à améliorer sa qualité de vie. Si vous ne vous amusez pas et que vous ne profitez pas de la vie, vous commettez une erreur. Rappelez-vous cette Française qui a vécu jusqu'à l'âge de 122 ans et qui, un jour où on lui demandait de révéler le secret de sa longévité, a répondu que la seule chose dont elle était sûre pouvait se résumer par cette phrase : « J'ai une seule ride sur mon corps et je suis assise dessus ! »

Pour garder votre système guérisseur aussi fort, alerte et vigoureux que possible, il faut cultiver et raffiner votre capacité à rire, à rire de bon cœur et à rire souvent avec ses amis ou les membres de sa famille. Bob Hope est décédé à l'âge de 100 ans, et je crois qu'il essayait de battre George Burns. D'ailleurs, ce n'est pas un hasard si ces deux comédiens devenus célèbres en utilisant leur sens de l'humour pour faire rire les gens ont vécu si longtemps.

Quand vous riez, que vous avez du plaisir et que vous profitez de la vie, vous chassez la tension et créez une physiologie positive à l'intérieur de votre corps, ce qui renforce et fortifie votre système guérisseur. Le rire calme la douleur en libérant de puissantes substances neurochimiques comme les endorphines et les enképhalines, qui, comme nous le mentionnions précédemment, sont des opiacés naturels plus puissants que la morphine. Le rire stimule la libération de substances qui stimulent le rendement du système guérisseur. Certains scientifiques ont qualifié le rire de « jogging interne », en ce sens qu'il procure des avantages comme le renforcement du cœur et du système circulatoire.

Faire ce que l'on aime et vivre longtemps et en santé

On avait demandé à un homme qui venait de prendre sa retraite à l'âge de 89 ans, après avoir consacré 65 années de sa vie à créer des dessins animés pour les studios Disney, ce qui l'avait motivé pendant toutes ces années. « Je faisais ce que j'aimais », avait-il répondu.

Quand vous aimez ce que vous faites, chaque jour est un jour de jeu et de plaisir. Quand vous aimez votre travail, vous n'avez jamais l'impression de travailler. Aimer son travail est le tonique le plus sain qui soit pour votre système guérisseur, car il procure jour après jour un approvisionnement continu d'énergie mentale et émotionnelle positive et dynamique. Avec l'âge, cette énergie positive rapporte des dividendes. Les histoires suivantes illustrent ce point.

Pop Proctor était un surfeur bien connu en Californie ; il avait acquis une passion pour ce sport à l'âge relativement avancé de 50 ans. Il a fait du surf pendant plus de 40 ans et a remisé sa planche à l'âge de 97 ans. Lors de son décès, à l'âge de 99, on racontait qu'il était mort prématurément parce qu'il avait cessé de faire du surf.

Albert Schweitzer a dit un jour à ses assistants : « Je n'ai nullement l'intention de mourir, tant et aussi longtemps que je resterai actif. Et si je reste actif, je n'ai pas besoin de mourir, donc je vais vivre très, très longtemps. » Le Dr Schweitzer, qui a reçu le prix Nobel en 1952, est resté actif jusqu'à la fin ; il est décédé à l'âge de 90 ans.

Mme Ninami était une femme d'origine sino-hawaïenne ; elle était âgée de 101 ans quand je l'ai rencontrée. Elle buvait une tasse d'eau chaude après chaque repas et était régulière comme une horloge. Elle adorait jardiner et s'adonnait à cette activité chaque jour, beau temps mauvais temps. Lorsqu'elle a changé de médecin pour des questions d'assurance, elle était âgée de 103 ans et était toujours pleine de vigueur.

Harry Lieberman était un homme âgé de 78 ans qui vivait seul dans une résidence pour personnes âgées, attendant la mort en silence. Afin de l'aider à passer le temps, chaque jour, à midi, il retrouvait un ami pour une partie d'échecs. Un jour, cet ami est mort. Puisque Harry n'avait pas été mis au courant, il s'est présenté comme d'habitude à leur rendez-vous quotidien. Le personnel de la résidence, qui avait été informé du décès et qui craignait l'effet que cette mauvaise nouvelle aurait sur Harry, avait décidé de ne pas la lui annoncer tout de suite. Ils ont expliqué à Harry que son partenaire de jeu était tombé malade et qu'il avait été hospitalisé. Ils lui ont ensuite proposé de participer à un atelier de peinture en remplacement de sa partie d'échecs.

Harry a été conduit au local d'arts plastiques. Après qu'il s'est installé à une table, on lui a remis une feuille de papier vierge, quelques pots de peinture et un pinceau. C'était la première fois de sa vie qu'il tenait un pinceau, et il se sentait ridicule. L'enseignant a expliqué aux participants qu'ils pouvaient peindre ce qu'ils voulaient.

Le pinceau à la main, Harry s'est mis à penser à son enfance dans sa Pologne natale. Lentement, il a commencé à peindre les images qui se formaient dans son esprit. À la fin du cours, l'enseignant a regardé ce qu'il avait peint, l'a remercié pour sa participation et l'a encouragé à revenir.

Le problème, c'est que Harry ne voulait pas faire de la peinture, mais jouer aux échecs. Le lendemain à l'heure prévue, il s'est installé devant l'échiquier pour attendre son ami. Une jeune bénévole s'est approchée pour lui dire que son ami était toujours hospitalisé, puis elle l'a encouragé à retourner à l'atelier de peinture. Harry a accepté, mais sans enthousiasme.

Pour la deuxième fois depuis le décès de son ami, Harry s'est retrouvé assis à une table avec une feuille de papier, un pinceau et quelques pots de peinture. La consigne était la même : « Peignez ce que vous voulez. » Encore une fois, Harry s'est remémoré des souvenirs d'enfance et a commencé lentement à peindre.

À la fin de l'atelier, l'enseignant est allé voir Harry pour regarder ce qu'il avait peint et le féliciter. Il lui a ensuite suggéré de s'inscrire à un cours du soir qui se donnait à l'école secondaire du quartier. L'enseignant a expliqué à Harry qu'il aurait ainsi la chance de sortir et de rencontrer des gens. Après avoir hésité, Harry a finalement accepté.

Le lendemain soir, Harry s'est rendu à l'école secondaire. En entrant dans la classe, il a constaté que la grande majorité des participants étaient assez jeunes pour être ses petits-enfants. L'atmosphère était très différente de l'ambiance monotone, soporifique et morne de la résidence pour personnes âgées.

Pour la troisième fois depuis ce jour, Harry s'est retrouvé assis à une table avec un pinceau, une feuille de papier et de la peinture. La consigne était la même : « Peignez ce que vous voulez ». Encore une fois, Harry a replongé dans ses souvenirs, puis il a trempé son pinceau dans la peinture pour commencer à peindre.

À la fin du cours, l'enseignant a évalué le travail de chaque élève. Quand il est arrivé près de la peinture de Harry, il n'a rien dit pendant un moment, puis il a fait cette demande étonnante :

– Auriez-vous la gentillesse d'autographier cette toile pour moi ?

Harry était abasourdi.

– Pourquoi ? a-t-il demandé.

L'enseignant a répondu :

– Parce que j'ai le sentiment qu'un jour, vous allez devenir un artiste célèbre.

Harry s'est alors dit à lui-même : « D'accord, mais je veux d'abord être président des États-Unis. »

Au cours des 25 années qui ont suivi, Harry Lieberman a peint chaque jour, pour devenir un des artistes les plus importants du monde, peignant des scènes de village inspirées de son enfance en Pologne, ainsi que des histoires tirées de l'Ancien Testament. Ses œuvres ont été présentées dans des livres, des musées et des galeries d'art partout à travers le monde. Parce qu'il aimait ce qu'il faisait, Harry Lieberman a vécu jusqu'à l'âge de 103 ans.

Faites ce que vous aimez, et aimez ce que vous faites. Permettez à l'esprit créatif qui se trouve en vous de s'épanouir et de s'exprimer, ce qui favorisera une santé durable et une sensation de bien-être. Si vous refoulez vos instincts créateurs ou les niez, que vous ne faites pas ce que vous aimez ou que vous n'aimez pas ce que vous faites, vous épuiserez vos forces vitales et rendrez votre système guérisseur impuissant. Vous tomberez malade.

Beaucoup de gens ont la chance de réaliser leurs rêves et sont encouragés à suivre leur cœur dès l'enfance. D'autres comme Harry Lieberman découvrent leurs vraies passions à un âge avancé. Toutefois, peu importe votre âge, mettre tout votre cœur dans ce que vous faites est bénéfique pour votre santé. Centrer votre vie sur ce que vous aimez faire est un des moyens les plus avisés et les plus efficaces de renforcer et de fortifier votre système guérisseur, ce qui vous donne la chance de jouir d'une santé durable.

Profiter de la vie et renforcer son système guérisseur

La vieillesse est la période de votre vie où vous récoltez les fruits de votre labeur. C'est comme vivre une deuxième enfance et retrouver son innocence, voir la beauté dans les choses simples de la vie quotidienne, prendre le temps de jouer et de profiter de la vie. La vieillesse est un temps pour aimer et être aimé, et comprendre que l'amour est le fondement même de la vie. Comme il y a beaucoup à faire, il est essentiel de rester en santé, lorsque l'on vieillit afin de profiter au maximum de cet âge d'or. Renforcer et fortifier le système guérisseur lorsqu'on avance en âge est la meilleure police d'assurance pour atteindre cet objectif.

Beaucoup de personnes mènent une vie active, sans douleur et sans maladie, pendant une très longue période et quittent ce monde dans la sérénité et le calme, sans souffrance. Ces gens ont appris à coopérer avec leur système guérisseur ainsi qu'à le renforcer et à le fortifier au fur et à mesure qu'ils vieillissaient. Sans nier le fait que nous allons tous mourir un jour, il n'y a aucune raison d'accepter la notion erronée selon laquelle vous serez inévitablement malade et invalide au moment de votre décès. En travaillant avec votre système guérisseur, vous profiterez d'une santé durable et resterez en santé jusqu'à la fin de vos jours.

Voici quelques conseils puisés à même mes propres recherches et mon expérience ; ils vous aideront à renforcer et à fortifier le système guérisseur, pendant que vous vieillissez.

- Mettre en pratique les principes, les exercices et les techniques décrits dans ce livre.
- Boire beaucoup de liquides.
- Manger beaucoup de fruits et de légumes.
- Inclure suffisamment de fibres dans son alimentation.
- Avoir une bonne hygiène digestive.

- Gérer le stress.
- Se détendre régulièrement.
- Faire des exercices de respiration.
- Rester jeune d'esprit. Ne jamais perdre de vue qu'on a l'âge de son cœur.
- Prendre le temps de préparer l'avenir.
- Apprendre à faire preuve de spontanéité.
- Faire preuve de souplesse. Éviter d'adopter une attitude trop stricte.
- Faire ce que l'on aime faire.
- Rester actif.
- Entretenir un réseau social et d'entraide.
- Avoir des loisirs et des activités qui font appel à la créativité.
- Être anticonformiste.
- Avoir un esprit d'aventure et essayer de nouvelles choses.
- Passer du temps dans la nature.
- Apprendre à jouer un instrument de musique ou à peindre, pour chasser l'ennui.
- Chanter.
- Danser régulièrement et souvent, si l'on est seul.
- Éviter de se mettre en colère.
- Cultiver et nourrir des relations amicales avec sa famille et ses amis.

- Éviter le ressentiment.
- Si vous êtes célibataire, fréquenter d'autres personnes.
- Passer du temps à l'extérieur.
- S'entourer de belles choses.
- Avoir du plaisir et ne jamais oublier de sourire et de rire de bon cœur.
- Aimer l'humour et avoir une attitude enjouée.
- Éviter de prendre la vie trop au sérieux.
- Éviter de se prendre trop au sérieux.
- Fréquenter des personnes qui ont une vie enrichissante.
- Choisir ses amis avec soin.
- Ne pas perdre son temps.
- Ne pas faire les choses que l'on ne veut pas faire.
- Savoir ce que l'on veut.
- Prendre le temps de réfléchir sur le sens de la vie.
- Apprécier la vie comme un cadeau, peu importe les difficultés.
- Manifester sa gratitude pour tout ce que la vie apporte.
- Rester digne.
- Trouver un moyen de redonner ce que l'on a reçu.
- Trouver une activité gratifiante comme du bénévolat.
- Côtoyer des enfants ; apprendre d'eux comment jouer et vivre le moment présent.

- Passer du temps avec les animaux. Si possible, avoir un ou plusieurs animaux domestiques.
- S'engager à faire différemment au moins une chose par jour.
- Se lever tôt et se coucher tôt.
- Écouter de la musique inspirante et stimulante.
- Voyager, quand c'est possible. Sinon, marcher ou essayer de découvrir un endroit nouveau chaque jour.
- Tenir un journal intime.
- Écrire de la poésie, même si c'est la première fois.
- Se réveiller chaque matin et se dire que l'on contribue à faire du monde un endroit meilleur.
- Éviter de perdre son temps avec des personnes ternes ou pessimistes.
- Lire des livres et regarder des films inspirants et stimulants.
- Lire des livres sur des personnes plus âgées et plus actives que soi.
- Garder le contact avec sa famille, ses amis et ses proches.
- Se rappeler que pour avoir des amitiés sincères, il faut être sincère en amitié.
- Écouter de la musique apaisante pour le cœur et l'âme.
- Trouver un moyen de mettre à contribution ses talents, ses dons et ses expériences de vie.
- Concentrer ses efforts sur ce que l'on peut faire pour améliorer le monde.

- Apprécier comment le vieillissement vous a adouci et a fait de vous une meilleure personne.
- S'aimer soi-même et aimer la vie, malgré les imperfections.
- Si on a la foi en Dieu ou en une puissance supérieure, prier pour être guidé et en paix.
- Faire la paix avec soi-même pour les causes commises.
- Pleurer quand on en a besoin et ne pas en avoir honte.
- Suivre son cœur.

N'oubliez pas que le corps possède un système guérisseur efficace et intelligent qui peut vous garder en santé malgré les multiples embûches de la vie. Appréciez la vie qui vous a été donnée et profitez-en !

Mordre à belles dents dans la vie, jusqu'à la fin de ses jours

J'espère ne pas vous avoir donné l'impression que vous étiez éternel. Même si je souhaite rester en santé, profiter de la vie et vivre très longtemps, il serait irresponsable de ma part de vous induire en erreur en vous laissant croire que vous pourrez rester indéfiniment sur cette planète. Notre planète possède des ressources limitées et lorsque l'heure sera venue de la quitter, vous devrez céder votre place à quelqu'un d'autre. Même si vous atteignez l'âge de 100 ou de 120 ans, vous devrez vous-aussi dire adieu à votre corps au moment de tirer votre révérence. Dans beaucoup de cultures à travers le monde, le processus appelé *mort* est considéré comme un événement naturel et sacré tout aussi important que la naissance. Dans ces cultures, la mort est vue comme une libération et une bénédiction, le point final d'une vie terrestre qui autrement resterait incomplète. Dans ces cultures, la mort n'est pas une fin, mais un nouveau commencement. Pour cette raison, l'anniversaire du décès d'une personne est souligné autant, sinon plus, que son anniversaire de naissance.

Accepter l'idée que vous n'êtes pas éternel vous enlève le poids de vivre avec la peur de mourir. Cette acceptation crée un état naturel de relaxation. Comme vous le savez, le système guérisseur fonctionne mieux quand vous êtes dans un état naturel de détente. Par conséquent, surmonter la peur de la mort améliore considérablement votre vitalité et contribue à une santé durable.

Ceci étant dit, la mort n'est pas une expérience que nous devons souhaiter, provoquer prématurément ou glorifier avant son temps ; par contre, elle n'est pas l'expérience difficile, douloureuse et pénible que l'on croit généralement. La mort peut être une occasion unique et remplie d'amour, une expérience profonde de guérison pour tous ceux qui sont témoins du départ sacré d'une âme. Une mort paisible peut se transformer en une affirmation puissante et une bénédiction pour ceux qui restent. Au lieu de produire une tension et de prolonger le mythe que la mort est une épreuve aussi douloureuse que terrible, une telle mort possède un pouvoir de guérison, car elle montre toute la quiétude, la beauté et la sérénité de cette expérience naturelle. Les individus vivant dans une société ou une culture qui entretient cette conception de la mort voient leur système guérisseur renforcé et fortifié, ce qui leur permet de jouir une santé durable.

Une bonne mort est comparable à une naissance et en ce sens, elle demande de la préparation. Par exemple, on sait que les femmes enceintes qui n'ont pas suivi de cours prénatal sont généralement moins bien préparées pour l'accouchement et plus vulnérables aux complications, à la douleur et au traumatisme que celles qui sont bien préparées. C'est la même chose avec la mort. Une mort mal préparée provoque davantage de complications, de souffrance et de traumatisme qu'il n'est nécessaire. Une telle expérience renforce l'idée que la mort est un événement horrible et nourrit la peur chez ceux qui en sont témoins. Le cercle vicieux se perpétue et renforce l'image généralement négative de la mort véhiculée dans la société, ce qui crée des appréhensions inutiles et des effets négatifs. Ironiquement, la meilleure façon de se préparer à une bonne mort est d'avoir une bonne vie.

Quoi qu'il en soit, il demeure possible de profiter pleinement de ses derniers jours ici-bas et de vivre une expérience positive de la mort. La façon d'y parvenir sera fortement influencée par votre capacité à travailler avec votre système guérisseur et à rester en santé tout au long de votre vie, deux éléments déterminés en très grande partie par les choix faits quotidiennement. Ne perdez jamais de vue que votre séjour sur terre prendra fin un jour et vivez votre vie comme s'il s'agissait d'un cadeau et comme si chaque moment était le plus important. Consacrez toutes vos énergies aux choses que vous aimez. Soyez comme le cowboy qui rêve de mourir dans ses bottes et de reposer à côté de son cheval. La probabilité de voir ce rêve s'exaucer augmente chaque fois qu'il monte à cheval pour parcourir la plaine. C'est la même chose pour vous et pour les activités, les habitudes et les loisirs que vous aimez et qui vous sont chers. Plus vous pouvez organiser votre vie en fonction de ce que vous aimez faire, meilleures sont vos chances de quitter ce monde l'esprit en paix, sans remord ni regret.

En Inde, un pays que j'ai visité à plusieurs reprises, j'ai rencontré des personnes âgées de 80, 90 et même de 100 ans, actives et en santé ; elles étaient des membres respectés de leur communauté. Ces gens aimaient leur vie, n'avaient pas peur de la mort et n'étaient nullement obsédés par leur âge. La littérature sanskrite, dont les origines remontent aux temps les plus anciens, regorge d'histoires d'âmes accomplies qui pouvaient prédire avec précision l'heure de leur mort et qui quittaient leur corps de bon gré, sereinement et courageusement.

Au Japon, la tradition samouraï voulait que chaque nouvelle journée soit accueillie par la phrase : « Aujourd'hui est un bon jour pour mourir ! ». Même si cette affirmation semble fataliste en apparence, cette façon de voir les choses enrichissait la vie de ces guerriers et améliorait leur santé. En acceptant leur condition de mortels et en reconnaissant que cette journée pouvait être leur dernière sur cette terre, ils pouvaient vivre sans peur et de manière détendue. Cette attitude décontractée nourrissait et renforçait leur système guérisseur et les aidait à jouir d'une santé durable. Comme le credo samouraï a influencé toutes les couches de la société japonaise, il n'est guère étonnant de constater qu'en moyenne, les Japonais vivent plus longtemps que les habitants des pays occidentaux.

Comprendre que vous maîtrisez les conditions entourant votre vie et votre santé est le meilleur moyen de préparer une bonne mort. C'est aussi le meilleur moyen de profiter de la vie. Comme un cowboy, un yogi ou un samouraï, vous pouvez profiter d'une santé durable et, quand votre heure sonnera, quitter ce monde dans la paix et la sérénité, avec courage et conviction, grâce et panache. Quand vous apprenez à travailler avec votre système guérisseur, vous profitez d'une santé durable, ce qui vous permettra, le moment venu, de connaître une mort douce et paisible.

Conclusion sur le vieillissement, la santé durable et le système guérisseur

La frontière qui marque l'entrée dans la vieillesse est sans cesse repoussée. Aujourd'hui, un homme de 70 ans est considéré comme encore jeune. Vous pouvez prolonger et maintenir votre vigueur de jeunesse et votre santé bien au-delà de l'âge de 80, de 90 et même de 100 ans, si vous vous appliquez à soutenir et à nourrir votre système guérisseur. Votre attitude par rapport à l'âge a un impact important sur votre longévité et influence les mécanismes physiologiques qui peuvent accélérer ou ralentir le processus du vieillissement. Si vous prenez de mauvaises habitudes en matière de santé qui sont basées sur des attitudes pessimistes et négatives, vous aurez plus de risques de tomber malade et de mourir prématurément. Par contre, si vous souhaitez profiter au maximum de la vie et de votre extraordinaire système guérisseur et que vous êtes motivé à rester en santé, vous profiterez d'une vie longue et enrichissante. Si vous adoptez une attitude mentale positive et des habitudes saines, vous respirerez la jeunesse et améliorerez vos chances de rester en santé jusqu'à la fin de vos jours. Le fait d'accepter votre condition de mortel et de comprendre que votre séjour sur terre prendra fin un jour vous aidera à ne plus avoir peur de la mort. Cultivez une attitude décontractée. Votre système guérisseur vous en sera reconnaissant, et cette attitude vous permettra d'atteindre votre objectif d'avoir une santé durable.

CHAPITRE 8

Le système guérisseur à l'œuvre

Des histoires de guérison extraordinaire

Les médecins côtoient jour après jour la douleur, la souffrance et la maladie. Leur vision de la vie s'en trouve ainsi déformée : puisque la maladie fait partie de leur quotidien, c'est la santé qui est perçue comme anormale. Considérés comme des spécialistes de la santé, ils sont en réalité des experts en maladie. Puisque les médecins exercent une profonde influence sur notre façon de voir les choses, nous en sommes venus à adopter une vision pessimiste, négative et frileuse de notre corps.

Si nous allons au-delà de cette vision déformée pour examiner de plus près la merveilleuse mécanique du corps humain, nous découvrirons un système guérisseur capable de vaincre toutes les maladies connues de l'homme. Nous apprendrons que la santé et le bien-être sont la règle, tandis que la souffrance et la maladie sont les exceptions à cette règle.

Beaucoup de personnes souffrant de maladies graves parvenues à un stade avancé voient leur condition s'améliorer, lorsqu'elles apprennent à coopérer avec leur système guérisseur. Même si ces cas semblent relever du miracle, ils n'ont en réalité rien d'extraordinaire. Quand vous prenez conscience que vous possédez un système guérisseur, vous pouvez espérer guérir, même si les probabilités jouent contre vous. Quand vous ou un de vos proches souffrez d'une maladie ou d'une blessure, la seule question à se poser n'est pas « Vais-je guérir ? », mais plutôt « Quand serai-je guéri ? ». La réponse à cette question est simple : « Quand vous déciderez de coopérer et de travailler avec votre système guérisseur, vous irez mieux et vous guérirez ; plus vite vous le ferez, plus vite vous guérirez ! »

Les histoires suivantes vous aideront à mieux connaître votre système guérisseur. Comme ce système se trouve à l'intérieur de chacun de nous, il peut être activé sans frais, prêt à travailler en permanence. Il est votre allié le plus sûr pendant le long voyage de la vie. Tout ce que le système guérisseur vous demande, c'est que vous reconnaissiez son existence, que vous l'écoutiez et que vous fassiez un effort conscient pour travailler avec lui, et non contre lui.

La guérison extraordinaire de Ronald

Ronald Jenkins était un étudiant âgé de 19 ans qui était l'archétype de la santé. Ce jeune homme, qui excellait autant dans les études que dans le sport, n'avait jamais manqué un jour de classe pour cause de maladie, depuis la maternelle. À l'exception des examens médicaux de routine et des vaccins, Ronald n'avait jamais consulté un médecin et n'avait jamais été hospitalisé. Il était au sommet de sa forme, et tout allait pour le mieux. Puis, un jour, sa vie a basculé.

Alors qu'il travaillait comme moniteur dans un camp de vacances pendant l'été, Ronald s'est réveillé une nuit avec une douleur abdominale intense et a couru jusqu'aux toilettes pour se soulager. Cette nuit-là, il a eu non pas une, mais plusieurs crises de diarrhée accompagnées de fièvre. Croyant être victime d'un empoisonnement alimentaire, Ronald a bu beaucoup de liquides et s'est reposé, persuadé que tout rentrerait dans l'ordre. Toutefois, après une semaine, ses symptômes ne s'étaient pas atténués. Pour la première fois de sa vie, Ronald est allé consulter un médecin.

Le médecin a diagnostiqué une gastro-entérite et lui a prescrit du repos, une diète liquide, des antibiotiques et des anti-inflammatoires. Au bout de deux semaines, comme son état ne s'était pas amélioré, son médecin l'a dirigé vers un spécialiste. Ce dernier lui a fait passer des tests sanguins, des radiographies, un examen abdominal au tomodensitomètre et une *coloscopie*, une procédure qui consiste à insérer un tube flexible dans le gros intestin. Après délibérations, les médecins en sont arrivés à la conclusion que Ronald souffrait de la maladie de Crohn, une inflammation sévère des intestins. Ils ont prescrit un traitement composé de médicaments puissants, dont des anti-inflammatoires, des agents antimicrobiens, des corticoïdes et un régime alimentaire très strict.

Malgré ce traitement, l'état de Ronald ne s'est pas amélioré. En plus de la douleur et des diarrhées, d'autres symptômes sont apparus comme une enflure douloureuse des articulations et une étrange éruption cutanée sur le visage. Il éprouvait aussi des nausées et des étourdissements. Les commissures de ses lèvres ont commencé à se fendre et à saigner. Jour après jour, Ronald sentait que son énergie vitale déclinait. Il a dû interrompre ses études pour retourner vivre chez ses parents. Heureusement, ces derniers étaient prêts à remuer ciel et terre, pour aider Ronald à recouvrer la santé.

Au bout de six mois, la mort rôdait auprès de Ronald. Il avait perdu beaucoup de poids, passant de 81 kg à 47 kg ; il avait l'air d'être sorti tout droit d'un camp de concentration. Ses diarrhées avaient augmenté, et il ne pouvait dormir plus de 45 minutes avant d'être obligé de courir jusqu'aux toilettes pour se soulager. Il avait perdu l'appétit, son abdomen était enflé et il avait beaucoup de gaz. Il devait se forcer pour manger et rester en vie, mais il était incapable de garder quoi que ce soit. Tout ce qui venait par la porte d'entrée était expulsé par la porte de derrière.

Dans un ultime effort pour sauver la vie de Ronald, ses médecins l'ont dirigé vers les plus grands spécialistes en maladies gastro-intestinales. Après avoir étudié son dossier et l'avoir examiné, ces experts ont déclaré que Ronald souffrait du pire cas de maladie de Crohn qu'ils n'avaient jamais vu. La seule option qui lui restait consistait à l'ablation du côlon, une intervention chirurgicale qui nécessiterait la prise de médicaments immunosuppresseurs jusqu'à la fin de ses jours.

Ronald est rentré chez lui pour réfléchir à son destin. Il était très déprimé, et l'idée du suicide commençait à lui effleurer l'esprit. Comme il souffrait de malnutrition, il devait être alimenté par un tube intraveineux qui avait été inséré dans une veine près de son cou. Ce cathéter, qui pouvait facilement s'infecter, est devenu le cordage de sécurité de Ronald.

Pendant que Ronald restait alité à ronger son frein, un des amis de son père a fait une suggestion simple mais audacieuse. Si Ronald pouvait rétablir l'équilibre de sa flore intestinale, il avait de bonnes chances de recouvrer la santé. Cette idée était basée sur une recherche indiquant qu'en plus des 500 souches bactériennes qui résident dans les intestins des êtres humains, il existe d'autres souches bactériennes bénéfiques dont le nombre pourrait atteindre 10 000. Cet ami a suggéré à Ronald de prendre plusieurs gélules par jour contenant un terreau comestible composé de plusieurs souches bactériennes.

Au début, l'idée d'avaler de la terre n'enthousiasmait guère Ronald, mais comme son cas était désespéré, il n'avait rien à perdre. Après s'être renseigné sur le sujet et en avoir longuement discuté avec son père et cet ami, il a compris qu'on lui proposait de revenir aux habitudes alimentaires de ses ancêtres. En effet, à une époque où les pesticides et les engrais chimiques n'existaient pas, les gens mangeaient souvent des légumes cueillis directement dans les champs, légumes qui contenaient de petites quantités de terre. Ce terreau riche en organismes leur permettait de reconstituer leur flore intestinale. D'ailleurs, l'idée de manger de la terre n'est pas si saugrenue, si on prend comme exemple la vache, dont l'estomac à plusieurs chambres renferme beaucoup de bactéries bénéfiques qui aident à digérer la nourriture.

Le premier jour, Ronald a avalé six gélules de terreau (deux gélules à la fois, trois fois par jour). Le matin suivant, après avoir passé une première bonne nuit de sommeil depuis des lustres, Ronald a constaté une diminution de la douleur abdominale. Pendant les jours suivants, ses diarrhées ont diminué en fréquence et en intensité, et ses selles ont également repris une texture plus ferme. Au bout d'une semaine, son appétit est revenu, et il a eu ses premières selles normales en presque une année.

Pendant les semaines qui ont suivi, il a continué à prendre des gélules de terreau. Les selles et l'appétit de Ronald ont continué à s'améliorer et à redevenir normaux. Ses articulations, sa peau, sa bouche, sa quantité d'énergie et son attitude se sont également améliorées. Après six mois, il était revenu à son poids normal, avait repris ses études et était complètement rétabli.

Manger de la terre va à l'encontre de la médecine moderne, qui considère souvent la nature comme une adversaire causant la plupart des maladies. Pourtant, les solutions naturelles sont souvent les meilleures, lorsqu'on travaille avec le système guérisseur. Pour Ronald, les organismes utiles qui se trouvent naturellement dans un terreau sain ont été les ingrédients secrets qui ont permis de vaincre sa maladie. Ces bactéries facilitent la digestion et produisent des substances précieuses comme la vitamine K qui permettent de rétablir l'équilibre intestinal. Elles sont donc un moyen efficace de coopérer avec le système guérisseur naturel du corps.

La guérison extraordinaire de Rani

Rani était une femme âgée qui vivait en Inde, dans une communauté que j'ai visitée à plusieurs reprises. Elle souffrait d'asthme depuis l'enfance et prenait des médicaments pour le maîtriser. Dès qu'elle contractait un rhume, qu'elle respirait un air vicié ou qu'elle vivait un stress intense, elle avait une crise. Lorsque ses médicaments s'avéraient inefficaces, elle devait être hospitalisée pour être placée sous médication intraveineuse et recevoir des traitements respiratoires spéciaux.

Lors d'une de mes visites, j'ai revu Rani, qui était dans un piètre état. En plus de l'asthme, ses pieds, ses chevilles et son ventre étaient enflés. Elle n'avait rien avalé depuis plusieurs jours et elle ne pouvait sortir du lit sans aide. Ses jours semblaient comptés.

En auscultant Rani, j'ai constaté qu'elle avait le souffle court et le pouls irrégulier. Son cœur émettait des bruits anormaux, il y avait des fluides dans ses poumons et son ventre, et son foie était enflé.

Elle m'a dit qu'elle n'avait pas uriné depuis plusieurs jours. Tous ces signes étaient préoccupants. Je lui ai recommandé une hospitalisation, même si sa famille n'en avait pas les moyens.

À l'hôpital, après plusieurs examens, les médecins ont découvert que Rani souffrait d'insuffisance hépatique et rénale en plus d'une insuffisance cardiaque congestive. Ils lui ont dit qu'il n'y avait plus rien à faire. Rani a reçu son congé de l'hôpital avec peu d'espoir de survivre plus d'une semaine ou deux. Sa famille se préparait à sa mort imminente.

Dans un ultime effort pour sauver Rani, je lui ai administré plusieurs médicaments puissants que j'avais apportés des États-Unis et qui servaient à traiter des patients atteints de maladies graves. Un de ces médicaments était du Lanoxin, un dérivé de la digitale, une plante utilisée pour traiter l'insuffisance cardiaque congestive. Je lui ai aussi administré du Lasix, un diurétique puissant utilisé pour éliminer l'eau dans les poumons, les pieds et l'abdomen. J'espérais que le Lasix permettrait de rétablir le fonctionnement de ses reins. J'avais également apporté un puissant bronchodilatateur et des inhalateurs de corticostéroïde qui servent à ouvrir les voies aériennes pour soulager l'asthme. Malgré ces médicaments, l'état de Rani a continué à se détériorer. Sa vie ne tenait plus qu'à un fil.

Un matin, en me rendant chez Rani pour ma visite quotidienne, j'ai vu un homme qui était en grande conversation avec elle. C'était un médecin réputé, le Dr Vinod, qui était un adepte de l'*Ayurvedai*, une médecine traditionnelle indienne qui utilise des produits naturels pour aider le corps à recouvrer la santé. La famille de Rani avait appelé le Dr Vinod à l'aide en espérant qu'il puisse faire quelque chose pour elle.

Le Dr Vinod a entrepris un traitement dont je n'avais jamais entendu parler et qui allait à l'encontre de tout ce que j'avais appris. Il a d'abord demandé à Rani de cesser de prendre ses médicaments, puis il est allé dans la cour arrière de sa maison pour cueillir la feuille d'un arbre en particulier. Il a déposé cette feuille sur son ventre, puis il a limité son alimentation quotidienne à trois verres de lait de chèvre pur. Chaque jour, une feuille fraîche était déposée sur son ventre. Je restais très sceptique quant à ce traitement, qui m'apparaissait primitif.

Toutefois, au bout de plusieurs jours, Rani a pu s'asseoir seule dans son lit et manger des repas complets. Sa respiration est lentement redevenue normale, l'enflure dans ses pieds et son ventre a disparu, et en moins d'une semaine, elle avait recommencé à marcher autour de sa maison. Après trois semaines, Rani respirait sans difficulté et avait retrouvé toute sa vigueur d'antan. Si je ne l'avais pas constaté de mes propres yeux, je ne l'aurais pas cru.

Le cas de Rani a été beaucoup plus qu'une leçon d'humilité pour moi, un médecin formé à l'occidentale qui possédait les connaissances les plus à jour et les médicaments les plus sophistiqués.

L'histoire de Rani m'a montré qu'opter pour le bon traitement, même s'il est ridiculement simple et que tout espoir semble perdu, peut aider le système guérisseur à restaurer la vigueur et la santé naturelle du corps.

La guérison extraordinaire de Pierre

Pierre était un Français au tempérament aventurier que j'avais rencontré pendant un de mes voyages en Inde. Fils d'une famille royaliste, il s'était rebellé et avait tourné le dos à son pays. Pierre avait fait de l'auto-stop en Grèce, en Turquie, en Irak, en Iran et en Afghanistan, pour finalement aboutir en Inde. Il avait construit une cabane sur une plage de Goa, une ville située sur la côte ouest de l'Inde, pour y vivre une vie de bohème apatride. Son horaire quotidien consistait à pêcher, à faire la sieste, à étudier la culture indienne et à quémander de la nourriture. Or cette *dolce vita* était sur le point de prendre abruptement fin.

Un jour, Pierre s'est réveillé en ressentant une douleur vive dans le côté droit de son ventre, située tout juste sous la cage thoracique. Il avait de la difficulté à respirer. Son urine avait pris une teinte brun foncé, et ses selles étaient d'un jaune clair. La fièvre s'était installée, il avait perdu l'appétit et il souffrait de fortes nausées. Il ne pouvait garder ni eau ni nourriture et il vomissait souvent. Au bout de plusieurs jours, alors qu'il se regardait dans le miroir d'une toilette publique, Pierre a remarqué que sa peau et le blanc de ses yeux avaient viré au jaune, symptômes d'une jaunisse. C'est à ce moment qu'il a compris qu'il souffrait d'une hépatite. Être malade dans son propre pays est assez angoissant, mais quand vous vous trouvez dans un pays pauvre en voie de développement, loin de votre famille et sans argent, la situation devient encore plus effroyable.

Pierre est allé dans plusieurs hôpitaux, à la recherche d'un traitement. On lui a dit qu'il n'en existait aucun pour la forme d'hépatite dont il souffrait et qu'il n'y avait rien à faire. Comme il avait de la difficulté à boire des liquides et à garder la nourriture, il avait perdu beaucoup de poids et devenait de plus en plus faible. En désespoir de cause, il s'est rendu dans un hôpital qui abritait un institut de recherche sur le yoga où je me trouvais pour y étudier et faire des recherches. Cet hôpital, qui se trouvait à 600 kilomètres au nord-ouest de Goa, recevait les patients pour lesquels la médecine moderne ne pouvait plus rien et leur administrait des traitements naturels dérivés du yoga.

Le traitement prescrit à Pierre n'avait absolument aucun sens, pour moi. Par exemple, il a commencé à faire des exercices de respiration, appelés *pranayama*, destinés à calmer son système nerveux et à améliorer l'oxygénation du sang. On lui a également prescrit du *kriyas*, un agent purificateur du système digestif servant à nettoyer et à purifier les intestins et le foie. Pierre devait également pratiquer certaines poses de yoga et faire des exercices abdominaux pour masser ses organes internes et améliorer le flux sanguin vers le foie. Il devait aussi boire beaucoup de liquides et manger un mets traditionnel yogique appelé *kichari*, fait de haricots mungo et de riz basmati. Le *kichari* était un mets doux et apaisant qui offrait une source de protéines faciles à digérer et qui contenait des vitamines, des minéraux et des oligoéléments favorisant le rétablissement du foie. On lui a également prescrit d'autres aliments comme la papaye et des produits naturels qui servent à nourrir et à renforcer le foie.

Après avoir reçu ces traitements peu courants, Pierre a recouvré la santé et après plusieurs mois, il s'est complètement rétabli de son hépatite. Son cas prouve que même en l'absence de médicaments modernes, la guérison est possible, lorsque le traitement cherche à coopérer avec le système guérisseur du corps. Dans le yoga, toutes les méthodes visant à recouvrer la santé sont conçues pour collaborer avec le système guérisseur, et non pour lui nuire. C'est pour cette raison que le yoga demeure une méthode des plus prometteuses pour ceux qui veulent travailler avec leur système guérisseur, afin de jouir d'une santé et d'un mieux-être optimums.

La guérison extraordinaire de Ned

Ned Peterson était un professeur émérite de psychologie à l'Université d'Hawaï. Âgé de 59 ans, Ned ressentait depuis plusieurs mois une vague douleur dans la poitrine, mais il croyait qu'il s'agissait d'un simple claquage musculaire. Quand il a finalement consulté son médecin, ce dernier l'a dirigé vers un cardiologue qui l'a soumis à une épreuve d'effort et un angiogramme, un test visant à mesurer le flux sanguin dans les artères qui alimentent le cœur.

Le cardiologue a finalement annoncé à Ned que l'épreuve d'effort indiquait qu'il souffrait d'une maladie du cœur. Les résultats de l'angiogramme n'étaient guère plus encourageants. La principale artère était bloquée à 100 %, et les deux autres à 80 et 85 %. Pour confirmer ce diagnostic, Ned a subi une *épreuve d'effort au thallium*, un autre test qui mesure le flux sanguin vers le cœur. Compte tenu de l'endroit où ces blocages étaient situés, il ne restait à Ned qu'une option ; un pontage coronaire immédiat. Sans cette intervention chirurgicale, il ne lui restait plus que quelques mois à vivre.

Ned était hésitant à accepter la chirurgie. L'idée qu'on lui ouvre la poitrine en deux et qu'on arrête son cœur pour permettre au chirurgien de coudre de minuscules veines à ses artères coronaires afin de contourner les blocages, ne lui souriait guère. Les risques de complications associées à une opération à cœur ouvert le poussaient à rechercher une autre solution.

Ned a remercié son cardiologue, puis il lui a dit qu'il voulait trouver une autre solution. Le médecin lui a répondu que c'était de la pure folie et qu'il serait mort avant un an.

Par un pur hasard, Ned a découvert les travaux du Dr Dean Ornish, le premier médecin qui a démontré qu'il était possible d'inverser une maladie du cœur sans chirurgie et sans médicament. Après avoir lu le livre du Dr Ornish, *Dr Dean Ornish Program for Reversing Heart Disease*, Ned a adopté un régime végétarien faible en matières grasses. Il a aussi commencé un programme d'exercices qui consistait à marcher ou à faire de la bicyclette trois à six fois par semaine, en plus de faire une séance quotidienne d'étirements, de relaxation et de méditation. Ned a aussi appris à reconnaître ses émotions et à les exprimer.

Après avoir suivi le programme du Dr Ornish pendant deux semaines, les douleurs à la poitrine avaient considérablement diminué. Après un mois, elles avaient complètement disparu. Après trois mois, il pouvait parcourir facilement 20 kilomètres à bicyclette. Au bout d'une année, il a consulté un autre médecin qui a prescrit de nouveau une épreuve d'effort au thallium et un angiogramme. L'angiogramme a montré que les blocages avaient été considérablement dissous. L'artère qui était bloquée à 100 % ne l'était plus qu'à 40 %, tandis que celles qui étaient bloquées à 80 et 85 % ne l'étaient plus qu'à 20 et 25 %. L'épreuve d'effort au thallium a indiqué une amélioration de 300 % du flux sanguin vers les muscles du cœur. Ned était complètement hors de danger.

Ned se sentait comme un homme neuf. Il est retourné voir son premier cardiologue, avec en main les résultats des tests qui confirmaient l'inversion de sa maladie du cœur. Ce cardiologue avait prédit son décès en moins d'une année, s'il ne subissait pas une opération à cœur ouvert. Ned lui a montré les résultats de l'angiogramme et de l'épreuve d'effort au thallium. Le cardiologue les a regardés, incrédule. Il a demandé à Ned comment il avait réussi le tour de force d'inverser sa maladie cardiaque. Ned lui a parlé des travaux du Dr Ornish.

Aujourd'hui, Ned dirige un groupe de bénévoles qui travaillent auprès des personnes atteintes d'une maladie du cœur. Certaines d'entre elles lui sont envoyées par le même cardiologue qui avait qualifié de folie son refus de subir une opération à cœur ouvert. Ned a écrit un livre sur la prévention des maladies du cœur et il est aujourd'hui complètement guéri. En découvrant les causes des blocages dans ses artères, il a pu prendre des mesures correctives pour éliminer les causes sous-jacentes à son problème, et son système guérisseur s'est chargé du reste. Aujourd'hui, Ned est resplendissant de santé, car il a appris à écouter son corps et à coopérer avec son système guérisseur.

La guérison extraordinaire de Norman Cousins

Norman Cousins a été la première personne à me parler du système guérisseur. D'ailleurs, sa propre histoire est un des exemples les plus spectaculaires du pouvoir du système guérisseur.

Auteur de renom et militant pour la paix, Cousins a fait un pèlerinage annuel à Hiroshima durant 40 ans pour aider cette ville à panser les blessures causées par l'explosion d'une bombe atomique pendant la Seconde Guerre mondiale. Il a également participé à des négociations pour la libération de prisonniers politiques ou religieux partout à travers le monde. Un jour, après avoir servi de médiateur lors des négociations entre le président John F. Kennedy et Nikita Khrouchtchev en vue de la signature du célèbre traité SALT, Cousins est rentré d'Union soviétique complètement épuisé physiquement, psychologiquement et émotionnellement. Il était très contrarié par la tournure des événements et la poursuite de la course aux armements entre les deux superpuissances. Ce séjour à l'étranger avait été particulièrement stressant pour lui, et quelques jours après son retour au pays, une mystérieuse fièvre est apparue.

En plus de la fièvre et de l'épuisement, Cousins a commencé à ressentir des douleurs dans le dos. Après plusieurs tests, les médecins ont diagnostiqué une *spondylite ankylosante*, une forme sévère d'arthrite qui provoque une rigidité progressive des vertèbres du dos. Cousins risquait des problèmes cardiaques et même la mort.

Le médecin de famille de Cousins l'a envoyé dans un des meilleurs hôpitaux du pays, afin qu'il consulte les plus grands spécialistes. Les experts étaient unanimes : il n'y avait plus rien à faire. Son cas était incurable. Selon eux, Cousins n'en avait plus que pour six mois à vivre.

Afin d'évaluer l'évolution de sa maladie, les médecins avaient utilisé un test sanguin pour mesurer sa *vitesse de sédimentation* ; chaque jour, on enfonçait une aiguille dans son bras pour obtenir une confirmation biochimique que son état allait en se détériorant. D'ailleurs, dans un rare moment d'humour, Cousins avait affublé les membres de son équipe soignante du surnom de « vampires ». Cette vitesse de sédimentation, qui était déjà élevée, continuait d'augmenter. Comprenant qu'il ne lui restait que peu de temps à vivre, Cousins s'est alors dit qu'il valait mieux en profiter. C'est à travers son désespoir qu'il a découvert par hasard le pouvoir guérisseur de l'humour et du rire comme antidotes naturels à la douleur et à la misère.

Cousins comptait parmi ses amis plusieurs personnalités connues, dont des présidents américains et des vedettes d'Hollywood. Il y avait notamment Allen Funt, le producteur d'une émission d'humour appelée *Candid Camera*[1]. Funt a donné à Cousins les épisodes les plus mémorables de son émission. Cousins a également regardé des films comiques, dont ceux des frères Marx. Même s'il était couché dans un lit d'hôpital, la gaieté et les rires provoqués par les films lui faisaient peu à peu oublier la douleur. Il a constaté que chaque fois qu'il riait de bon cœur pendant 15 minutes, il pouvait dormir deux heures sans ressentir de douleur. Parallèlement, sur l'insistance d'un autre de ses célèbres amis, le prix Nobel de chimie Linus Pauling, Cousins a pris chaque jour de la vitamine C.

Grâce à ce traitement, Cousins a constaté que ses symptômes s'estompaient graduellement. Les « vampires » ont également remarqué que sa vitesse de sédimentation diminuait sans cesse, ce

1. N.d.T. : Caméra cachée

qui indiquait que sa biochimie interne évoluait pour le mieux. Après plusieurs mois, Cousins a pu se lever et marcher sans cane ni béquille. Au bout d'une année, la douleur a disparu, et la vitesse de sédimentation est revenue à la normale. Cousins a été déclaré « guéri » non seulement par son médecin, mais aussi par les grands spécialistes qui avaient jugé son cas désespéré.

Après avoir écrit son best-seller *Anatomy of an Illness*, qui décrit en détail les étapes vers sa guérison miraculeuse et sa victoire contre la spondylite ankylosante, Cousins a été un des pionniers dans la recherche en *psycho-neuro-immunologie*, un nouveau champ de la médecine qui s'intéresse à l'influence de l'esprit et du système nerveux sur le système immunitaire, sur la maladie et sur la santé. Beaucoup de personnes atteintes du cancer ou du sida ont bénéficié de ces recherches. Comme tous les autres systèmes du corps, le système immunitaire a besoin du système guérisseur, pour donner son plein rendement. Un système guérisseur robuste permet au système immunitaire de fonctionner de manière optimale, comme cela s'est produit dans le cas de Norman Cousins. D'ailleurs, après 10 années de travaux en psycho-neuro-immunologie, Cousins a écrit un livre intitulé *Head First : The Biology of Hope and the Healing Power of the Human Spirit*.

La guérison extraordinaire d'Arthur

Le Dr Bernie Siegel est une sommité en matière de cancer, un conférencier de renom et un auteur de plusieurs livres, dont le célèbre *Love, Medicine and Miracles*. Un des cas qui ont le plus inspiré ce médecin est celui d'Arthur, un patient qui souffrait d'un cancer parvenu à la phase terminale. Selon le Dr Siegel, Arthur n'avait plus que six mois à vivre.

Puis, un beau jour, le Dr Siegel a croisé Arthur par hasard dans un supermarché. Il n'en croyait pas ses yeux. Cinq années s'étaient écoulées, depuis leur dernière rencontre, et le Dr Siegel avait l'impression de parler à un fantôme. Arthur était censé être mort depuis belle lurette et il était là devant lui, toujours vivant.

Arthur lui a dit : « Docteur, vous ne vous en souvenez peut-être pas, mais quand vous m'avez annoncé qu'il ne me restait que six mois à vivre, vous aviez ajouté que je devais en profiter au maximum. J'ai suivi votre conseil. J'ai quitté mon emploi, que je n'avais jamais vraiment aimé. J'ai fait la croisière dont je rêvais depuis longtemps. J'ai aussi pris des leçons de piano, un autre de mes rêves. Après six mois, je me sentais mieux et j'ai décidé que je n'allais pas mourir. Je n'ai plus été malade depuis, et jamais je ne me suis senti aussi bien de toute ma vie. »

Interloqué, le Dr Siegel s'est dit : « Je me demande combien de patients j'ai envoyés chez eux pour mourir et qui sont encore vivants aujourd'hui, tout comme Arthur. »

Le lendemain, il a demandé à son personnel de joindre les familles des centaines de patients qu'il considérait comme décédés. À sa grande surprise, il a appris qu'environ 20 % des patients qui avaient reçu un diagnostic de phase terminale étaient toujours en vie et en parfaite santé.

Pourquoi ces personnes n'étaient-elles pas revenues le voir ? La réponse était évidente : si votre médecin vous annonçait qu'il ne vous reste plus que six mois à vivre et qu'au bout de six mois, vous vous sentiez bien comme jamais vous l'avez été de toute votre vie, le dernier endroit où vous voudriez retourner serait précisément le cabinet de ce médecin.

Le Dr Siegel a personnellement rappelé chacun de ces patients pour leur demander s'ils accepteraient de participer à une rencontre de groupe hebdomadaire. Pendant les 12 années qui ont suivi, ces survivants du cancer se sont réunis une fois par semaine. Les témoignages de ceux que le Dr Siegel a surnommés les « patients extraordinaires », ainsi que tout ce qu'ils ont fait pour activer leur système guérisseur et vaincre la maladie, se trouvent dans le livre *Love, Medicine and Miracles*.

Grâce au travail accompli par le Dr Siegel, des millions de personnes qui souffrent d'une maladie grave en phase terminale ont retrouvé espoir. « Il n'y a pas maladies incurables ; il n'y a que des cas incurables. » Pour appuyer ses dires, il se réfère à la littérature scientifique qui rapporte des cas de personnes provenant de tous les milieux qui ont vaincu des maladies apparemment incurables. Selon le Dr Siegel, dès qu'une personne réussit à vaincre une maladie incurable, celle-ci ne doit plus être considérée comme telle. Les patients extraordinaires du Dr Siegel sont autant de preuves éloquentes qu'il existe une multitude de moyens d'activer et de mettre à contribution le système guérisseur et que dès lors, il est possible de surmonter les maladies les plus graves.

La guérison extraordinaire de Louise Hay

Louise Hay était une jeune femme qui venait à peine de terminer ses études, lorsqu'on lui a annoncé qu'elle souffrait d'un cancer du col utérin et que sans une intervention chirurgicale et une chimiothérapie, elle allait mourir.

Louise était réticente à passer sous le bistouri et à se faire injecter des substances chimiques dont les effets secondaires étaient potentiellement toxiques. Elle a plutôt décidé d'essayer d'autres méthodes. Après avoir fait une recherche sur l'impact des aliments sur la santé, elle a décidé de changer son alimentation. Elle s'est également intéressée aux liens qui existent entre le corps et l'esprit, ce qui lui a permis de découvrir comment ses pensées, ses émotions et ses attitudes pouvaient exercer une profonde influence sur sa santé physique.

Tout en poursuivant ses recherches, Louise a également découvert qu'elle avait été victime d'agressions sexuelles et que par conséquent, cette partie de son corps lui inspirait de la honte et du ressentiment. Après avoir exploré ces vérités intérieures à propos d'elle-même, elle a compris qu'il était tout à fait logique que le cancer soit apparu à cet endroit.

Lentement, au fur et à mesure que Louise apportait des changements positifs à son alimentation, à son style de vie et à ses attitudes et qu'elle apprenait à prendre soin d'elle en pensées, en mots et en actions, son cancer a disparu et n'est jamais revenu. Elle profite depuis d'une santé resplendissante et est devenue une enseignante et une guérisseuse extraordinaire.

Dans son travail de guérisseuse, Louise a constaté que dans plusieurs cas, la façon dont une personne traite son corps est un reflet de la façon dont elle se traite elle-même. Cette interaction a une grande influence sur notre système guérisseur et notre santé. Par exemple, quand nous avons une vision positive de nous-mêmes et de notre corps, nous avons tendance à le traiter avec douceur et bienveillance. Cela nous motive à bien manger, à faire de l'exercice, à nous reposer et à dormir suffisamment. Ces comportements aident à renforcer et à fortifier notre système guérisseur et à nous garder en santé. Quand nous sommes en colère envers la vie et que nous éprouvons du ressentiment envers nous-mêmes et envers les autres, nous avons tendance à nous tourner vers des activités autodestructrices qui sont néfastes pour notre corps. Ces comportements imposent une surcharge de travail à notre système guérisseur et ouvrent éventuellement la porte à la maladie.

Louise est l'auteure de plusieurs best-sellers. Son premier et son plus célèbre est *Vous pouvez guérir votre vie*, un livre basé sur sa propre expérience de guérison. Elle a également écrit plusieurs livres et produit de merveilleux enregistrements qui aident les personnes désireuses de guérir. Louise a même fondé sa propre maison d'édition, Hay House, qui a connu une croissance soutenue depuis sa création.

La guérison extraordinaire de Steve

Steve était un charpentier qui travaillait sur un chantier de construction. Un jour qu'il montait une échelle en transportant une scie électrique, il a glissé et a fait une chute. En tombant, il a accidentellement appuyé sur le bouton de démarrage de la scie, qui s'est mise en marche. Le puissant outil a fait une coupure nette dans son bras, le sectionnant complètement. En baissant les yeux, Steve a vu que sa main et son poignet n'étaient plus attachés à son bras. Il a crié à l'aide pour que ses compagnons de travail viennent à son secours. Ceux-ci ont appelé une ambulance, et l'un d'entre eux a eu la présence d'esprit de mettre un garrot sur le bras de Steve pour freiner l'hémorragie, tandis qu'un autre plaçait sa main et son poignet dans un sac.

Les ambulanciers sont arrivés moins de 20 minutes après l'accident et ont transporté Steve et sa main coupée au centre médical de l'UCLA. Il est entré directement en salle d'opération, où l'attendaient deux équipes d'infirmières et de chirurgiens prêts à l'opérer. Pendant qu'une des équipes travaillait sur sa main, disséquant les vaisseaux sanguins, les os, les tendons, les muscles et les nerfs, l'autre équipe s'occupait de son bras pour le préparer à recevoir le membre amputé. Les chirurgiens allaient tenter de greffer la main de Steve à son bras. Cela se passait en 1975, et à l'époque, les interventions du genre étaient exceptionnelles.

Je travaillais alors au centre médical de l'UCLA comme assistant en salle d'opération. Mon horaire de travail commençait à 7 h pour se terminer à 15 h 30. À mon arrivée au travail, le lendemain à 7 h, l'intervention chirurgicale n'était toujours pas terminée et s'est poursuivie pendant plusieurs heures.

Après l'opération, le bras de Steve a été immobilisé dans une attelle. Après deux mois, l'attelle a été enlevée, et Steve a commencé à recevoir des traitements de physiothérapie pour apprendre des exercices visant à étirer et à renforcer son bras et sa main. Grâce au système guérisseur de Steve, le processus de guérison était déjà bien amorcé au moment de commencer la physiothérapie.

En moins de six mois, Steve a recouvré l'usage complet de son bras, y compris de son poignet, de sa main et de ses doigts. En moins d'un an, la plupart des sensations étaient revenues dans le bout de ses doigts. De plus, même si Steve avait perdu beaucoup de sang lors de l'accident (il était presque en état de choc), il n'a étonnamment reçu aucune transfusion de sang après l'opération. En buvant beaucoup de liquides et en mangeant des fruits et des légumes riches en fer, il a pu aider son système guérisseur à produire plus de sang pour son corps.

Grâce au système guérisseur de Steve, la circulation sanguine a été rétablie dans sa main et ses doigts. Les os qui avaient été sectionnés se sont ressoudés et sont même devenus plus solides qu'avant. Les muscles et les tendons coupés ont été recousus et ont guéri. Ses nerfs se sont régénérés, et Steve a récupéré presque toutes ses sensations. Au bout d'un an, Steve était en pleine santé et de retour au travail, coupant du bois avec sa scie préférée. Toutefois, chaque fois qu'il la transportait, il vérifiait si l'interrupteur de sécurité était en place.

La guérison extraordinaire de Rose

Rose était une femme âgée qui souffrait depuis plusieurs mois d'éruptions cutanées sur ses bras et ses jambes. Elle est allée consulter un de mes bons amis, le Dr Elpern, dermatologue. Le Dr Elpern avait essayé plusieurs traitements, mais sans succès.

Frustré par cet échec, le Dr Elpern a renoncé à utiliser des médicaments pour s'intéresser davantage aux causes possibles des éruptions de Rose. Il lui a demandé si elle avait des problèmes inhabituels à la maison ou si elle était stressée. Rose lui a répondu que son mari était tombé très malade et qu'elle se faisait du souci pour lui. Elle a ajouté que les médecins n'avaient pas réussi à améliorer son état. Le Dr Elpern a constaté que la première éruption cutanée de Rose coïncidait avec l'apparition de la maladie de son mari.

Le Dr Elpern a demandé à voir le mari de Rose, qui a accepté. Il lui a posé des questions, l'a examiné, a posé un diagnostic provisoire et lui a prescrit un traitement. En une semaine, le mari de Rose a commencé à se sentir mieux. Étrangement, les éruptions cutanées de Rose ont commencé à s'estomper.

Lors de sa visite suivante, deux semaines après, les éruptions cutanées avaient complètement disparu. Pourtant, le Dr Elpern n'avait rien fait d'autre que de traiter son mari pour un état non relié à ces éruptions. Toutefois, il savait que le stress pouvait altérer le système guérisseur d'une personne et il s'était dit qu'en soignant le mari de Rose, il éliminerait la cause de ses éruptions. Rose a recouvré la santé, après que son mari eut recouvré la sienne.

La guérison extraordinaire de Sam

Sam était un Hawaïen obèse qui menait une vie sédentaire et mangeait des aliments comme des plats congelés et des mets hawaïens riches en matières grasses tel le porc de laulau. En plus de son obésité, Sam souffrait de plusieurs maladies chroniques, dont un diabète insulinodépendant mal maîtrisé. Le médecin de Sam lui a suggéré de consulter le Dr Shintani, un jeune médecin aux idées avant-gardistes qui possédait une solide formation en nutrition et en médecine préventive. Après avoir dressé un bilan médical et procédé à un examen clinique, le Dr Shintani a recommandé à Sam d'adopter la diète hawaïenne, un programme nutritionnel préventif qu'il avait conçu à l'intention des Hawaïens.

Cette diète était un mélange de science médicale moderne et de sagesse ancestrale hawaïenne. Selon les historiens, la population qui vivait à Hawaï avant l'arrivée des explorateurs et des missionnaires européens était composée de personnes en santé, au corps athlétique et mince. Lorsque le capitaine James Cook a débarqué dans l'archipel, au XVIIe siècle, beaucoup de maladies qui touchaient les populations occidentales à l'époque étaient inconnues des Hawaïens. Leur alimentation était composée d'aliments simples, sains et nutritifs tels les fruits, et d'aliments contenant des sucres complexes comme la patate douce et le taro, les légumes, les grains entiers, les noix, les graines et le poisson. Cette alimentation est à l'opposé de la nourriture riche en matières grasses tels le poulet et le porc frit dont les Hawaïens comme Sam sont friands. Selon les recherches du Dr Shintani, les taux élevés d'obésité, de diabète, de maladie du cœur, d'hypertension artérielle et d'accidents vasculaires cérébraux constatés chez les Hawaïens s'expliquent par une alimentation déficiente et un style de vie inadéquat.

Lors de sa première rencontre avec le Dr Shintani, Sam présentait un surpoids de 68 kilos et avait besoin de 100 unités d'insuline par jour pour maîtriser son diabète. Après avoir suivi pendant 18 mois la diète hawaïenne, Sam a perdu 69 kilos. Son taux de glycémie est revenu à la normale, et il a pu cesser complètement les injections d'insuline. Grâce à la diète hawaïenne, son taux de glycémie est resté normal depuis.

La nutrition et la médecine préventive sont deux domaines qui sont malheureusement négligés par la médecine moderne et qui figurent à peine dans les programmes des facultés de médecine. C'est pourquoi les médecins abordent rarement ces questions avec leurs patients. Pourtant, ces deux domaines, qui ont motivé des médecins avant-gardistes comme le Dr Shintani, sont étroitement reliés et comptent parmi les méthodes les plus concrètes et les plus efficaces pour aider le système guérisseur à guérir et à prévenir les maladies modernes, même les plus dévastatrices. L'histoire de Sam montre que l'application des idées sur la nutrition et la prévention permet de coopérer avec le système guérisseur. Il devient alors possible d'inverser des maladies comme le diabète et jouir d'une guérison réelle et permanente.

La guérison extraordinaire de Jim

Jim était un plombier à l'orée de la cinquantaine qui souffrait depuis 30 ans de poussées de psoriasis qui l'incommodaient énormément. Le psoriasis se manifestait souvent dans les plus mauvais moments, forçant Jim à annuler des événements importants comme une sortie en famille ou un voyage de pêche avec des amis.

Le psoriasis attaque la peau qui recouvre certaines parties du corps comme les genoux, les pieds et les chevilles, les coudes, le cuir chevelu ou l'arrière des oreilles. Même si le psoriasis est considéré comme une maladie de la peau, il peut également toucher les articulations et se transformer en une forme d'arthrite débilitante. La médecine moderne ignore les causes du psoriasis. Incapables de le guérir, les médecins utilisent surtout des traitements suppressifs pour apporter un soulagement temporaire à leurs patients. Ce type de traitement est appelé *traitement palliatif*, en ce sens qu'il vise à soulager les symptômes sans guérir la maladie. Des crèmes immunosuppressives et des corticostéroïdes sont habituellement utilisés pour atténuer les symptômes du psoriasis, particulièrement lors des poussées. Les cas les plus sévères nécessitent habituellement des médicaments plus puissants.

Jim avait un tiroir rempli de crèmes et de pilules qu'il avait accumulées au fil de ses nombreuses visites chez le médecin. Pourtant, même s'il prenait ses médicaments religieusement, les poussées étaient de plus en plus fréquentes et aiguës. Chaque fois que le psoriasis apparaissait, les plaques étaient plus grosses, et l'irritation durait plus longtemps. En outre, de nouvelles surfaces qui n'avaient jamais été touchées auparavant par le psoriasis étaient désormais atteintes. Son état se détériorait, et en plus de la douleur et de l'irritation, ces poussées semblaient advenir sans cause apparente. Il commençait à comprendre à quel point le psoriasis était une maladie débilitante.

Par un pur hasard, Jim a découvert les travaux du Dr John Pagano, un chiropraticien qui avait travaillé avec plusieurs patients atteints de psoriasis et qui avait écrit un livre à ce sujet intitulé *Healing Psoriasis : The Natural Alternative*. Ce livre présentait plusieurs cas de patients souffrant de psoriasis qui avaient réussi à vaincre cette maladie en suivant les conseils du Dr Pagano, accompagnés de photos en couleur les montrant avant et après le traitement.

La méthode du Dr Pagano pour guérir le psoriasis est basée sur les quatre éléments suivants : une compréhension plus globale du corps humain, la présence d'un système guérisseur, les interconnexions entre ce système et les autres systèmes du corps, et la nécessité de rétablir l'équilibre entre eux. Plus particulièrement, la méthode du Dr Pagano tient compte de la relation unique entre la peau et les intestins. Sa méthode s'intéresse au rôle joué par la peau dans l'élimination des déchets et à l'accumulation de toxines causée par des troubles de digestion comme la constipation, accumulation qui peut contribuer à l'apparition du psoriasis. Ses recherches ont montré qu'en rétablissant la santé et l'hygiène intestinales grâce à un changement dans l'alimentation, le psoriasis pouvait être grandement diminué et même éliminé.

Lorsque Jim a consulté le Dr Pagano, ce dernier lui a posé beaucoup de questions sur son alimentation, ce qu'aucun autre médecin n'avait fait jusqu'à présent. Le Dr Pagano a demandé à Jim de renoncer au café, une décision difficile pour lui, en plus d'ajouter davantage de fruits, de légumes, d'eau et de fibres dans son régime. Il lui a également suggéré de renoncer aux boissons gazeuses et aux autres aliments peu nutritifs qu'il avait l'habitude de consommer.

Au début, Jim ne croyait pas que ces sacrifices en valaient le coup, surtout qu'il ne s'était produit aucun changement, après les six premières semaines. Il a demandé au Dr Pagano s'il croyait vraiment que ces changements dans son alimentation pouvaient guérir son psoriasis. Le Dr Pagano a rassuré Jim en lui disant qu'il devait persévérer et que bientôt, il commencerait à voir une amélioration.

Au bout de trois mois, Jim a remarqué une diminution de la sévérité et de la fréquence des poussées de psoriasis, même pendant les périodes de stress, où les poussées empiraient habituellement. Les plaques étaient moins rouges et étaient plus désagréables que douloureuses. Après un an, le psoriasis était à peine apparent, à moins de procéder à un examen attentif et soutenu. Après deux ans, la peau de Jim ne présentait plus aucune lésion, et le psoriasis avait disparu. Cinq années ont passé, depuis, et Jim est complètement débarrassé de cette maladie. Il n'a plus jamais été obligé d'annuler un voyage de pêche à cause du psoriasis et au lieu d'avoir un tiroir rempli de médicaments, il a un tiroir rempli de bermudas, un vêtement qu'il ne portait plus en raison des plaques de psoriasis embarrassantes qu'il avait sur les jambes.

Encore une fois, les mesures prises par Jim sur le plan de l'alimentation avaient renforcé le système guérisseur pour lui permettre d'entrer en action et de guérir sa maladie.

La guérison extraordinaire de Hal

Hal était une ancienne vedette de football qui poursuivait des études en médecine. Depuis six ans, Hal souffrait d'eczéma chronique sur les mains, à un point tel qu'il était parfois incapable de tenir un ballon en raison des gerçures et des saignements, surtout dans le pouce de la main dont il se servait pour le lancer. Cette maladie était particulièrement débilitante et humiliante, pour Hal, qui avait été un athlète accompli pendant son adolescence.

Son eczéma était apparu à l'époque où Hal travaillait comme préposé aux soins dans la salle d'urgence d'un centre médical. Au cours de cette période, il utilisait souvent des savons germicides industriels pour nettoyer les laboratoires. Les gants qui étaient censés protéger ses mains s'abîmaient rapidement et se déchiraient, tellement que Hal avait cessé de les porter. D'autres facteurs comme le stress avaient également contribué à son eczéma. Après six mois, ses mains lui démangeaient beaucoup, et la peau commençait à se fendre et à saigner.

Tous les médecins qui avaient examiné Hal lui avaient prescrit des traitements, mais aucun n'avait fait effet. Après avoir utilisé beaucoup de crèmes et de pilules, Hal avait finalement consulté un allergologue qui lui avait fait passer des tests. Ces tests avaient donné des résultats positifs pour plus de 20 substances allergènes. Hal avait alors reçu une série d'injections, encore une fois sans résultat. Après tant d'échecs, Hal avait perdu espoir de se débarrasser de cet eczéma.

Six ans jour pour jour après avoir commencé ses études en médecine, Hal s'apprêtait à commencer son internat, habituellement l'année la plus exigeante dans la formation d'un jeune médecin, et il attendait de savoir à quel hôpital il serait affecté.

Pendant ses quatre années d'études en médecine à Philadelphie, Hal avait passé chaque jour devant un atelier de poterie qui offrait des cours pour les débutants. Il s'était dit qu'un jour, quand il en aurait le temps, il aimerait s'initier à la poterie. Il en avait maintenant la possibilité.

Hal est entré dans l'atelier pour s'inscrire à un cours d'initiation à la poterie de six semaines. Il a dit à l'enseignante qu'il souhaitait fabriquer un service de vaisselle complet pour six personnes d'ici la fin du cours. L'enseignante jugeait cet objectif un peu trop ambitieux, ignorant qu'elle avait devant elle un étudiant en médecine habitué à relever les défis.

Lors du premier cours, Hal a reçu un morceau d'argile humide qu'il devait façonner avec ses mains. Il a appris à manipuler avec soin l'argile, à ajouter de l'eau quand elle devenait trop sèche et à la sécher quand elle devenait trop humide, puis il s'est exercé à la rouler et à la pétrir comme de la pâte à pain. Ce jour-là, Hal a passé tout le cours les mains plongées dans l'argile en suivant fidèlement les consignes de son enseignante.

Après plusieurs cours, les élèves ont commencé à travailler avec le tour de potier qui permet de faire tourner l'argile entre ses mains pour lui donner une forme. Hal adorait travailler avec le tour de potier et il restait souvent après les cours, passant de longues heures à façonner l'argile. Même s'il n'était qu'un débutant, Hal n'avait pas renoncé à fabriquer un service de vaisselle complet.

Six semaines plus tard, à la fin du dernier cours, Hal a sorti avec fierté du séchoir son service de vaisselle pour six, afin de le montrer aux autres élèves. En regardant ses mains, il s'est rendu compte que la peau n'était plus fendillée et ne saignait plus. L'eczéma avait disparu.

Aujourd'hui, 20 années ont passé, et l'eczéma n'est jamais réapparu. Même si Hal ignore exactement comment cela est arrivé, son eczéma a été guéri. Peut-être qu'en relaxant et en s'adonnant à une activité qu'il aimait, Hal avait stimulé son système guérisseur. Peut-être aussi que l'argile avait eu un effet thérapeutique sur ses mains ou qu'il s'agissait d'un effet combiné des deux. Nous ne le saurons jamais. Ce que nous savons, c'est que le système guérisseur de Hal était prêt à agir. Tout ce dont il avait besoin, c'était du bon agent catalyseur pour passer à l'action.

La guérison extraordinaire d'Esther

Esther était une religieuse vivant dans un couvent situé au Minnesota ; ce couvent avait participé à une étude remarquable sur la maladie d'Alzheimer. Cette étude, qui avait duré 15 ans et qui avait été menée par le Dr David Snowden, un chercheur de l'Université du Minnesota, avait attiré suffisamment l'attention pour faire la couverture du magazine *Time*. Sœur Esther, qui était âgée de 106 ans, ainsi que plusieurs de ses consœurs âgées de 80 à plus de 90 ans, ne présentaient aucun signe de la maladie d'Alzheimer malgré leur âge avancé, un constat qui défiait l'entendement.

Le Dr Snowden s'était intéressé plus particulièrement à la vie d'Esther et de ses consœurs. Comme Esther était encore en pleine possession de ses facultés mentales, le Dr Snowden avait décidé de fouiller davantage et d'essayer de trouver des causes autres que l'âge ou la génétique pour expliquer cette mystérieuse maladie, qui touche annuellement des millions d'Américains.

Les recherches du Dr Snowden ont révélé un scénario diamétralement opposé à celui qui était proposé par la plupart des chercheurs. Compte tenu de la durée et de l'étendue de sa recherche, les conclusions du Dr Snowden sont non seulement crédibles, mais elles suscitent un énorme espoir chez les patients, car elles permettent de mieux comprendre le fonctionnement du système guérisseur et nous donnent des pistes sur la façon de rester en santé lorsque nous vieillissons. Selon le Dr Snowden, il existe un lien entre la maladie d'Alzheimer et le style de vie, l'environnement et les facteurs sociaux et économiques qui peuvent altérer l'anatomie et la physiologie du cerveau.

En comparant le cerveau à un muscle et en partant du principe qu'un muscle non utilisé s'atrophie, le Dr Snowden a constaté que les sœurs qui étaient stimulées intellectuellement, actives et qui possédaient un bon réseau social présentaient aucun symptôme de la maladie d'Alzheimer, contrairement à des sœurs plus jeunes, mais plus isolées et moins stimulées intellectuellement.

Sœur Esther aimait travailler à plusieurs projets d'artisanat et faisait de la bicyclette stationnaire pendant 10 minutes chaque jour. Elle se mêlait aux autres sœurs et participait activement aux affaires de sa communauté. Dans notre quête pour mieux comprendre l'influence de l'esprit sur le corps, l'exemple de sœur Esther et les travaux du Dr Snowden nous rappellent l'importance de garder notre cerveau actif, d'être en relation avec les autres, de trouver des moyens de se stimuler intellectuellement et de rester actif. Un style de vie sain et équilibré qui comporte des défis sur le plan mental ainsi que des liens émotionnels et sociaux solides aide le système guérisseur à nous garder en santé, et ce, même quand nous atteignons un âge aussi avancé que celui de sœur Esther.

La guérison extraordinaire de Gerry

Gerry était une patiente âgée que j'avais rencontrée pendant que je remplaçais un de mes collègues qui était en voyage. Gerry souffrait depuis longtemps de diabète et avait des problèmes à la hanche qui la forçaient à marcher avec une canne. Son dossier médical était aussi épais qu'un annuaire téléphonique, et chaque fois qu'elle consultait un médecin pour se plaindre de sa douleur à la hanche, on lui répétait que son problème était relié au diabète, réputé pour provoquer des problèmes nerveux qui occasionnent de la douleur dans les jambes et les extrémités.

Pendant que je l'examinais, Gerry m'avait demandé si une visite chez le chiropraticien pourrait aider à soulager la douleur dans sa hanche. Comme je ne voulais ni la décourager ni lui donner de faux espoirs, je lui avais simplement répondu que cela valait la peine d'essayer. Comme son médecin régulier ne croyait pas aux vertus de la chiropratique, il lui avait déconseillé cette démarche. Elle n'avait donc jamais consulté de chiropraticien et se demandait si c'était une bonne idée. Elle semblait soulagée de voir que je ne m'y opposais pas, et peut-être que ma réaction l'avait encouragée à prendre rendez-vous.

Deux semaines plus tard, elle est revenue me voir avec le sourire et sans sa canne.

— Gerry, vous avez oublié votre canne. Que s'est-il passé ? lui ai-je demandé.

— Docteur, je n'ai plus besoin de ma canne, a-t-elle répondu.

Puis, elle a ajouté :

— Hier soir, j'ai dansé pour la première fois depuis 30 ans ! Ma douleur à la hanche a complètement disparu !

Elle a éclaté en sanglots et m'a remercié d'avoir guéri sa hanche. Pourtant, ma participation s'était limitée à l'encourager à consulter un chiropraticien qui, après un seul traitement, avait été capable de soulager 30 années de souffrance et de misère.

Même si le cas de Gerry était relativement simple, il m'a appris quelque chose d'important. Parfois, une ouverture d'esprit, une nouvelle façon de voir les choses et un simple ajustement suffisent pour aider le système guérisseur à restaurer la santé du corps.

La guérison extraordinaire de Merry

Merry était une jeune infirmière qui aimait la danse. Lorsque Merry avait commencé à se concentrer davantage sur sa carrière, elle avait délaissé peu à peu son loisir préféré. Pour rester physiquement active, elle avait remplacé la danse par un programme d'exercices qui comprenait le jogging. Rapidement, Merry avait ressenti une douleur dans ses hanches. Au début, la douleur apparaissait uniquement quand elle faisait de l'exercice. Puis, cette douleur s'est mise à la tenailler lorsqu'elle faisait des mouvements simples comme monter et descendre d'une voiture ou d'un escalier. Au fil des ans, la douleur avait augmenté et même si elle n'avait pas encore 30 ans, elle avait commencé à boiter. Merry avait alors été obligée de limiter l'exercice à une marche lente et malgré cela, elle ressentait un inconfort considérable.

Merry devait agir et elle a consulté plusieurs médecins qui lui ont fait passer des radiographies et des tests sanguins. Après avoir examiné les résultats, ils ont diagnostiqué une arthrose sévère qui était en progression. Ils ont prescrit à Merry de puissants anti-inflammatoires, dont des corticostéroïdes, et l'ont prévenue qu'elle devrait éventuellement se faire remplacer les deux hanches.

Comme Merry travaillait avec moi, ma relation avec elle était strictement professionnelle, et je n'étais pas au courant de son dossier médical. Un jour, en faisant une promenade avec elle après le travail, je lui ai demandé pourquoi elle boitait ainsi. Elle m'a dit qu'elle souffrait d'arthrose. Elle m'a parlé de la douleur et de sa crainte d'avoir à subir une opération aux hanches à un si jeune âge.

Comme solution de rechange à la chirurgie pour mes patients qui souffraient de problèmes d'arthrite et de déformations des articulations, j'avais déjà eu de bons résultats avec le yoga et une physiothérapie douce, même si très peu de recherches cliniques appuyaient mes dires. En gardant un esprit ouvert, en faisant preuve de discipline et en ayant un désir réel d'améliorer leur sort, ces patients avaient réussi à éviter la chirurgie et à améliorer la santé de leurs articulations.

J'ai parlé de mon travail à Merry et je lui ai suggéré des étirements de yoga et d'autres méthodes douces qui favoriseraient un élargissement de l'interligne articulaire dans ses hanches et permettraient d'inverser l'arthrite. Comme elle était à la recherche d'une solution plus permanente à ses problèmes et souhaitait éviter la chirurgie, Merry s'est montrée très ouverte à essayer une méthode plus innovatrice. Elle a commencé à faire des étirements et les autres exercices avec assiduité et persévérance.

Peu de temps après, nos chemins se sont séparés. Il aura fallu neuf ans avant que je la revoie lors d'un congrès médical. Nous avons fait une promenade tout en bavardant pour rattraper le temps perdu, et j'ai remarqué qu'elle ne boitait plus. J'en ai alors profité pour m'enquérir de l'état de sa hanche.

Merry m'a dit qu'elle ne ressentait plus de douleur. Elle avait recommencé à danser et elle se sentait merveilleusement bien. Elle avait suivi fidèlement mes conseils et puisqu'elle avait constaté une grande amélioration après quelques mois, elle avait décidé de continuer, et ses deux hanches étaient maintenant en excellente santé. En travaillant avec son système guérisseur et en utilisant des techniques simples et non invasives, Merry avait réussi à vaincre son arthrite et surtout, elle l'avait fait sans avoir eu recours à la solution extrême de la chirurgie, qui par ailleurs n'offrait aucune garantie de succès. Le système guérisseur de Merry avait accepté de passer à l'action, mais pour ce faire, il avait eu besoin de sa coopération.

La guérison extraordinaire de Clyde

Clyde était un professeur de physique qui souffrait de maux de dos depuis plusieurs années. Un jour, alors qu'il sortait une valise du coffre arrière de sa voiture, il a été incapable de se redresser et est tombé sur les genoux. La douleur dans son dos était atroce et élançait tel un éclair dans sa jambe droite. Il ne pouvait plus bouger, même avec l'aide de sa femme. Heureusement, celle-ci a pu appeler le 911 avec son téléphone cellulaire. L'ambulance est arrivée peu de temps après.

Arrivé dans la salle de l'urgence, Clyde a reçu des injections d'un narcotique puissant, pour soulager la douleur, détendre ses muscles et calmer les intenses spasmes musculaires. Les médecins ont demandé une radiographie de sa colonne vertébrale, et un chirurgien orthopédiste a été appelé en renfort. Clyde a été hospitalisé, pour subir un examen par résonnance magnétique le lendemain. L'examen a révélé une hernie discale dans la colonne lombaire et un kyste synovial dans l'interligne articulaire des vertèbres adjacentes. Clyde a consulté d'autres spécialistes, dont un neurochirurgien, qui lui ont conseillé une intervention chirurgicale pour réparer le disque et enlever le kyste.

Cependant, Clyde n'était pas prêt à accepter la chirurgie et il a demandé aux médecins s'il y avait urgence d'opérer. Il hésitait parce qu'un de ses amis venait de subir une opération semblable qui n'avait pas donné les résultats escomptés. Une infection s'était déclarée, l'avait presque tué et l'avait gardé hospitalisé pendant six mois après la chirurgie. Les médecins ont proposé à Clyde de rentrer chez lui, pour se reposer en attente de la chirurgie, qui était prévue une quinzaine de jours plus tard.

Une fois chez lui, Clyde a cherché à savoir s'il existait des solutions de rechange à la chirurgie pour corriger son problème de colonne vertébrale. En naviguant sur Internet, il a découvert le livre d'un médecin qui avait guéri ses maux de dos en utilisant des méthodes holistiques comme la nutrition, l'exercice, les étirements et les techniques de gestion du stress, telles la relaxation, la méditation et l'imagerie mentale.

Clyde s'est dit qu'il pourrait donner une chance à ces méthodes naturelles et qu'il pourrait toujours avoir recours à la chirurgie, si cela ne marchait pas. Il a communiqué avec ce médecin, qui lui a dit que cela valait la peine d'essayer.

Puisqu'il a appliqué assidûment le programme de ce médecin pendant trois mois, la douleur dans le dos et dans la jambe a complètement disparu. La hernie discale a considérablement diminué, et il ne reste plus de trace du kyste.

Plus de 300 000 personnes sont opérées au dos, chaque année, aux États-Unis. Parmi elles, beaucoup auront besoin d'une seconde opération, et il n'est pas rare de rencontrer des personnes qui ont subi 20 opérations ou plus et qui souffrent toujours de douleurs chroniques.

Heureusement pour Clyde, son cas n'entrera pas dans cette catégorie. En utilisant des méthodes simples et efficaces qui coopèrent avec son système guérisseur, Clyde a été capable de guérir naturellement ses maux de dos et de restaurer la santé de sa colonne vertébrale.

Les histoires que vous venez de lire ne sont que quelques exemples de personnes qui ont appris à coopérer avec leur système guérisseur pour surmonter des problèmes de santé, parmi les milliers de cas dont j'ai personnellement été témoin ou dont j'ai entendu parler. Qu'il s'agisse de maladies graves comme le cancer et les maladies du cœur, ou d'affections plus bénignes qui compromettent néanmoins la qualité de vie, votre système guérisseur peut accomplir des exploits remarquables, quand vous apprenez à coopérer avec lui. Tout comme Rani, Steve, Rose ou les autres, vous avez le pouvoir de renforcer et de fortifier votre système guérisseur pour vaincre tous les problèmes de santé qui vous toucheront au cours de votre vie.

Deuxième partie

Comment activer le système guérisseur quand vous êtes malade

Avant de commencer

Maintenant que vous comprenez le fonctionnement du système guérisseur et que vous savez comment le renforcer et le fortifier, vous pouvez maintenant appliquer ces connaissances pour traiter des problèmes de santé spécifiques. Avant de commencer, voici sept points importants à garder à l'esprit, quand vous travaillez avec votre système guérisseur :

1. L'être humain n'est pas une machine.

Ne perdez jamais de vue que vous n'êtes pas une machine, mais un être humain complet composé d'un corps, d'un esprit et d'une âme tous étroitement reliés. Vous devez tenir compte de ces trois aspects, si vous voulez régler définitivement tous vos problèmes de santé. Cela est d'autant plus vrai lorsqu'il s'agit de problèmes chroniques.

Quand vous êtes atteint d'une maladie grave, il est facile de vous laisser abattre non seulement physiquement, mais aussi psychologiquement, émotionnellement et spirituellement. Vous sombrez dans une dépression et vous perdez espoir de retrouver un jour une vie normale. Pendant ces périodes où vous êtes affaibli sur les plans physique et émotionnel, recouvrer la santé vous apparaît comme un défi insurmontable. Puisqu'il existe un lien entre votre esprit et votre corps, il est difficile de recouvrer la santé, quand vous avez le moral à zéro. Rappelez-vous que votre esprit est relié à votre système guérisseur et qu'il exerce une énorme influence sur vos mécanismes internes de réparation et de récupération. Pour mettre votre esprit à contribution lorsque vous travaillez avec votre système guérisseur, consultez les stratégies, les méthodes et les techniques proposées au chapitre 6.

2. Concentrer votre attention sur le système guérisseur et non sur la maladie.

Prenez garde de ne pas accorder plus d'importance à la maladie et à ses causes externes qu'à votre propre système guérisseur et aux étapes à franchir pour l'activer. L'erreur stratégique la plus fréquemment commise quand la maladie frappe est d'investir plus de temps et d'énergie dans la chose qui a envahi votre corps ou qui fonctionne mal que dans les ressources internes et naturelles de guérison. Cette erreur sabote le travail du système guérisseur. Quand vous êtes malade, vous pouvez facilement oublier l'état de santé intrinsèque de votre corps, parce que vous croyez à tort que la maladie est plus puissante. Vous gaspillez alors une énergie précieuse qui pourrait servir à vous guérir.

Concentrez votre attention sur votre système guérisseur et non sur la maladie, la douleur et l'inconfort. Ainsi, votre esprit et votre corps uniront leurs forces pour vaincre plus efficacement la maladie. Ce puissant partenariat axé sur la guérison peut maximiser le flux d'énergie guérisseuse, mobiliser vos forces de guérison internes et produire une réaction de guérison plus rapide, efficace et complète.

Si vous êtes déterminé à vous porter mieux, vous pouvez même utiliser votre maladie pour en apprendre davantage sur les facteurs qui ont contribué à la perte de votre santé. Votre maladie peut vous montrer non seulement comment remédier à votre situation présente, mais comment rester en santé et conserver un équilibre dans tous les aspects de votre vie afin que vous évitiez de tomber malade de nouveau. Parfois, la maladie peut se révéler un mal pour un bien, une expérience riche en enseignements et une occasion de se transformer, de se renouveler et de guérir.

3. Viser la prévention.

Un dicton dit qu'il « vaut mieux prévenir que guérir ». En effet, il est plus facile de régler un problème dès son apparition quand les dommages sont peu importants que d'attendre qu'il s'aggrave au point de provoquer des dégâts majeurs. Ce principe s'applique évidemment au corps humain. Si vous tardez à régler un problème au lieu de le prévenir, il vous faudra plus de temps, d'énergie et de ressources pour payer les pots cassés. Investir dans sa santé en coopérant avec le système guérisseur quand vous vous sentez bien éloignera la maladie tout en vous permettant de réaliser des économies de temps et d'argent, sans compter qu'il est beaucoup plus difficile à une maladie ou une infection d'envahir un corps sain.

Si vous ne pouvez prévenir un problème de santé, intervenez le plus rapidement possible en prenant des mesures correctives qui couperont le mal à la racine. Prises à un stade précoce, les infections et les maladies sont beaucoup plus faciles à traiter que lorsqu'elles ont eu le temps de progresser et de s'installer dans le corps.

4. Prendre soin de votre corps.

Restez à l'écoute de votre corps, que vous soyez malade ou non, car il peut vous donner de précieuses indications sur votre état de santé. Même s'il y a des exceptions, essayez d'éviter les activités ou les traitements qui épuisent votre énergie, vous rendent irritable, nuisent à votre sommeil ou aux autres fonctions vitales, et accentuent vos symptômes ou vos malaises. À l'inverse, poursuivez les activités ou les traitements qui rendent votre corps plus fort et plus énergique et votre esprit plus clair et plus léger, même s'il y a des exceptions. Il est important ici de faire preuve de discernement et d'éviter des substances artificielles comme les stéroïdes anabolisants, les opiacés, les stimulants et les autres drogues, qui offrent un soulagement temporaire à court terme, mais dont l'effet est néfaste à long terme. Afin de vous aider à obtenir l'aide dont vous avez besoin pour guérir quand vous êtes malade, passez en revue les exercices d'écoute du corps décrits au chapitre 4 et mettez-les en pratique.

Il est important de faire la distinction entre un symptôme d'une maladie et une réaction physiologique saine du système guérisseur. Par exemple, comme nous l'avons décrit au chapitre 2, beaucoup de symptômes, tels que l'écoulement nasal, la toux et la fièvre habituellement associés à la maladie, sont en fait des signes du système guérisseur au travail. Apprenez à reconnaître ces symptômes, coopérez avec eux et ne paniquez pas lorsqu'ils se manifestent.

5. Utiliser les médicaments et les traitements naturels de manière responsable.

Les médicaments et les traitements naturels utilisés de manière responsable peuvent donner de très bons résultats. Ils sont particulièrement efficaces pour traiter une maladie qui en est encore à un stade précoce ou dans les cas de maladie chronique. Même si beaucoup de médicaments et de traitements naturels sont sans danger, il n'en demeure pas moins qu'il faut consulter un professionnel avant de les utiliser. De plus, ces médicaments ne doivent pas avoir préséance sur un traitement conventionnel qui pourrait être plus efficace, et il faut éviter de les mélanger avec d'autres médicaments pour éviter de possibles effets indésirables. Les professionnels de la santé qui possèdent une formation ou de l'expérience en médecine traditionnelle et qui font preuve d'une ouverture d'esprit leur permettant de comprendre les avantages des divers traitements pouvant aider votre système guérisseur sont les mieux placés pour administrer les médicaments et les traitements naturels.

6. Utiliser les médicaments et les traitements conventionnels quand ils sont nécessaires.

Il est parfois nécessaire, surtout dans les périodes de crise aiguë, d'avoir recours aux traitements conventionnels comme des médicaments et des interventions chirurgicales, y compris les traitements très invasifs. Ces traitements peuvent souvent sauver des vies, surtout dans les situations d'urgence. Si vous êtes victime d'un accident de la route et que vous êtes grièvement blessé, ce n'est pas le temps de manger du riz brun, de méditer et de recevoir un traitement d'acuponcture. Vous devez être transporté en ambulance jusqu'à l'hôpital le plus près. Là, des chirurgiens qualifiés et des infirmières spécialisées en soins intensifs vous prodigueront les traitements dont vous avez besoin. De plus, les méthodes de diagnostic traditionnelles comme les tests en laboratoire et les techniques d'imagerie permettront d'obtenir une information détaillée sur vos blessures et de suivre le processus de guérison. Même si les méthodes les moins invasives doivent être habituellement utilisées en premier, les traitements conventionnels administrés de manière responsable ont beaucoup à offrir pour aider le système guérisseur et faciliter la guérison.

7. Comprendre la douleur et apprendre à vivre avec elle.

La douleur est un des messages les plus puissants envoyés par le système guérisseur. La douleur capte votre attention. C'est un signal d'alarme que lance le centre des communications de votre système guérisseur pour vous prévenir qu'il y a un déséquilibre malsain dans votre corps. La douleur vous dit que si vous ne faites rien, les choses vont aller en empirant. (Il y a des exceptions comme la douleur causée par l'accouchement.) Ne craignez pas la douleur et ne soyez pas intimidé par elle ; essayez plutôt de la comprendre. La douleur est un message important de votre système guérisseur et se veut bénéfique à long terme.

La douleur vous aide à canaliser les énergies guérisseuses vers la région du corps où il y a un blocage du flux d'énergie. La douleur communique un sentiment d'urgence ; si vous négligez d'y répondre, elle ira en s'intensifiant. Quand la douleur augmente, mais qu'on la sublime ou qu'on l'enraie, elle finit par s'engourdir. Cette perte de sensation s'accompagne habituellement d'une perte fonctionnelle. Cet engourdissement n'est pas bon signe ; il est difficile de guérir, quand on ne ressent rien.

N'oubliez pas que là où il y a de la douleur, il y a de la vie. Votre douleur vous indique que vos nerfs et vos tissus sont vivants et essaient de vous communiquer quelque chose. Elle vous demande de prendre des mesures pour rétablir le fonctionnement de votre corps. Là où il y a de la douleur, il y a une porte ouverte à la guérison. La douleur n'est pas négative ou punitive, mais positive et instructive. C'est un message salutaire au système guérisseur. La douleur est une enseignante accomplie que vous devez considérer comme une amie, et non comme une ennemie.

La douleur est toujours temporaire ; elle doit être comprise, et non sublimée ou enrayée. Quand vous utilisez des moyens artificiels pour enrayer la douleur, vous faites la sourde oreille à la précieuse information que votre corps essaie de vous communiquer. Un détecteur de fumée a pour fonction de vous protéger, mais si vous le débranchez parce que le son qu'il émet vous irrite, votre maison risque d'être détruite par un incendie. Quand vous enrayez la douleur, vous débranchez votre système d'alarme interne. Malheureusement, l'usage répandu des médicaments antidouleur indique que les gens ont appris à ne pas écouter leur propre corps. Avoir souvent recours à ces médicaments est très néfaste, car la plupart des problèmes de santé s'aggravent, quand les causes sous-jacentes sont négligées.

Il arrive parfois qu'une douleur chronique n'ait pas de cause physique, mais qu'il s'agisse plutôt d'une douleur émotionnelle aux racines profondes. Cette douleur émotionnelle cherche un exutoire, ce qui cause alors une douleur physique intolérable. Ce type de douleur est souvent appelé *douleur fonctionnelle,* en ce sens qu'elle n'est pas de nature structurelle, par opposition à la douleur organique qui est une douleur dont la cause est purement physique. Une douleur fonctionnelle n'est pas moins grave qu'une douleur organique, et vous devez écouter les messages importants qu'elle vous transmet pour activer votre système guérisseur et amorcer le processus de guérison.

Apprendre à travailler avec la douleur

La douleur est un message fort envoyé par le système guérisseur pour vous prévenir qu'il y a quelque chose qui ne va pas. Même si vous ne devez jamais négliger de traiter les causes sous-jacentes, il est possible de vivre avec une douleur persistante qui n'est pas causée par une maladie grave. Pour ce faire, vous pouvez suivre les étapes suivantes :

- *Être à l'écoute de son corps.* Mettez régulièrement en pratique l'exercice « Comment être à l'écoute de son corps », présenté au chapitre 4. Si la douleur est aiguë et persistante, commencez à faire cet exercice jusqu'à quatre fois par jour, pendant un minimum de 30 à 45 minutes par séance. Si la douleur est présente depuis plus de six mois, il faudra attendre quelques mois avant de voir une amélioration. Si la douleur se fait sentir depuis plus d'une année, ce délai s'allongera d'autant.

  Si vous prenez des médicaments antidouleur puissants, faire cet exercice et profiter de ces bienfaits peut s'avérer difficile. Pour jouir de ses avantages afin d'obtenir une guérison complète, réduisez la dose que vous utilisez ou cessez complètement d'en prendre tout en vous exerçant à être à l'écoute de votre corps. Au fur et à mesure que la douleur se fera moins intense et que votre corps commencera à guérir, vous en viendrez à apprécier cette discipline que vous vous imposez et vous verrez que l'effort en vaut la peine.

- *Dialoguer avec la douleur.* À l'aide des techniques de visualisation et d'imagerie mentale présentées dans la première partie de ce livre, vous pouvez apprendre à dialoguer avec votre douleur et à mieux comprendre sa nature et son rôle. Cette information vous aidera à guérir, car votre système guérisseur est un système intelligent qui en sait plus long que vous à propos de votre maladie. Grâce à ces techniques, vous aurez accès à de l'information qu'il vous aurait été impossible d'obtenir autrement. Cette information guidera vos efforts vers la guérison et vous aidera à déterminer les traitements qui pourraient être utiles. Toutefois, il est essentiel que vous vous engagiez à tenir compte de l'information que ces techniques vous auront permis de découvrir. (Pour en savoir plus long sur ces techniques, consultez la section « Ressources », à la fin de ce livre.)

- *Respirer avec la douleur.* Dans le yoga, la respiration et l'énergie sont presque des synonymes. En travaillant avec votre respiration, vous augmentez votre quantité d'énergie et obtenez une maîtrise incroyable de la douleur. Apprendre à ralentir et à allonger sa respiration permet non seulement de fournir plus d'oxygène et d'énergie guérisseuse au corps, mais également de détendre le système nerveux, qui est le système clé de la douleur.

  Les nerfs dirigent tous les tissus musculaires, la partie du corps qui contient le plus grand nombre de récepteurs de la douleur. Lorsque les nerfs sont calmes et détendus grâce à la respiration, les muscles le sont également. Des muscles détendus entraînent automatiquement une diminution de la tension et de la douleur dans le corps tout entier. La respiration est un des moyens les plus efficaces pour réduire la douleur et renforcer le système guérisseur. C'est un moyen simple, facile à utiliser et toujours disponible. (Pour en savoir plus long sur la respiration, consultez les exercices de respiration présentés dans la section sur la gestion du stress du chapitre 6.)

- *Les étirements et la douleur.* Les étirements allongent les muscles, décompriment les nerfs, stimulent le mouvement des structures et des fluides importants, améliorent la circulation lymphatique (ce qui stimule la fonction immunitaire) et dégagent des espaces dans le corps où le flux sanguin et l'énergie guérisseuse peuvent pénétrer. Combiner des étirements faits correctement et avec douceur à une respiration lente, détendue et profonde est un moyen efficace d'éliminer la douleur. Voici quelques règles à suivre pour faire des étirements :

  1. Suivre les directives présentées dans ce livre pour faire des étirements et ne jamais s'étirer de manière excessive.

  2. Éviter tout mouvement qui augmente la douleur.

  3. Faire des étirements sans forcer ou s'épuiser. (Pour trouver des exercices de yoga qui s'adressent plus spécifiquement à votre état présent, vous pouvez consulter l'excellent livre des Dr Larry Payne et Georg Feurstein, *Le Yoga pour les nuls.* Vous trouverez aussi d'autres suggestions de lecture dans la section « Ressources », présentée à la fin du livre.)

- *Évoluer avec la douleur.* Une machine qui est poussée à la limite et qui tombe en panne possède souvent un bouton de remise à zéro sur lequel vous pouvez appuyer pour la redémarrer. La douleur joue un rôle similaire. Comme les habitudes de vie, les attitudes et les pensées malsaines sont souvent les causes de la douleur et de la maladie, la douleur nous force à nous regarder dans le miroir, à réévaluer notre vie et à apporter les changements nécessaires. Sans douleur, nous ne pouvons évoluer. Comme le disait le Dr Bernie Siegel, « la douleur est un moyen naturel de remettre les compteurs à zéro ».

La douleur, et en particulier la douleur chronique, est souvent beaucoup plus qu'une simple indication qu'il y a un problème dans votre corps. Même si la douleur peut rendre la vie insupportable, elle peut également transmettre des messages plus profonds et devenir un mal pour un bien. La douleur ouvre l'esprit, élargit les horizons et les perspectives, rend plus tolérant et plus fort mentalement; elle enseigne la patience et la persévérance. La douleur enseigne la compassion et la compréhension et nous aide à devenir des personnes meilleures. Lorsque vous aurez affronté la douleur et survécu à sa force brutale, vous ne tiendrez plus rien pour acquis. Comme l'or est purifié par un feu intense, la douleur purifie l'âme et fait de nous de meilleures personnes, plus fortes et plus bienveillantes.

Toute douleur, même si elle est présente depuis très longtemps, est temporaire. Lorsque vous en aurez tiré les leçons, la douleur quittera votre corps, et vous serez libéré de sa tyrannie.

Les maladies incurables n'existent pas

Les maladies difficiles à traiter existent depuis toujours et représentent un défi tant pour les médecins que pour leurs patients. Toutefois, comme vous possédez un puissant système guérisseur, il existe une autre façon de comprendre le sens véritable du mot *incurable.*

Selon ce qu'affirmait le Dr Bernie Siegel il y a plusieurs années, « il n'y a pas de maladies incurables ; il n'y a que des cas incurables ». Ces mots ont changé à tout jamais ma compréhension du mot *incurable.*

Cette phrase signifie que si vous fouillez dans la littérature médicale, vous trouverez des cas individuels de personnes qui ont vaincu toutes les maladies prétendument incurables qui existent dans le monde. Comme le rappelle le Dr Siegel, dès qu'une seule personne trouve un moyen de se guérir elle-même d'une maladie étiquetée comme incurable, on ne doit plus la considérer comme telle.

Avant l'invention des frères Wright, voler dans les airs était perçu comme une chose impossible pour les humains ; aujourd'hui, voler est devenu une expérience banale. C'est la même chose avec les maladies incurables. Les maladies incurables d'aujourd'hui seront probablement considérées comme curables demain. Dans les domaines de la santé et de la guérison, où la douleur et la souffrance sont nos plus grandes ennemies, il est important de toujours garder espoir, tout comme les frères Wright l'ont fait en tentant un premier vol même si à ce moment rien ne prouvait qu'il était possible pour les humains de voler dans les airs !

Chaque jour, de nouveaux traitements sont découverts. Une par une, les maladies autrefois considérées comme incurables sont circonscrites et vaincues. Mieux nous comprenons le fonctionnement de notre corps, plus nous constatons l'efficacité remarquable du système guérisseur. Mieux nous comprenons notre système guérisseur, plus nous découvrons les facteurs qui contribuent à la maladie et plus nous sommes en mesure de la démystifier, de la désamorcer et de la vaincre.

La liste des maladies pour lesquelles il existe des traitements efficaces s'est considérablement allongée et continue de le faire. La lèpre, un fléau qui a été considéré pendant très longtemps comme incurable, est aujourd'hui très rare et se traite facilement. La peste, qui a tué des millions de personnes au Moyen Âge, est aujourd'hui extrêmement rare et peut se traiter en moins de 10 jours grâce aux antibiotiques modernes. Le choléra se traite facilement en moins de 72 heures. La variole, qui a déjà été une tueuse redoutable, a été éliminée ou presque, tout comme le scorbut et le rachitisme, qui sont presque totalement disparus. La gangrène est très rare, ainsi que les intoxications causées par la ptomaïne et le botulisme. La tuberculose est en recul constant à l'échelle mondiale. La syphilis, une maladie qui était comparable au sida, se traite maintenant facilement avec la pénicilline ; devenue une maladie évitable, elle est très rare. Les maladies du cœur, que l'on croyait incurables, sont non seulement des maladies réversibles dans leurs formes les plus sévères, comme l'ont montré notamment les travaux du Dr Ornish, mais aussi évitables. C'est la même chose avec l'arthrite, le diabète, l'asthme et les autres maladies chroniques. Plusieurs formes de cancer ont également été vaincues, et le nombre de personnes qui ont survécu à un cancer aux États-Unis seulement s'élève maintenant à plus de huit millions. Plus nous serons en mesure de concentrer nos efforts sur la prévention et sur notre système guérisseur, plus cette maladie deviendra rare, comme toutes les autres maladies qui nous font peur actuellement.

Quand un médecin nous annonce que nous avons une tumeur inopérable au cerveau, une maladie du cœur en phase terminale, la sclérose en plaques ou le VIH, nous recevons d'abord le choc, puis nous sombrons dans la dépression, persuadés qu'il n'y a plus rien à faire. Pour la plupart, nous avons une tendance malsaine à céder à nos peurs, à abandonner tout espoir et à renoncer à relever un tel défi. Pourtant, les études ont montré qu'une telle réaction ne fait qu'empirer les choses.

Toutefois, beaucoup de personnes se sont guéries elles-mêmes de maladies qualifiées de *terminales* par leurs médecins. Malgré les difficultés, elles ont refusé d'abdiquer et de céder au désespoir. Avec une détermination inébranlable, elles ont bousculé leurs idées préconçues, ce qui a permis d'améliorer la physiologie de l'environnement interne de leur corps, d'activer leur système guérisseur et d'inverser le processus de la maladie et de l'invalidité. Ce processus a enclenché un retour du pendule vers un état de santé plus positif. Le VIH et le sida en sont des exemples frappants. Quand l'épidémie du VIH et du sida a éclaté au grand jour, cela a provoqué une peur et une hystérie collectives. Les personnes qui recevaient ce diagnostic perdaient espoir, cessaient de lutter et décédaient rapidement. Un test de VIH positif équivalait à une condamnation à mort. Pourtant, aujourd'hui, les personnes infectées par le VIH vivent pendant 15 ans, et même plus, après avoir reçu le diagnostic, et beaucoup d'entre elles ne ressentent aucun symptôme. Il y a même des cas de personnes qui avaient été testées séropositives et qui sont redevenues séronégatives. Ceux qui se donnent la peine de puiser dans la sagesse et l'énergie de leur corps et qui apprennent à travailler avec leur système guérisseur découvrent la capacité du corps à se guérir des maladies, y compris le VIH et le sida, et à retrouver leur état naturel de santé.

Il est important de comprendre que cette vision optimiste n'est pas fondée sur des conjectures théoriques. Un nombre grandissant d'études dans le domaine médical a montré que des attitudes et des croyances positives contribuent dans une large mesure à la santé et qu'une fois mobilisées, elles permettent d'activer les forces internes de guérison et d'inverser des maladies graves. Comme je le répète depuis le début, l'esprit et le corps sont étroitement reliés. L'espoir et le « désir de vivre » ont un impact sur le plan biologique susceptible d'améliorer l'état de santé, de renforcer les mécanismes de défense et de stimuler les mécanismes intrinsèques de guérison.

Dans son courageux livre *Who Said So ? A Woman's Fascinating Journey of Self Discovery and Triumph over Multiple Sclerosis*, Rachelle Breslow raconta ses 12 années de lutte et sa victoire épique sur la sclérose en plaques. Breslow en est arrivée aux mêmes conclusions que le Dr Siegel au sujet de l'étiquette *maladie incurable* : « J'ai appris qu'il n'existait pas de maladie incurable. Quand un médecin dit qu'une maladie est incurable, il veut dire que la communauté médicale n'a pas encore trouvé de traitement. Qui peut prédire l'avenir avec exactitude ? Nous ne savons pas tout. Dire qu'une maladie est incurable et dire qu'un traitement n'a pas encore été trouvé sont deux énoncés complètement différents. »

Quand vous devez relever le défi posé par une maladie grave, ne soyez pas obsédé par la dynamique de la maladie et refusez de céder à la peur qu'elle suscite et qui la renforce. Essayez plutôt de comprendre les circonstances qui ont ouvert la voie à cette épreuve. Ne perdez jamais de vue qu'avant la maladie, la santé était votre état naturel. Mettez tout en œuvre pour coopérer avec votre système guérisseur, afin qu'il puisse travailler pour vous. N'oubliez pas que tant et aussi longtemps que vous vivrez, vous disposerez d'un système guérisseur capable de restaurer l'état de santé naturel de votre corps.

Les obstacles à la guérison

Les facteurs qui perturbent le système guérisseur

Je rencontre souvent des personnes qui me disent ne pas se sentir mieux, même après avoir essayé toutes les formes de traitements et de méthodes possibles et imaginables. En les questionnant davantage, je découvre souvent que ces gens ne laissaient pas suffisamment de temps à ces méthodes pour agir. C'est pourquoi je recommande fortement qu'avant de conclure qu'une méthode ne fonctionne pas pour vous, vous lui accordiez une période d'essai minimale de six à huit semaines pour voir s'il y a de l'amélioration.

Il ne faut également pas perdre de vue que même si les agents externes de guérison sont importants, votre plus grande ressource pour guérir demeure l'activation et la stimulation de votre propre système guérisseur. C'est un travail interne qui demande un engagement, du courage, de la persévérance, de la patience et une reconnaissance du fait que vous possédez non seulement un corps, mais aussi un esprit. Trouver des solutions à des problèmes physiques difficiles exige habituellement une mobilisation de toutes vos ressources pour guérir.

Si vous souffrez actuellement d'une maladie et que malgré vos efforts, votre état ne s'améliore pas, essayez de trouver les obstacles physiques, mentaux, émotionnels et spirituels qui vous empêchent d'atteindre votre objectif. Voici des exemples d'obstacles physiques à la guérison :

- Avoir un environnement physique malsain : mauvaise qualité de l'air ou de l'eau, niveau sonore excessif, espace restreint et surpopulation, pollution (y compris la pollution chimique), fours à micro-ondes, rayons X et déchets toxiques.

- Avoir une mauvaise alimentation.
- Boire de l'eau en quantités insuffisantes.
- Avoir une mauvaise hygiène.
- Ne pas faire suffisamment d'exercice et de mouvements comme des étirements.
- Souffrir d'un manque d'espace, d'intimité ou de solitude.
- Ne pas se détendre ou se reposer suffisamment.
- Avoir une mauvaise respiration.
- Ne pas avoir assez de contact avec la nature.
- Ne pas avoir assez de contact physique affectueux (pas de câlins, d'intimité physique ou de chaleur).

Il existe beaucoup d'obstacles mentaux qui empêchent votre guérison. Voici quelques exemples parmi les plus importants :

- Ressentir une tension mentale, de l'anxiété, de la peur ou de l'inquiétude de manière chronique.
- Avoir de la difficulté à se concentrer.
- Ne pas accorder de temps à la réflexion, à la contemplation et à la méditation.
- Manquer de gratitude envers sa vie et sa chance, qu'elle soit grande ou petite.
- Avoir une mauvaise attitude mentale, entretenir une rancune, être cynique et avoir une vision pessimiste.
- Entretenir de la colère, de l'hostilité ou du ressentiment non résolu.
- Ne pas avoir le sens de l'humour.

- S'attacher de manière excessive aux personnes ou aux objets.
- Accorder trop d'importance aux objectifs et pas assez à la façon de les atteindre.
- Se préoccuper à propos de l'avenir, s'attarder au passé et ne pas vivre le moment présent.

Les obstacles émotionnels et spirituels à votre guérison sont nombreux. Par exemple :

- Se punir, se blâmer, se sentir coupable ou avoir honte.
- Avoir des pensées autodestructrices.
- Ne pas aimer la vie et ne pas en profiter.
- Ne pas se sentir libre.
- Ne pas avoir de réseau de soutien (famille, amis, confidents, communauté).
- Ne pas avoir de but.
- Ne pas laisser de place à la spiritualité, à la sagesse universelle et à la prière.
- Avoir une vie sans signification ou sentiment d'accomplissement.
- Avoir le moral à zéro.

Comme vous pouvez le constater, ces différents éléments s'ajoutent au traitement spécifique que vous suivez actuellement et peuvent accélérer votre guérison ou la retarder. La première étape pour surmonter ces obstacles consiste à les reconnaître. Si vous constatez qu'il y en a parmi eux qui vous obstruent en ce moment la voie, utilisez cette prise de conscience et les lignes directrices qui vous seront présentées dans ce chapitre pour activer votre système guérisseur et retrouver votre état naturel de santé.

L'hérédité, les maladies familiales, les troubles génétiques et les problèmes congénitaux

Beaucoup de familles sont affligées par des maladies et des problèmes de santé qui se manifestent à intervalles réguliers, ce qui indiquerait qu'elles seraient d'origine génétique. Il faut toutefois faire une distinction entre les mots *familial* et *génétique*. S'il est vrai qu'il existe des gènes défectueux et des désordres héréditaires, il est important de faire preuve de prudence avant de sauter à cette conclusion lorsqu'une maladie frappe à plusieurs reprises une même famille.

Identifier les désordres génétiques peut aider à prévenir certaines maladies, mais il est dangereux de généraliser à outrance et d'étiqueter chaque maladie grave qui a cours dans une famille comme étant une maladie d'origine génétique. Une telle étiquette suscite des sentiments d'impuissance et de désespoir. Or beaucoup de maladies qui frappent certaines familles ne résultent pas de facteurs génétiques, mais elles ont plutôt pour origine des attitudes, des émotions et des comportements mal adaptés qui sont bien enracinés ainsi que des mécanismes d'adaptation psychologique qui prennent la forme d'habitudes de vie malsaines et de tendances autodestructrices. Il est possible pour les membres d'une même famille et pour les générations subséquentes de prévenir et de vaincre ces maladies. Ne croyez pas que vous recevrez inévitablement en héritage de vos parents ou de votre famille des maladies et des comportements déficients. Au contraire, prenez conscience du potentiel de votre état naturel de santé et de l'incroyable système guérisseur, qui est là pour vous aider.

Des états congénitaux comme la paralysie cérébrale ont souvent pour origine des événements malheureux ou des traumatismes subis à la naissance ou pendant la grossesse. Même si composer avec ces problèmes difficiles est souvent très exigeant, il est possible de les prévenir avec des soins prénataux adéquats et une bonne préparation à l'accouchement.

Pour commencer

Un programme quotidien pour améliorer votre système guérisseur

On dit qu'un voyage de plusieurs milliers de kilomètres commence par un premier pas. Même si ce premier pas et les pas suivants peuvent sembler petits et insignifiants, ils s'additionnent pour vous permettre d'atteindre votre destination finale. De la même façon, le programme quotidien que je vous propose pour renforcer et fortifier votre système guérisseur est un point de départ dans votre quête vers une meilleure santé. Au début, les activités qui composent ce programme peuvent sembler anodines et peu significatives. Or, en les combinant et en les utilisant sur une longue période, elles peuvent avoir un impact considérable sur votre santé. En d'autres mots, elles peuvent apporter une guérison extraordinaire. Dix jours seulement après avoir commencé, vous remarquerez une amélioration perceptible de votre santé et vous devriez ressentir un sentiment de bien-être accru.

Un mot avant de commencer : comme votre système guérisseur est vaste et complexe, vous ne devriez pas considérer ce programme comme étant complet en soi. Au fur et à mesure que vous mettrez en pratique à votre propre rythme les activités proposées, utilisez les méthodes, les techniques et l'information présentées dans les chapitres précédents pour répondre à des besoins plus particuliers. Faites preuve de souplesse et de pragmatisme dans l'application de ce programme. C'est à vous de déterminer les activités qui sont compatibles avec votre horaire quotidien et l'ordre dans lequel vous les ferez. Par exemple, pour la respiration, la relaxation, l'imagerie mentale, la méditation, commencez par une séance de 5 à 15 minutes par jour que vous ferez le matin, avant d'aller au travail.

Vous pouvez graduellement augmenter cette durée, jusqu'à un minimum de 30 minutes, 1 à 2 fois par jour; rendu à cette étape, vous déplacerez peut-être ces activités le soir. Si vous souffrez d'une maladie grave, l'idéal serait que vous fassiez ces activités chaque fois que vous en avez le temps, pendant au moins 30 minutes.

En ce qui concerne les conseils d'alimentation, l'expérience m'a montré que les besoins nutritionnels varient d'une personne à une autre. C'est pourquoi je ne conseille aucun régime en particulier. Comme le dit le vieux dicton, «ce qui est bon pour l'un n'est pas nécessairement bon pour l'autre». Même si je fais quelques suggestions d'ordre général sur l'alimentation, ne les appliquez pas d'une manière trop stricte qui irait à l'encontre du bon sens. Par exemple, si vous avez de la fièvre, vous devez boire beaucoup de liquides et vous abstenir de manger des aliments solides jusqu'à ce que la fièvre diminue. Si vous souffrez d'un trouble digestif, suivez les consignes en matière d'alimentations présentées dans les chapitres précédents qui décrivent plus en détail ce que vous devriez manger et comment le faire. Pour tout ce qui touche l'alimentation et la nutrition, écoutez la voix de l'intelligence interne de votre corps : cette voix est intimement liée à votre système guérisseur.

Si vous avez des questions au sujet des activités proposées dans ce programme quotidien, consultez les chapitres précédents de ce livre. Ils décrivent plus en détail les bienfaits de chaque activité sur votre système guérisseur.

Renforcer et fortifier votre système guérisseur en 10 jours

Le matin

L'hygiène personnelle et le système guérisseur

L'hygiène personnelle consiste en un nettoyage quotidien qui renforce et fortifie votre système guérisseur. Sur l'échelle d'une vie, cette discipline aura un effet cumulatif qui exercera une influence énorme sur le système guérisseur. En plus de vous brosser les dents et d'accomplir toute autre tâche reliée à l'hygiène buccale, prenez un bain ou une douche chaque matin. Se laver aide le système guérisseur, car ce geste nettoie et protège le corps, élimine de la peau la poussière, les germes et les autres micro-organismes potentiellement dangereux et contribue à l'élimination des toxines.

L'élimination (aller à la selle) et le système guérisseur

En plus d'uriner, il est important d'aller à la selle chaque matin. Cela empêche l'accumulation de déchets et de toxines et aide à garder l'environnement interne propre et sain. Aller tous les jours à la selle réduit la charge de travail du système guérisseur et lui facilite la tâche, car il peut ainsi réparer, reconstruire et régénérer avec plus d'efficacité. Voici quelques conseils pour favoriser une bonne élimination :

- Buvez une tasse d'une boisson chaude (eau, thé, café décaféiné) pour vous aider à aller à la selle. Buvez-en plusieurs tasses au besoin. Les boissons chaudes sont préférables aux boissons froides, parce que la chaleur détend les muscles lisses de vos intestins et leur permet de s'élargir et de se dilater. Comme les liquides chauds aident les intestins à se détendre et à s'élargir pour expulser les matières fécales, les déchets indésirables sont éliminés plus rapidement et plus facilement. À l'inverse, les liquides froids contractent les muscles des intestins, ce qui réduit leur ouverture et gêne le processus d'élimination.

- Si vous souffrez de constipation ou d'irrégularité et que prendre plusieurs tasses de boisson chaude chaque matin pour aller à la selle ne suffit pas, mélangez une ou deux cuillers de psyllium ou de tout autre supplément de fibre naturel dans une tasse d'eau chaude chaque soir avant d'aller au lit.

- Pour prévenir la constipation, mangez des aliments sains qui contiennent beaucoup de liquides et de fibres que vous trouverez dans les fruits, les légumes, les grains entiers et les légumineuses. Manger une soupe pour le repas du midi ou du soir accompagnée de tisanes est un excellent moyen d'éviter la constipation.

- Malgré sa relative impopularité, le gombo est un excellent légume qui favorise une bonne élimination, le matin. Mangé le midi ou le soir, blanchi ou cuit, le gombo est une des meilleures sources naturelles de fibres au monde.

Les étirements et le système guérisseur

Les étirements permettent aux muscles et aux articulations de se relâcher et de se tonifier tout en facilitant la circulation. Les étirements assouplissent les articulations et les membres, améliorent le drainage lymphatique et stimulent les glandes. Quand les muscles s'étirent et gagnent en souplesse, l'espace qui permet le passage des nerfs s'agrandit. S'étirer modérément, régulièrement et systématiquement est un traitement qui aide souvent à soulager les nerfs coincés. Les étirements gardent le corps agile, jeune et en santé ; ils sont une des meilleures méthodes que je connaisse pour renforcer et fortifier le système guérisseur.

- Étirez-vous pendant 5 à 15 minutes chaque matin en suivant les consignes sur les étirements proposées dans ce chapitre. Vous pouvez également vous étirer le soir. Étirez-vous l'estomac vide ou presque, et non après avoir mangé.

- Pour vous initier aux étirements, vous pouvez consulter un livre ou un DVD sur le yoga de niveau débutant, ou vous inscrire à un cours. Si vous n'avez jamais fait de yoga auparavant ou que vous avez des problèmes de santé spécifiques, informez-en la personne responsable du cours. (Si vous souffrez de maux de dos ou de raideurs, essayez ma routine qui comporte une série complète d'étirements faciles à exécuter et que vous trouverez dans mon livre *Healing Back Pain Naturally*.)

La respiration, la relaxation, l'imagerie mentale, la méditation, la réflexion silencieuse ou la prière

Toutes ces activités détendent le corps, calment l'esprit et le système nerveux, soulagent le stress, renforcent et fortifient le système guérisseur. Elles vous aident également à entrer en relation avec la puissance supérieure qui organise et dirige le flux d'énergie se trouvant dans l'Univers et dans votre corps. Prendre conscience de cette force peut être extrêmement bénéfique pour le système guérisseur. Il est conseillé de faire l'une ou l'autre de ces activités immédiatement après une séance d'étirements, lorsque le corps et l'esprit se trouvent déjà dans un état naturel de relaxation.

- Chaque jour, assoyez-vous dans un endroit calme, détendez vos épaules et tout votre corps et fermez les yeux pendant 5 à 10 minutes. Concentrez-vous sur l'air qui entre et sort par vos narines. Vous pouvez utiliser une ou plusieurs techniques de respiration décrites dans la section sur la respiration. Ces techniques vous aideront à calmer votre esprit et votre système nerveux, afin qu'ils soient en harmonie avec le système guérisseur.

- Dès que vous vous sentez calme et détendu, essayez une des techniques d'imagerie mentale/visualisation décrites dans ce livre. Faites une incursion consciente à l'intérieur de votre corps. Pendant que vous concentrez vos énergies mentales sur les structures internes de votre corps, imaginez que votre système guérisseur entre en action pour vous aider à réparer les tissus endommagés, afin de restaurer votre santé et votre vitalité.

L'exercice et le système guérisseur

L'exercice aide le système guérisseur en tonifiant le cœur, en stimulant la circulation et en améliorant la santé mentale. Faire de l'exercice le matin est un excellent moyen de commencer la journée. Si vous ne le faites pas déjà, trouvez un moment dans votre horaire du matin pour faire de l'exercice.

- Chaque jour, faites 15 minutes de marche, de natation, de bicyclette, de jogging, d'aérobie, de gymnastique ou de tout autre exercice. Toutefois, si c'est la première fois que vous faites de l'exercice, il est préférable de commencer graduellement. N'allez pas au-delà de vos limites. Si vous êtes essoufflé, c'est que l'effort est trop intense. Allez-y lentement mais sûrement, comme l'affirme le dicton. Pour tirer le maximum de l'exercice, passez graduellement à une séance de 30 à 60 minutes par jour, 3 à 6 fois par semaine.

Déjeunez pour votre système guérisseur

Mangez un petit déjeuner léger et nourrissant chaque jour. Si votre travail exige beaucoup d'efforts physiques et une dépense calorique plus grande, faites preuve de bon sens et prenez un petit déjeuner plus copieux. Au contraire, si vous avez un travail sédentaire, comme celui d'un opérateur d'ordinateur ou d'un employé de bureau, prenez un petit déjeuner plus léger. Si vous souffrez d'un excès de poids ou que vous préférez manger davantage le midi, vous pouvez sauter le petit déjeuner et vous contenter de boire de l'eau ou des jus. Voici d'autres suggestions pour le petit déjeuner :

- Si vous suivez un régime faible en glucides ou en amidon, mangez des protéines pauvres en matières grasses ainsi que des légumes et buvez des liquides chauds comme des tisanes, des boissons décaféinées et des soupes.

- Si vous n'êtes pas diabétique ou que vous ne suivez pas un régime faible en glucides, mangez des fruits frais, des grains entiers et des céréales biologiques, qui vous aideront à diminuer vos rages de sucre plus tard dans la journée. Ces aliments fournissent des calories importantes et contiennent des vitamines, des minéraux, des oligoéléments, des fibres et des fluides qui sont essentiels pour aider votre système guérisseur. Si votre régime vous permet de manger des sucres naturels, essayez les fruits séchés comme les raisins, les figues, les dates et les abricots, ainsi que les confitures et les gelées biologiques et non sucrées en quantités limitées. Ces aliments sont sains et nourrissants.
- Vous pouvez également ajouter, en petites quantités, au petit-déjeuner, des beurres de noix comme les arachides, les noix de cajou, les amandes ou les graines de sésame.
- Vous pouvez également ajouter, en quantités limitées, des produits laitiers comme le yogourt et le fromage cottage faible en gras, si vous ne souffrez pas d'intolérance au lactose et que vous n'avez pas d'autres restrictions sur le plan alimentaire.
- Si vous êtes diabétique, mangez plus de protéines et de grains entiers au petit-déjeuner et évitez les aliments sucrés. Par exemple, vous pouvez manger un bagel de grains entiers ou des biscuits de riz avec du fromage cottage. Vous pouvez également utiliser un beurre de noix, qui est une autre source de protéines. Ces aliments vous fourniront le carburant dont vous aurez besoin pour passer la journée sans subir de grandes variations de votre glycémie. Les édulcorants naturels, comme le *stevia*, peuvent également calmer une rage de sucre, sans augmenter les taux de glycémie.
- Évitez les aliments sucrés, riches en féculents et en matières grasses, comme les beignets et les pâtisseries.

- Prenez un supplément naturel ou des vitamines au besoin, surtout si votre alimentation ne vous permet pas d'obtenir tous les nutriments dont vous avez besoin. (Pour en savoir plus long à ce sujet, relisez le chapitre sur les vitamines et les suppléments naturels.)

Le reste de la matinée et l'après-midi

Si vous travaillez à l'extérieur de la maison, il existe des moyens simples et faciles pour renforcer et fortifier votre système guérisseur, même si votre horaire est chargé. Si vous restez chez vous, essayez d'intégrer les activités suivantes dans votre routine matinale.

La respiration, la relaxation, l'imagerie mentale, la méditation, la réflexion silencieuse ou la prière

Comme l'esprit influence le système guérisseur et que celui-ci préfère un environnement interne calme et détendu, il est important que votre esprit reste calme, clair et en maîtrise de lui tout au long de la journée. La respiration, la relaxation, l'imagerie mentale, la méditation, la réflexion silencieuse et la prière sont des méthodes idéales pour vous aider à conserver votre tranquillité d'esprit. Plus vous mettrez en pratique ces méthodes, plus vous serez en mesure de rester maître de vos émotions et de jouir d'un système guérisseur fort et alerte.

- Faites une brève pause de 30 secondes à 1 minute, au moins une fois par heure, pour calmer votre esprit en utilisant l'une ou l'autre des méthodes que nous venons d'énumérer. Au début, essayez-en plusieurs, afin de trouver celle qui vous convient le mieux. Une fois que vous l'aurez trouvée, apprenez-en d'autres. Je suggère habituellement d'accorder à chacune de ces méthodes un essai d'une semaine, afin que vous puissiez vous familiariser avec elle et voir si elle donne des résultats positifs.

- Si vous vous sentez stressé, frustré ou sur le point de perdre votre sang-froid (surtout en présence d'une autre personne), prenez congé et retirez-vous momentanément dans un endroit calme. Quand vous serez à l'écart, utilisez une des techniques proposées pour retrouver votre sérénité. Une fois calmé, vous serez en meilleure posture pour affronter la situation.

  Une des clés pour utiliser avec succès cette stratégie consiste à reconnaître les premiers signes d'une perte de maîtrise. Quand vous perdez votre sang-froid, il est probable que vous ressentiez, en plus d'une agitation mentale, un ou plusieurs symptômes parmi les suivants :

  - Des pensées de crainte ou de colère.
  - Le souffle court.
  - Une accélération des battements cardiaques.
  - Une transpiration abondante.
  - Des nausées (« des papillons dans l'estomac »).
  - Les jambes faibles.

  Comme nous l'avons vu, ces symptômes font partie d'une réaction de combat ou de fuite. Si ces symptômes se prolongent ou s'accentuent, ils peuvent perturber le système guérisseur et provoquer des dommages dans le corps, surtout lorsqu'ils perdurent.

Ces stratégies m'ont beaucoup aidé dans mon travail de médecin. Il arrive parfois que je reçoive de nouveaux patients qui sont en colère contre le « système de santé » en général et les médecins en particulier, ou pour toute autre raison que j'ignore. Je sers alors d'exutoire à cette colère, et parfois, un simple mot de ma part peut déclencher une tempête d'émotions violentes. Naturellement, devant une telle réaction, je ressens moi aussi de la peur et de la colère. Il me serait facile d'exprimer cette colère, mais j'essaie de garder mon sang-froid. Quand je constate que ma fréquence cardiaque augmente, que j'ai le souffle court et que mon esprit est embrouillé, je demande aussitôt au patient de m'excuser et je me réfugie dans une autre pièce. Là, je ferme les yeux et j'utilise une des méthodes suivantes : respiration, méditation, relaxation, imagerie mentale ou prière. Je continue jusqu'à ce que ma respiration et ma fréquence cardiaque reviennent à la normale et que je sois en mesure de retrouver mon sang-froid. Habituellement, une période de cinq minutes suffit. Après, quand je retourne auprès du patient qui m'a provoqué, je suis plus détendu et davantage en mesure de l'aider.

L'eau et le système guérisseur

Le corps est composé à 70 % d'eau. Comme l'eau circule constamment dans chaque cellule, tissu et organe du corps, plus votre système est alimenté en eau, plus celui-ci peut distribuer les nutriments et éliminer les toxines. Boire de l'eau et des liquides est un des meilleurs moyens de renforcer et de fortifier votre système guérisseur.

- Pendant la journée, buvez à petites gorgées de l'eau ou des liquides comme des jus ou des tisanes.
- Buvez de six à huit verres d'eau ou l'équivalent par jour.

Une collation au milieu de la matinée pour le système guérisseur

Si votre travail vous oblige à retarder l'heure du déjeuner ou que vous êtes sujet à des variations de glycémie en raison d'un métabolisme rapide, vous aurez peut-être avantage à prendre une collation en milieu d'avant-midi. Il est important d'être à l'écoute de votre corps, afin que vous puissiez lui donner ce dont il a besoin pour fonctionner à plein régime. Voici quelques conseils au sujet des collations :

- Ne mangez pas, si vous n'avez pas faim.
- Si vous ressentez le besoin de vous mettre quelque chose sous la dent, mangez des fruits frais, des carottes ou des craquelins faits de grains entiers et buvez des tisanes ou toute autre boisson.

Le déjeuner et le système guérisseur

Pour la plupart des gens, il est important de prendre un déjeuner sain et nutritif. Dans beaucoup de cultures à travers le monde, le déjeuner est le repas principal de la journée. Pour assurer un apport continu en nutriments et en carburant au système guérisseur, faites une pause au milieu de la journée pour manger. Il est déconseillé de sauter le déjeuner. S'il est important de manger de bons aliments pour nourrir le système guérisseur, il est tout aussi important de manger cette nourriture d'une manière qui favorise la digestion. Voici quelques suggestions utiles en ce sens :

- Évitez les matières grasses et les huiles ainsi que les aliments transformés, qui sont souvent riches et difficiles à digérer.
- Prenez une tasse ou un bol de soupe.
- Mangez une salade santé, mais évitez les vinaigrettes ou les garnitures à base d'huile.
- Si vous mangez des glucides, un sandwich santé fait de laitue fraîche, de tomates, de pousses, de fromage, de tofu, de tempeh ou de toute autre protéine maigre vous assure un repas complet. Choisissez du pain fait de grains entiers, comme le blé, l'orge, le seigle et l'avoine.

- Si vous n'êtes pas diabétique ou que vous ne suivez pas un régime faible en glucides, un fruit en guise de dessert vous fournira un apport équilibré en nutriments essentiels, comme des vitamines, des minéraux, des oligoéléments, des liquides et des fibres.
- Vous pouvez boire de l'eau ou tout autre liquide, pendant ou après le repas.

Voici d'autres conseils pour le déjeuner :

- Que vous mangiez au travail ou à la maison, faites une pause et concentrez toute votre attention à manger et à digérer votre repas. Pendant que vous mangez, fermez l'ordinateur, le téléviseur ou la radio, ne parlez pas au téléphone et ne lisez pas un journal ou un magazine.
- Quand vous mangez, votre corps a besoin de se concentrer au maximum sur le processus de digestion. C'est un moment de détente et de repos, et vous devriez accorder toute votre attention au fait de manger. Si vous continuez à parler, à conduire ou à travailler à votre ordinateur pendant que vous mangez, vous ne sentirez pas la réaction de votre corps à la nourriture que vous consommez. Quand vous n'êtes pas attentif à ce que vous mangez, il est difficile de goûter la nourriture. Il est également facile de trop manger et d'avoir une indigestion.
- Si vous mangez avec des collègues de travail, des membres de votre famille ou des amis, le déjeuner peut être un moment agréable de socialisation. Évitez les disputes, les conflits ou les questions d'affaires ou d'argent. L'humeur et l'atmosphère doivent être cordiales. Votre état émotionnel au moment où vous mangez influence votre digestion.

La sieste et le système guérisseur

Les études montrent que la plupart des Américains ne dorment pas assez. Un lien a été établi entre cette privation de sommeil et plusieurs maladies chroniques comme les maladies du cœur. Le manque de sommeil prédispose également aux accidents. Votre système guérisseur donne son plein rendement quand vous dormez ou que vous vous reposez ; faire une sieste dans l'après-midi peut être un moyen efficace de l'aider et de le fortifier. Dans la plupart des cultures à travers le monde, les gens mangent leur repas le plus copieux le midi, puis ils font la sieste. C'est une méthode éprouvée pour favoriser la digestion. Dans la mesure du possible, faites une petite sieste après le déjeuner.

L'après-midi

Le jeu, le plaisir et le système guérisseur

On ne souligne pas assez les effets bénéfiques pour la santé que procurent une attitude enjouée, un sens de l'humour et la capacité d'avoir du plaisir. Bob Hope et George Burns sont deux célèbres humoristes qui ont atteint l'âge de 100 ans en cultivant la bonne humeur. Pendant toute leur vie, ils se sont amusés tout en essayant de faire rire les autres. Comme nous le racontions précédemment, Norman Cousin, un médecin et un auteur bien connu, a réussi à vaincre une maladie grave et douloureuse avec le rire et un peu de vitamine C. L'humour et la gaieté peuvent ajouter des années à votre vie et sont de puissants stimulants pour votre système guérisseur.

Il est important de garder le moral tout au long de la journée. Si vous travaillez dur pendant de longues heures ou que vous traversez une période particulièrement difficile de votre vie, rien ne vous oblige à être sérieux tout le temps. Le sérieux crée une tension qui peut drainer les énergies vitales de votre système guérisseur et ouvrir la voie non seulement à la maladie, mais aussi à la douleur. En revanche, avoir un bon moral peut renforcer et fortifier considérablement le système guérisseur. Voici quelques conseils en ce sens :

- Faites au moins une activité agréable par jour, pendant au moins 30 minutes, ou plus si c'est possible. Partagez votre plaisir avec des membres de votre famille ou des collègues de travail.
  - Prenez le temps de rire. Racontez des blagues aux membres de votre famille ou à vos collègues de travail.
- Regardez un film drôle ou adonnez-vous à votre loisir préféré, comme la peinture, la couture, le tricot, la joaillerie ou la construction de modèles réduits.
  - Écoutez ou jouez de la musique inspirante.
  - Dansez au son de votre musique préférée.
  - Jouez avec des enfants.
  - Allez voir une comédie musicale, un film, une pièce de théâtre ou un événement sportif.
  - Pratiquez votre sport préféré.
  - Lisez un bon livre.
  - Écrivez dans un journal intime.

Les activités mondaines et le système guérisseur

L'être humain est une créature grégaire, et c'est pour cette raison qu'il est important de conserver des liens avec d'autres personnes. À l'inverse, l'isolement génère un stress qui mène à son tour à la maladie autant mentale que physique. Par exemple, un lien a été établi entre les maladies du cœur, le tueur numéro un dans les pays occidentaux, et un sentiment d'isolement social. En effet, les études ont montré que les patients cardiaques qui vivent seuls se portent plus mal que ceux qui maintiennent un contact avec leur famille, leurs amis ou des animaux domestiques. Même pour les criminels les plus endurcis, l'isolement en cellule, qui est l'équivalent de l'isolement social, est la punition la plus redoutée.

Avoir un réseau social est important pour renforcer et fortifier votre système guérisseur. Chaque jour, réservez du temps à une activité qui vous permet d'entrer en relation avec d'autres personnes. Voici quelques suggestions en ce sens :

- Faites un effort particulier pour écrire ou appeler un ami proche ou un membre de votre famille.
- Dites à un proche ou à un membre de votre famille que vous l'aimez, même si vous avez l'impression d'être gauche ou maladroit au début. Plus vous le ferez, plus cela vous sera facile et plus vous serez convaincant. Ce que vous donnez vous sera rendu. Au bout du compte, en disant à quelqu'un que vous l'aimez, c'est aussi à vous-même que vous le dites. Le même principe s'applique à toute marque d'affection ou de gentillesse.
- N'hésitez pas à serrer dans vos bras les membres de votre famille, vos amis ou vos collègues de travail. Ne le faites pas pour eux, même si ceux-ci l'apprécieront, mais faites-le pour vous. L'amour est le plus efficace des médicaments, et rien ne stimule davantage le système guérisseur que l'amour. L'amour commence par s'aimer soi-même.
- Si vous avez le temps, faites du bénévolat une fois par semaine, dans un centre d'accueil pour personnes âgées, un hôpital, une bibliothèque, une école, une garderie ou un organisme communautaire. Vous pouvez également offrir vos talents et votre énergie à des organisations œuvrant sur le plan local, national ou international. Donnez de votre temps à une ou plusieurs causes. Comme le bénévolat est

bénéfique pour votre système guérisseur, faites-le d'abord pour vous-même en sachant que d'autres bénéficieront aussi de votre générosité.

Se reposer et prendre du temps seul pour renforcer le système guérisseur

À l'inverse de ce que je vous recommande sur le plan de votre vie sociale, je crois qu'il est tout aussi important d'apprendre à se réserver du temps pour se reposer et être seul. Beaucoup de personnes passent presque tout leur temps à s'occuper des autres ou à participer à une foule d'activités qui les épuisent émotionnellement, mentalement et physiquement. Il peut en résulter une fatigue chronique, un « surmenage professionnel » et même la maladie. Si c'est votre cas, il est essentiel que vous appreniez à dire non et à vous réserver du temps. Pour revigorer votre santé et recharger vos batteries tout en renforçant et en fortifiant votre système guérisseur, prendre du temps pour soi est un besoin fondamental. Voici quelques conseils pour y arriver :

- Chaque jour, réservez une période de 10 à 15 minutes pour être seul et vous couper du monde extérieur et des sollicitations constantes auxquelles vous êtes soumis. Prenez des dispositions pour confier momentanément vos tâches et vos responsabilités à une personne de confiance. Trouvez un endroit sûr, calme et inspirant, qu'il s'agisse d'un lieu dans la nature ou d'une pièce de votre maison ou de votre appartement.

- Vous pouvez utiliser cette période pour méditer, respirer, prier, peindre, écouter de la musique ou tout simplement ne rien faire.

- Il est important de profiter du temps que l'on prend pour soi, car le système guérisseur en a besoin pour rester fort et vigoureux. Vous avez le droit d'être seul et de vous reposer, car sinon, votre système guérisseur aura de la difficulté à bien fonctionner.

Le soir

Le dîner et le système guérisseur

Évitez de prendre un repas trop copieux ou de manger trop tard. Manger beaucoup ou tard dans la soirée cause des indigestions et perturbe le sommeil. Vous vous réveillerez le lendemain fatigué et sans énergie. Mangez dans une ambiance calme, sans télévision ou musique jouant à tue-tête, et sans aborder de sujets potentiellement stressants. La période du dîner doit être réservée à des conversations sur des sujets légers et à l'harmonie, ce qui améliore la digestion tout en renforçant et en fortifiant le système guérisseur.

Voici quelques suggestions de menus pour le dîner :

- Mangez un potage aux légumes, par exemple à la courge, aux pois cassés ou aux carottes ; c'est un mets sain, nourrissant et réconfortant.
- Mangez une salade faite de légumes-feuilles comme la laitue ou les épinards, accompagnée d'un ou de plusieurs légumes tels que des tomates, des concombres, des olives, des cœurs d'artichauts et des pois chiches.
- Vous pouvez manger des grains entiers cuits, comme du riz brun, de l'orge ou des pâtes biologiques, séparément ou accompagnés d'un légume ou d'une source de protéines.
- Des légumes bouillis ou sautés constituent un repas savoureux et nourrissant. Vous pouvez ajouter du tofu, une petite portion de fromage léger ou d'une autre protéine maigre. Utilisez au minimum les huiles et le beurre, lorsque vous préparez ce type de repas.

- Vous pouvez ajouter un dessert léger comme un yogourt, un sorbet ou un fruit frais. (Si vous êtes diabétique, vous pouvez prendre un dessert léger avec un édulcorant.)
- Buvez de l'eau, avant ou après le dessert.

Le bien-être émotionnel et le système guérisseur

Comme nous le mentionnions précédemment, les émotions sont de puissantes sensations d'énergie qui sont perçues dans tout le corps. Pour vivre en santé, la plupart des émotions doivent être évacuées et exprimées. Si les émotions sont réprimées et refoulées trop longtemps à l'intérieur de soi, ou qu'elles restent non résolues au point de devenir un fardeau émotionnel qui draine l'énergie, elles peuvent nuire considérablement au fonctionnement du système guérisseur et contribuer à la maladie. Comprendre ses émotions et avoir le courage de les partager avec d'autres sont deux moyens efficaces de renforcer et de fortifier le système guérisseur. Voici quelques suggestions pour exprimer vos émotions d'une manière constructive :

- Pour apprendre à exprimer ses émotions d'une manière constructive, joindre un groupe ou apprendre à participer à des activités de groupe est souvent utile. Joignez un groupe qui se rencontre au moins une fois par semaine, ou plus souvent si vous avez le temps. Il peut s'agir d'un groupe de soutien ou d'un groupe thérapeutique. Ce qui importe, c'est que vous vous y sentiez à l'aise et que ce groupe soit composé de personnes qui ne vous jugeront pas, si vous choisissez de « laver votre linge sale » en public. D'ailleurs, beaucoup d'individus adhèrent aux AA (Alcooliques anonymes), même s'ils ne souffrent pas d'alcoolisme. Ces personnes cherchent simplement à faire partie d'un groupe et veulent apprendre à exprimer leurs émotions. Faites une recherche, pour trouver les groupes qui existent dans votre secteur et engagez-vous à participer à l'un d'eux.

- Si le fait d'appartenir à un groupe ne vous convient pas ou qu'il n'y en a aucun là où vous vivez, vous pouvez toujours avoir recours à de la consultation professionnelle. Vous pouvez trouver de l'aide auprès des organisations religieuses ou communautaires, comme le YMCA ou le YWCA. La consultation individuelle effectuée par des thérapeutes compétents peut être un moyen utile d'exprimer ses émotions. Cherchez les thérapeutes qui exercent dans votre secteur et faites un effort particulier pour en rencontrer une ou un.

- Utilisez un carnet et un crayon, puis commencez à écrire ce que vous ressentez. Même si vous n'écrivez que 5 à 10 minutes par jour, tenir un journal est souvent un moyen efficace d'exprimer ses émotions, ses pensées et ses sentiments les plus profonds.

- Chaque jour, profitez d'une conversation avec un membre de votre famille, un ami ou un proche pour ouvrir votre cœur et partager vos sentiments les plus intimes. Si vous ressentez une gêne, écrivez une lettre à la personne à qui vous voulez confier vos émotions intimes.

Le bien-être spirituel et le système guérisseur

Votre système guérisseur fonctionne mieux quand vous avez une vie spirituelle riche. Beaucoup de maladies physiques ont pour origine une carence sur le plan spirituel. Par exemple, quand vous avez constamment le moral bas, vous pouvez souffrir de dépression, qui est une forme de maladie mentale. Comme nous le mentionnions précédemment, il a été démontré que la dépression contribue aux maladies du cœur, au diabète, au cancer et à plusieurs autres maladies graves.

Être athée ne signifie pas renoncer à une vie spirituelle féconde. Si c'est votre cas, choisissez une cause, une mission ou une force plus grande que vous-même. Dites-vous qu'il existe une source d'énergie intelligente, puissante et créatrice qui explique votre présence sur cette planète. Adopter une telle attitude vous soulagera d'un lourd fardeau de stress et permettra à votre système guérisseur de travailler plus efficacement. En effet, croire que tout ce qui arrive sur cette terre et dans votre vie dépend uniquement de votre vigilance mentale constante engendre de la tension et du stress, draine les énergies vitales et provoque un épuisement physique et émotionnel. Ces facteurs jouent contre votre système guérisseur et peuvent éventuellement mener à la maladie.

Si vous croyez en Dieu ou en une puissance supérieure, votre fardeau n'est guère moins lourd que celui d'une personne athée. Vous pouvez, vous aussi, douter de l'existence de Dieu, quand vous naviguez en eaux troubles ou que vous vous heurtez à un obstacle. Vous devez constamment renouveler votre foi et vous interroger sur le sens de votre vie.

- Cette semaine, prenez un peu de recul par rapport à votre travail ou à votre rythme de vie effréné, pour réfléchir sur le sens de votre vie. Pensez à la puissance supérieure ou à l'énergie divine, créatrice et intelligente qui est à l'œuvre dans l'Univers et dans votre vie. Faites cet exercice pendant au moins 5 à 10 minutes par jour.
- Si vous êtes à l'aise avec la prière, priez pendant 5 à 10 minutes par jour.
- Avant d'aller au lit, prenez 5 à 10 minutes chaque soir pour lire la Bible ou tout autre livre qui vous inspire.

Le sommeil et le système guérisseur

Le sommeil est un besoin primaire pour tous les êtres vivants et une composante intrinsèque des rythmes et des cycles naturels de la vie. Le sommeil est une activité physiologique essentielle pour toutes les espèces vivantes, un principe biologique fondamental de la vie. Certains animaux hibernent et se réfugient dans une grotte pendant des mois pour permettre à leur corps de retrouver santé et énergie. Quant aux êtres humains, ils ont habituellement besoin de 8 à 10 heures de sommeil par jour.

Votre corps a besoin d'un sommeil régulier pour restaurer ses énergies vitales et pour guérir. Comme vous le savez, le système guérisseur est au sommet de sa forme quand le corps est reposé. Un sommeil régulier et réparateur est un des meilleurs moyens pour renforcer et fortifier votre système guérisseur. À l'inverse, un sommeil perturbé compromet le fonctionnement du système guérisseur et ouvre la porte à la maladie. Il n'est guère étonnant de constater qu'au moment où le manque de sommeil et l'insomnie prennent des proportions épidémiques en Amérique du Nord, le nombre de cas de maladies chroniques reliées au stress comme les maladies du cœur, l'hypertension, le cancer et les maladies auto-immunes augmente également.

Voici quelques éléments qui favorisent un sommeil réparateur :

- Levez-vous tôt chaque matin.

    Se lever tard perturbe les rythmes naturels de votre corps et retarde votre heure du coucher. Cette habitude peut se transformer en un cycle malsain, nuisible à votre système guérisseur.

    Se lever tôt améliore les chances d'avoir une journée active et remplie et de se coucher le soir à une heure décente. Une bonne nuit de sommeil vous aide à vous lever tôt chaque matin en vous sentant frais, dispos et débordant d'énergie.

- Ne commencez aucune activité stimulante ou perturbante avant d'aller au lit (par exemple, regarder un bulletin de nouvelles ou un film violent).

- Évitez les disputes en fin de soirée ou les conflits avec votre conjoint ou votre conjointe, ou les membres de votre famille.

- Dormez dans un lit confortable.

- Dormez dans une chambre ou un endroit propre, rangé et calme. Un environnement propre et rangé réduit les stimuli mentaux confus et chaotiques, et permet au cerveau, à l'esprit et au système nerveux de mieux se détendre. Toutes ces conditions favorisent un sommeil de qualité, profond et réparateur.

- Si vous vivez dans un endroit bruyant (circulation automobile ou autre), utilisez des bouchons d'oreilles pour avoir une bonne nuit de sommeil.

  Quand je voyage et que je me trouve dans une grande ville grouillante et animée où le bruit constant peut déranger la nuit, j'utilise une simple paire de bouchons d'oreilles pour dormir. Au lieu de me lever fatigué, l'esprit embrouillé, grognon et irritable, je me réveille frais et dispos, prêt à commencer une nouvelle journée avec enthousiasme.

- Dormez dans un endroit où l'air est frais et propre. Évitez la poussière, les mauvaises odeurs, l'air stagnant. Une brise fraîche peut faire des merveilles pour améliorer la qualité de votre sommeil.

- Ne prenez pas un repas tard en soirée ou juste avant d'aller vous coucher. Un estomac plein et un système digestif lourdement chargé exercent une pression sur le diaphragme et les poumons, et gênent la respiration. Beaucoup de personnes qui ont des troubles du sommeil souffrent également d'obésité et ont de mauvaises habitudes alimentaires de fin de soirée, ce qui provoque des indigestions et les prive d'une bonne nuit de sommeil.

- Buvez une boisson chaude avant d'aller au lit. Une boisson chaude peut vous apaiser et vous relaxer tout en améliorant la digestion et en calmant les nerfs. Les tisanes comme la camomille ou la menthe peuvent être particulièrement réconfortantes.

- La relaxation, la respiration, la méditation, l'imagerie mentale ou la prière peuvent aider à calmer et à détendre l'esprit et le système nerveux. Utilisées avant de se mettre au lit, ces méthodes douces et apaisantes peuvent mener à un sommeil profond et réparateur.
- Écoutez de la musique douce et apaisante. Cette activité peut être relaxante et reposante, et favoriser un sommeil calme et efficace.
- Avant d'aller au lit, lisez un livre inspirant, la Bible ou tout autre ouvrage édifiant. Cette activité réconfortante et rassurante est un bon moyen de ralentir et de se détendre avant de dormir. Je connais des personnes qui lisent les petites annonces ou un dictionnaire pour les aider à trouver le sommeil. Une méthode efficace, semble-t-il, car ces livres sont tellement ennuyants !

Les suggestions présentées dans la section « Avant de commencer » peuvent sembler simplistes, mais prises collectivement, elles influenceront de manière significative votre vie et le fonctionnement de votre système guérisseur. Prendre cinq minutes par jour pour méditer, avoir une conversation stimulante au téléphone avec un ami, manger un délicieux bol de soupe au déjeuner et avoir une bonne nuit de sommeil peut avoir un impact majeur sur votre système guérisseur et sur votre santé physique, mentale et émotionnelle.

Vaincre la maladie

Dans les pages qui suivent, vous trouverez des stratégies et des méthodes pour mettre à contribution, améliorer et renforcer votre système guérisseur, afin de guérir divers problèmes de santé. Toutefois, rappelez-vous que ces recommandations ne sont que des suggestions qui ne peuvent remplacer les soins personnalisés donnés par des professionnels de la santé responsables et compétents. De plus, puisque chaque individu est un cas unique, certaines recommandations peuvent donner des résultats pour une personne et s'avérer inefficaces pour une autre. En outre, j'ai volontairement omis de préciser des quantités, des dosages ou des horaires précis, car lorsque vous travaillez avec votre système guérisseur, il n'existe pas de formule ou de recette qui donne les mêmes résultats pour tous. La médecine et la guérison sont un art et une science. Chaque thérapie et chaque traitement doivent être adaptés pour répondre aux besoins particuliers de chaque individu. Toutefois, grâce aux recommandations qui suivent ainsi qu'à celles qui sont présentées dans les chapitres précédents, vos chances de réussite augmenteront considérablement. N'oubliez pas que pour chaque maladie présentée, les choix ne se limitent pas à ce qui est recommandé ; et il peut exister d'autres possibilités susceptibles de résoudre votre problème.

Pour faciliter la lecture, j'ai utilisé une méthode simple qui consiste à énumérer les problèmes de santé en fonction des différents systèmes et parties anatomiques du corps. Cette liste, qui n'est pas exhaustive, présente les maladies les plus courantes que j'ai eu à traiter en tant qu'omnipraticien. Si j'ai oublié un problème de santé qui vous nuit actuellement ou qui vous intéresse, il vous suffit de suivre les recommandations générales présentées dans ce livre et de consulter la section « Ressource », que vous trouverez à la toute fin.

Si vous apprenez à travailler avec votre système guérisseur pour surmonter vos problèmes de santé, vous atteindrez votre objectif, qui est de jouir d'une meilleure santé.

La peau

Votre peau est un reflet de votre état de santé général. Les personnes en bonne santé ont une peau dont le teint et la couleur sont d'apparence saine. À l'inverse, les personnes malades ou affaiblies ont une peau qui est souvent blafarde ou marbrée, sans aucun éclat. Par exemple, si vous souffrez d'une hépatite, votre peau prendra une apparence jaunâtre. Les éruptions cutanées, qui sont souvent le signe d'un problème plus profond, en fournissent un autre exemple. C'est d'ailleurs pour cette raison que les médecins procèdent habituellement à un examen de la peau afin de trouver des indices de problèmes internes.

Les abcès

Les abcès sont des enflures de la peau le plus souvent causées par une infection bactérienne. Beaucoup de chirurgiens vont traiter un abcès en utilisant un scalpel pour faire une incision ou une aiguille afin de le drainer. Toutefois, si vous commencez le traitement dès l'apparition de l'abcès et que vous travaillez avec votre système guérisseur en le faisant tremper dans une eau salée tiède ou en appliquant de l'argile (bentonite) de qualité pharmaceutique, l'abcès devrait se résorber lui-même. La lumière du soleil, l'aloès, les compresses d'eau salée et les régimes faibles en matières grasses sont aussi des moyens utiles pour aider le système guérisseur à guérir les abcès.

L'acné

L'acné frappe autant les hommes que les femmes, le plus souvent pendant la puberté, et peut durer plusieurs années. L'acné est causée par de minuscules infections qui se produisent dans les follicules pilo-sébacés. Si on les gratte ou on les pince, les lésions peuvent créer des cicatrices permanentes qui défigurent la personne atteinte. L'acné apparaît habituellement dans le visage et peut avoir des conséquences néfastes, lorsqu'elle laisse des cicatrices ou qu'elle défigure.

Les traitements naturels utilisés pour les abcès peuvent également servir à traiter l'acné. Les agents dessiccatifs comme l'alcool peuvent également être utiles. Une alimentation riche en matières grasses ainsi que le stress peuvent aggraver l'acné. Les personnes dont la peau est naturellement grasse doivent porter une attention particulière à leur alimentation. Un régime *macrobiotique* (un régime originaire du Japon à base de végétaux faible en matières grasses) peut souvent venir à bout rapidement des cas les plus coriaces. Dans beaucoup de cas, les traitements conventionnels sont également nécessaires. Il peut s'agir de traitements comme des agents dessiccatifs topiques, notamment ceux qui contiennent du *peroxyde de benzoyle,* ou des préparations comme *Accutane,* un dérivé de la vitamine A. Administrés sous la supervision d'un dermatologue, ces traitements peuvent être très efficaces.

Les brûlures

Les brûlures sont des blessures de la peau relativement courantes. Toutefois, lorsque la peau est gravement touchée sur une grande surface, les brûlures causent d'importants dommages et peuvent même entraîner la mort. Les brûlures au premier degré peuvent provoquer une rougeur, de la douleur et de l'enflure, mais sans apparition de cloques. S'il y a présence de cloques sur la peau, il s'agit de brûlures au deuxième degré. Les brûlures au troisième degré sont les brûlures les plus graves, car elles causent la disparition des terminaisons nerveuses et une perte de sensation de la douleur. Quand vous vous brûlez et que vous ressentez une douleur, dites-vous que vous avez de la chance, car il ne s'agit pas d'une brûlure au troisième degré.

Les brûlures peuvent être extrêmement douloureuses, mais si elles ne sont pas trop étendues, le système guérisseur peut s'en charger avec très peu d'interventions extérieures. La zone affectée doit rester propre et sèche, sans humidité excessive ni saleté. Les agents topiques qui ont un effet refroidissant comme la glace parviennent généralement à réduire l'enflure et la douleur, lorsqu'ils sont appliqués au début. Des crèmes antibiotiques comme la crème Silvadene ou des agents naturels comme l'oxyde de zinc, qui préviennent l'assèchement et le fendillement de la peau, éliminent le risque d'infection. L'aloès, le vinaigre et la propolis des abeilles peuvent également être des moyens efficaces de traiter les brûlures.

Si la brûlure est étendue, il faut la couvrir avec une bande de gaze ou un pansement antiadhérent et ne pas y toucher pendant au moins 24 à 48 heures. Lorsque la gaze devient humide, il faut la remplacer, car elle risque d'étouffer les tissus de cicatrisation et de favoriser l'infection. Les analgésiques peuvent également être utilisés pendant un jour ou deux, ou plus au besoin. Il est préférable de ne pas crever les brûlures au deuxième degré accompagnées de cloques, car elles servent de barrière de protection naturelle, que le système guérisseur utilise pour protéger la nouvelle peau qui se forme à l'intérieur.

Pendant les étapes subséquentes de guérison des brûlures, vous pouvez aider votre système guérisseur en utilisant des applications topiques naturelles comme l'aloès, les cataplasmes de racine de consoude, la crème de vitamine E, le calendula et la crème de curcuma.

Les clous, l'anthrax et les furoncles

Ces dermatoses sont des enflures de la peau semblables aux abcès. Même si beaucoup de furoncles commencent par un simple poil incarné, ils peuvent s'infecter, grossir et devenir douloureux, particulièrement si on les comprime ou on les pince. Ils peuvent également être disgracieux, particulièrement lorsqu'ils apparaissent dans le visage ou sur les épaules.

Parmi les traitements naturels qui coopèrent le mieux avec le système guérisseur, il y a l'application de compresses d'eau salée tiède ou de plâtres d'argile, l'exposition au soleil, le traitement avec de l'alcool et des agents dessiccatifs, et le nettoyage des zones infectées pour enlever la poussière, l'huile et les bactéries. Si le clou, l'anthrax ou le furoncle est important ou grossit, un traitement aux antibiotiques ou une incision peuvent aider le système guérisseur à le guérir.

Les éraflures, les contusions, les lacérations et les plaies punctiformes

Ces quatre types de blessure sont parmi les plus courantes subies par la peau et elles sont souvent occasionnées par un trauma physique d'une quelconque nature.

Les *éraflures* se produisent lorsqu'un frottement de la peau fait apparaître ses couches inférieures. Les éraflures sont principalement causées par un contact avec une surface dure et même si la plaie est douloureuse, elle guérit facilement, lorsqu'elle est propre et sèche. L'aloès, le curcuma et les autres pommades à base de plantes et de minéraux que l'on applique directement sur la peau éraflée aident à prévenir les infections et accélèrent le travail du système guérisseur.

Les *contusions* sont des ecchymoses d'apparence violacée qui apparaissent sur la peau et qui indiquent une rupture des vaisseaux sanguins se trouvant au-dessous. Les contusions peuvent être accompagnées d'enflure et de douleur, mais elles ne produisent habituellement pas de rupture de la peau. À moins que les tissus sous-jacents aient été endommagés, le système guérisseur peut réparer les dommages causés par les contusions dans un délai relativement court. L'application de glace dans les premières 24 heures pour minimiser l'enflure, suivie par l'application de compresses ou un trempage dans une eau salée et tiède, peut aider le système guérisseur.

Les *lacérations* sont des ruptures complètes de la peau de forme linéaire, ruptures qui sont accompagnées d'un saignement. Une lacération profonde qui saigne abondamment peut nécessiter des points de suture. Une fois que les extrémités de la blessure ont été rapprochées, le système guérisseur prend le relais pour guérir la plaie, produisant une cicatrice souvent à peine visible. Même les lacérations profondes qui n'ont pas été suturées guériront avec l'aide du système guérisseur, mais moins rapidement et en laissant une cicatrice plus visible.

Les *plaies punctiformes* sont des blessures causées par un objet pointu qui perce la peau. Si la plaie n'est pas trop profonde et qu'elle est soignée de manière appropriée, le système guérisseur peut habituellement guérir ce type de blessure assez facilement.

Les éruptions cutanées

Dans certains cas d'infection généralisée, des éruptions cutanées apparaissent sur la peau au fur et à mesure que les toxines remontent des structures internes du corps. Ces éruptions se manifestent généralement chez les enfants sous la forme de *rougeole*, de *varicelle*, de *rubéole* et d'autres maladies d'origine virale. Malgré l'inconfort qu'elles provoquent, ces maladies n'ont pas de conséquences graves dans les populations occidentales, lorsqu'elles sont contractées en bas âge. Des allergies alimentaires, des troubles du système immunitaire comme le *lupus* ainsi que certaines carences nutritionnelles comme la *pellagre* peuvent également causer des éruptions cutanées.

Pour guérir les éruptions cutanées, il est important de travailler avec le système guérisseur, afin de traiter les causes sous-jacentes. Par exemple, boire beaucoup de liquide aide le système guérisseur à éliminer les toxines, lorsqu'il y a une maladie sous-jacente. Il existe beaucoup d'autres façons de travailler avec le système guérisseur comme prendre beaucoup de repos, manger des repas légers et utiliser des remèdes à base d'herbes et de plantes. Les onguents et les emplâtres d'argile appliqués localement peuvent également être utiles. Toutefois, il ne faut jamais perdre de vue que les causes d'une éruption cutanée ne se limitent pas toujours à la peau.

Comme la peau est abondamment pourvue en nerfs, elle est très sensible à la douleur et à la démangeaison. Quand une éruption cutanée provoque des démangeaisons, vous aurez tendance à vous gratter, ce qui ne fait qu'empirer les choses. Un des aspects importants du traitement consiste à enrayer la démangeaison et à empêcher le problème d'empirer pendant que vous cherchez à découvrir et à traiter les causes sous-jacentes. En plus des crèmes topiques apaisantes qui contiennent de l'aloès, du calendula, de la camomille ou du curcuma, des crèmes et des onguents conventionnels qui contiennent de l'hydrocortisone ainsi que des médicaments sans ordonnance comme les antihistaminiques et les analgésiques peuvent contribuer à calmer la démangeaison et à prévenir une aggravation de l'éruption.

Les allergies cutanées

Les éruptions cutanées peuvent être des réactions à des irritants de la peau et à des substances chimiques comme celles qui sont utilisées dans les écrans solaires, les savons et les solvants. Les éruptions peuvent aussi être provoquées par des substances naturelles présentes dans des plantes comme le manguier, l'herbe à puce et le sumac de l'Ouest. Les allergies cutanées peuvent également être causées par des piqûres d'insectes comme les abeilles, les araignées et les méduses.

Encore une fois, tout en traitant les éruptions cutanées en limitant leur propagation et en soulageant les démangeaisons, pour éliminer de façon permanente ce type d'éruption on doit identifier l'allergène et éviter tout contact avec lui. Il existe beaucoup de remèdes, à la fois conventionnels et naturels, qui sont utiles dans de tels cas. Si vous éliminez l'allergène et que vous maîtrisez les démangeaisons et le grattage, votre système guérisseur pourra habituellement guérir l'éruption et permettre à la peau de retrouver son état naturel de santé.

Les éruptions infectieuses

Beaucoup d'éruptions sont le résultat d'infections de la peau. Il s'agit habituellement d'infections fongiques comme le *pied d'athlète* et la *teigne*. Les infections bactériennes, les parasites (comme la *gale*) et les virus comme l'*herpès* (qui cause l'herpès labial) peuvent également provoquer des éruptions cutanées. Dans chaque cas, la prévention est la clé pour éviter l'infection. Par exemple, les champignons et les bactéries préfèrent les endroits humides, chauds et sombres pour se reproduire et se propager. Les pieds, l'aine, les fesses, l'abdomen et les aisselles sont les zones d'infection privilégiées par ces organismes. Des facteurs environnementaux peuvent également jouer un rôle. Par exemple, les éruptions infectieuses causées par des champignons et des bactéries surviennent plus fréquemment dans les climats tropicaux ou pendant l'été lorsque le temps est plus humide.

Une fois diagnostiquée, l'éruption infectieuse peut se traiter à l'aide de remèdes naturels comme l'huile de Mélaleuca à feuilles alternes, l'argile et les autres agents dessiccatifs, auxquels s'ajoutent une grande variété de crèmes et d'onguents médicamentés. Pour les cas plus difficiles, des traitements plus conventionnels sont offerts, particulièrement dans le cas de la gale. Garder la peau propre, lui permettre de respirer et d'être exposée à l'air frais et à la lumière du soleil, et éliminer l'humidité excessive sont les moyens les plus efficaces de travailler avec le système guérisseur pour prévenir et éliminer les éruptions infectieuses.

Les éruptions d'origine nerveuse

Comme il existe un lien étroit entre la peau et le système nerveux, beaucoup d'éruptions chroniques difficiles à traiter sont causées par des problèmes comme l'anxiété chronique, le stress, la tension et les autres troubles émotionnels du système nerveux. Parmi les maladies classées comme étant d'origine nerveuse, on trouve :

L'eczéma

L'*eczéma* est une maladie de la peau caractérisée par une démangeaison intense et la présence de squames, ce qui produit des éruptions cutanées pouvant parfois défigurer la personne. Pour aider le système guérisseur, il est préférable de traiter cette maladie en appliquant sur la peau des crèmes apaisantes, en prenant des analgésiques au besoin, en utilisant des remèdes à base de plantes qui calment le système nerveux et en éliminant la caféine et la nicotine de son système. L'application régulière de crèmes adoucissantes ou de préparations faites à base d'huile peut aider à prévenir la sécheresse et la perte des huiles naturelles du corps causées par l'eczéma. Comme les poussées d'eczéma apparaissent pendant les périodes de stress et d'anxiété, les techniques de gestion du stress peuvent s'avérer des moyens de soulagement efficaces. Manger des aliments sains et boire beaucoup de liquides peut également être utile.

Le psoriasis

Le *psoriasis* est une maladie chronique de la peau qui touche principalement les genoux, les coudes, le cuir chevelu, les pieds et le dos. Les poussées de psoriasis surviennent pendant les périodes de stress et de tension. Les substances qui stimulent le système nerveux, comme la caféine et la nicotine, peuvent également aggraver le psoriasis. La lumière du soleil est souvent utilisée pour traiter le psoriasis, en plus des médicaments ayant un effet inhibiteur et les crèmes corticostéroïdes. Recourir à l'alimentation et à la gestion du stress pour traiter les causes sous-jacentes du psoriasis et soulager les démangeaisons permet souvent de venir à bout des cas les plus tenaces.

La varicelle et le zona

La *varicelle et le zona* sont causés par le virus herpès zoster, de la famille des *Herpesviridea*, qui est présent dans le corps au stade de dormance. Une période de stress ou un dysfonctionnement immunitaire peuvent déclencher une poussée. Pour aider le système immunitaire, il est préférable de traiter cette maladie en appliquant sur la peau des crèmes apaisantes, en prenant des analgésiques au besoin, en utilisant des remèdes à base de plantes qui calment le système nerveux, en éliminant la caféine et la nicotine de son système, en buvant beaucoup de liquides pour éliminer les toxines et en utilisant les techniques de gestion du stress.

Les folliculites

Cette maladie se manifeste par une inflammation et une infection des follicules pileux, d'où le nom de *folliculite*. Même si elle s'apparente à l'acné, la folliculite apparaît dans des endroits différents comme l'aine ou l'aisselle. Une folliculite peut être très douloureuse et irritante ; elle se traite avec des compresses d'eau salée, des emplâtres d'argile et la lumière du soleil. Les cas les plus graves peuvent nécessiter la prise d'antibiotiques.

L'impétigo

L'impétigo, qui est causé par une bactérie et une mauvaise hygiène de la peau, est une infection qui se répand rapidement en provoquant une éruption caractérisée par des plaques brunâtres. L'impétigo frappe souvent les enfants et peut être contagieux dans les garderies. Se laver et avoir une bonne hygiène permet d'éliminer les organismes qui causent cette infection. Une fois que l'impétigo s'est installé, la prise d'antibiotiques peut s'avérer nécessaire pour l'éliminer. Les compresses d'eau salée, les emplâtres d'argile, l'aloès et les bains de soleil peuvent être efficaces pour traiter les cas qui sont à un stade précoce. Par ailleurs, il est facile de prévenir l'impétigo en maintenant une bonne hygiène de la peau.

Les kystes

Les kystes ressemblent aux abcès, mais ils sont souvent de nature plus chronique et ont tendance à enfler périodiquement. Les traitements plus conservateurs sont similaires aux traitements pour les abcès et les furoncles, notamment le trempage, l'exposition au soleil et l'utilisation d'agents dessiccatifs. Les kystes ont parfois besoin d'être incisés et drainés, lorsqu'ils deviennent trop gros ou gênants. Le système guérisseur entre en action par la suite pour terminer le processus de guérison.

La tête

Les troubles et les symptômes qui touchent la tête surviennent fréquemment. En effet, comme la tête est le siège du cerveau, un organe sensible aux changements subtils qui se produisent dans l'environnement interne du corps, ces problèmes peuvent être annonciateurs de déséquilibres dans d'autres parties du corps. Par exemple, lorsqu'une personne souffre d'*anémie*, l'apport en cellules rouges et en oxygène vers le cerveau diminue, ce qui cause des maux de tête. En plus de créer de la confusion, l'anémie provoque un état de faiblesse, des étourdissements et des risques d'évanouissement, surtout en position debout ou après des mouvements brusques de la tête.

Pour traiter les problèmes reliés à la tête, il est nécessaire d'en comprendre les causes sous-jacentes et de travailler avec le système guérisseur pour en venir à bout.

Les blessures à la tête

Compte tenu de l'importance du cerveau, les blessures à la tête peuvent avoir des conséquences graves. Dans les cas de blessures à la tête, une intervention prompte peut souvent faire la différence entre la vie et la mort. Une commotion cérébrale accompagnée d'une perte de conscience qui survient après un traumatisme crânien comporte un risque de dommage aux structures internes de la tête. Une évaluation et des soins médicaux immédiats sont alors requis. Si aucune réaction, comme les nausées, les vomissements, la léthargie, les pertes de mémoire, la somnolence excessive ou tout autre symptôme neurologique, ne se manifeste pendant les 24 à 48 heures suivant la blessure, il y a de fortes chances qu'aucun dommage interne sérieux ne se soit produit. La même hypothèse s'applique, s'il n'y a eu aucune perte de conscience au moment du traumatisme crânien. Compte tenu du risque d'hémorragie au cerveau ou de blessure sérieuse, toute personne qui est victime d'une commotion cérébrale accompagnée d'une perte de conscience doit se rendre immédiatement à l'hôpital le plus proche.

Étonnamment, en dépit des conséquences potentiellement graves, la majorité des blessures à la tête sont mineures et réagissent favorablement aux mécanismes internes de réparation et de restauration du système guérisseur. Comme avec toutes les autres blessures, le système guérisseur est au sommet de sa forme quand vous coopérez avec lui en vous reposant beaucoup et en vous assurant de boire suffisamment et de manger des aliments sains et nutritifs.

Les étourdissements et le vertige

Les étourdissements et le vertige sont deux symptômes fréquents qui, comme les maux de tête, peuvent avoir des causes simples ou indiquer des problèmes plus graves comme une tumeur au cerveau, un accident vasculaire cérébral imminent, des problèmes cardiaques, de la déshydratation, de l'anémie ou une infection. Dans les cas de diabète, ils peuvent également signaler un problème métabolique comme un taux de glycémie faible.

Parmi les causes sous-jacentes les plus fréquentes, il y a les déséquilibres alimentaires, notamment une consommation excessive de caféine ou de nicotine ; les problèmes de glycémie ; le stress ; le manque de sommeil ; les tensions musculaires dans le visage, le cou et le haut du dos ; le mal des transports ; les problèmes avec l'oreille moyenne ou l'oreille interne (par exemple une infection virale chronique) ; la déshydratation. Lorsque les symptômes sont sévères, ils peuvent provoquer une nausée et des vomissements.

Le traitement devrait viser les causes sous-jacentes. Si une évaluation médicale adéquate constate une absence de causes graves, essayez de travailler avec le système guérisseur en prenant une semaine de congé et en privilégiant une alimentation saine et équilibrée qui comprend beaucoup de fibres, moins de caféine et beaucoup d'eau. De plus, faites-vous masser le haut du dos, le cou et le visage et assurez-vous d'avoir suffisamment d'heures de sommeil. L'acuponcture et les autres traitements naturels peuvent également être efficaces en l'absence de problème sous-jacent grave.

Les maux de tête

Les maux de tête sont une des principales raisons qui poussent les gens à consulter un médecin. Même si dans la plupart des cas, ces maux de tête ont des causes simples et sont faciles à traiter, ils peuvent parfois indiquer des problèmes plus sérieux. La tête est un baromètre sensible qui capte les déséquilibres physiologiques survenant dans d'autres parties du corps. Il ne faut pas négliger les maux de tête ou simplement les enrayer avec des analgésiques, surtout lorsqu'ils sont persistants.

Les maux de tête peuvent être causés par la fatigue, la déshydratation, l'anémie, l'indigestion, l'infection des sinus ou des oreilles, l'abus d'aliments ou de substances comme l'alcool et la caféine, ou par d'autres états dont le stress. Les maux de tête peuvent également apparaître pendant l'ovulation et les menstruations. Parmi les causes plus graves de maux de tête, il y a la méningite, l'encéphalite, l'accident vasculaire cérébral et la tumeur au cerveau. Les maux de tête peuvent également survenir après un traumatisme crânien en raison des fluides qui provoquent une augmentation de la pression à l'intérieur du crâne et une tuméfaction.

Une fois les causes sous-jacentes corrigées, votre système guérisseur peut venir à bout de la plupart des maux de tête. Toutefois, si le mal de tête est intense et persistant au point de vous empêcher de dormir ou de fonctionner normalement, il est temps de consulter un médecin pour subir un examen complet.

Les *céphalées de Horton* touchent surtout les hommes et s'apparentent aux migraines quant aux causes et au traitement. Les céphalées de Horton se manifestent habituellement par une douleur qui arrive par vagues et qui se fait sentir autour d'un œil. Comme ces céphalées sont souvent influencées par le stress et les déséquilibres alimentaires, elles réagissent bien à un changement dans l'alimentation, notamment une diminution de la caféine et de la nicotine, et à une augmentation de la consommation de liquides. Les massages, particulièrement dans le haut du dos, le cou et les muscles du visage, l'acuponcture, la chiropratique et les étirements peuvent également aider le système guérisseur à éliminer les céphalées de Horton.

Les *migraines* sont des maux de tête douloureux et invalidants. Pendant longtemps, on a cru que les migraines étaient causées par une enflure des vaisseaux sanguins situés dans la tête, mais des recherches récentes ont montré qu'elles s'apparentent plutôt aux céphalées de tension qui sont plus prolongées et plus sévères. L'alimentation et le style de vie ainsi que les fluctuations hormonales peuvent également causer les migraines. Dans leur forme la plus sévère, les migraines, dont les symptômes comprennent les nausées, les vomissements, les troubles de la vision et la perte d'équilibre, peuvent handicaper pendant des heures, voire des jours. La prise d'analgésiques puissants est parfois indiquée. Manger sainement, boire beaucoup de liquides et mettre en pratique les techniques de gestion du stress sont quelques-unes des méthodes naturelles utilisées pour aider le système guérisseur à traiter les migraines. Les massages, particulièrement dans le haut du dos, le cou et les muscles du visage, l'acuponcture, la chiropratique et les étirements de yoga sont également efficaces. Il est également possible de soulager les migraines en éliminant le « bagage émotionnel » négatif, en buvant des tisanes apaisantes qui calment les nerfs, en détendant les muscles et en appliquant des baumes thermiques.

Comme le nom l'indique, les *céphalées de tension* sont causées par le stress et les tensions; elles peuvent également être reliées aux déséquilibres alimentaires. Les médicaments utilisés traditionnellement pour traiter les céphalées de tension servent surtout à enrayer la douleur. Les changements dans l'alimentation et le style de vie susceptibles de réduire la tension et le stress, la pratique quotidienne des techniques de gestion du stress et la consommation de liquides visant à éliminer les toxines sont des moyens qui aident le système guérisseur à soulager les céphalées de tension. Les massages, particulièrement dans le haut du dos, le cou et les muscles du visage, l'acuponcture, la chiropratique et les étirements sont également utiles. Les tisanes apaisantes, comme la camomille qui calment les nerfs et détendent les muscles, et les baumes thermiques appliqués directement sur la peau aident souvent à soulager les céphalées de tension.

Les yeux

Les yeux sont l'organe des sens qui domine et est le plus important de notre corps. De plus, comme nos yeux sont sensibles, les problèmes qui surviennent dans les autres parties du corps peuvent leur nuire. Nos yeux sont un reflet de notre état de santé général. Par exemple, l'hypertension artérielle peut affaiblir les fragiles vaisseaux sanguins de la rétine et provoquer une rupture, un problème qu'un médecin peut diagnostiquer par un simple examen des yeux. Le diabète entraîne aussi des changements dans l'apparence des vaisseaux sanguins qui se trouvent à l'arrière des yeux, problème qui peut également être détecté par un simple examen. Compte tenu de l'importance des yeux, il existe une spécialité en médecine qui se consacre exclusivement à leur santé, l'*ophtalmologie*.

Beaucoup de maladies chroniques qui touchent les yeux sont reliées à des problèmes sous-jacents qui se situent ailleurs dans le corps. Ces maladies sont souvent évitables. Comme beaucoup de ces troubles sont le reflet d'une mauvaise santé, travailler avec le système guérisseur pour améliorer son état de santé général a souvent un impact positif sur la santé des yeux. Par exemple, quand j'étais membre des forces armées, il était communément admis que les pilotes qui fumaient, même s'ils étaient jeunes et en santé, avaient une mauvaise vision. Ces pilotes étaient considérés comme un risque pour les missions de nuit, car l'augmentation du monoxyde de carbone et la diminution de l'oxygène dans leur sang, qui étaient causées par le tabagisme, nuisaient à leur vision.

Une bonne alimentation est très importante pour la santé des yeux. La vitamine A, qui provient du bêta-carotène et qui se trouve dans la plupart des fruits et des légumes jaunes ou oranges, contribue à la chimie de la vision. Manger des aliments riches en bêta-carotène et boire des tisanes comme l'extrait de bleuet aide à la santé des yeux. De plus, l'exercice régulier, qui améliore le flux sanguin et l'oxygénation des yeux, ainsi que les exercices spécifiques pour les yeux aident le système guérisseur à garder les yeux en santé.

Les abrasions cornéennes

Les abrasions cornéennes sont causées par une éraflure de l'œil. Cette blessure peut être très douloureuse, comme le savent la plupart des personnes qui utilisent des lentilles cornéennes. Toutefois, compte tenu de l'importance des yeux, le système guérisseur peut déclencher une réaction rapide et réparer les dommages dans un délai de 24 à 48 heures. Si vous souffrez d'une abrasion cornéenne, des gouttes antibiotiques et un pansement oculaire sont habituellement utilisés pour reposer l'œil et le protéger ainsi que pour prévenir l'infection, pendant que le système guérisseur effectue son important travail de réparation.

La conjonctivite

La *conjonctivite* est une maladie fréquente chez les enfants et peut se propager de manière contagieuse en milieu scolaire. La conjonctivite est souvent causée par des virus ou des agents bactériens et peut apparaître quand la qualité de l'air ou les conditions environnementales sont déficientes. Quand une personne souffre d'une conjonctivite, le blanc des yeux prend une couleur rosée ou rougeâtre. La conjonctivite touche habituellement un seul œil, mais dans environ 40 % des cas, les deux yeux sont atteints.

La conjonctivite peut provoquer des démangeaisons et de la douleur. Au lever, la croûte formée par les sécrétions qui ont durci pendant le sommeil peut empêcher les paupières de s'ouvrir. Des compresses tièdes peuvent aider à régler le problème.

Si on évite les démangeaisons et le grattage, le système guérisseur peut souvent guérir cette maladie sans intervention extérieure dans un délai de trois à cinq jours. Des gouttes de solution saline et la lumière naturelle du soleil peuvent aussi être très utiles. Un lavement des yeux avec de la *camomille* ou de l'*hysope officinale* aide également. Des traitements classiques comme des médicaments pris par voie orale contre les démangeaisons, des anti-inflammatoires vendus sans ordonnance, des analgésiques, des gouttes antibiotiques et des antihistaminiques peuvent être utilisés pour prévenir les complications et soulager les démangeaisons pendant que le système guérisseur est à l'œuvre.

L'orgelet externe

L'orgelet externe est une petite inflammation qui touche un des follicules ciliaires, communément appelés *cils*, qui bordent le contour des paupières. Les orgelets se produisent souvent lorsque la poussière, de l'huile ou des particulières étrangères bouchent les pores de la peau près des yeux. Cette maladie est fréquente chez les menuisiers et les ouvriers qui travaillent dans des chantiers de construction où il y a beaucoup de particules en suspension dans l'air. Se frotter les yeux avec les mains sales peut aussi causer des orgelets.

Les compresses tièdes d'eau salée et la lumière de soleil parviennent habituellement à guérir un orgelet dans un délai de trois à cinq jours. Dans les cas plus difficiles, des gouttes ou des onguents antibiotiques peuvent être requis. Des gouttes ophtalmiques naturelles peuvent aussi aider. Même si les orgelets sont proches des yeux et peuvent être incommodants, ils sont plus embarrassants que dangereux. Grâce au système guérisseur, ils guérissent habituellement sans complication.

Les oreilles

Les oreilles sont composées de trois éléments : l'oreille externe, l'oreille moyenne et l'oreille interne. Chacune de ces parties a sa propre gamme de problèmes, et puisqu'ils sont traités différemment, nous les examinerons séparément.

L'acouphène

Aussi appelé *bourdonnement d'oreilles*, l'*acouphène* est un problème de l'oreille interne qui peut être accompagné d'une perte d'audition. L'acouphène est un problème incommodant devant lequel la médecine traditionnelle est souvent impuissante.

Les méthodes naturelles utilisées pour aider le système guérisseur à traiter un problème comme l'acouphène sont l'acuponcture, l'alimentation, l'usage de remèdes à base de plantes médicinales comme le *Ginkgo biloba*, le massage craniosacral, le yoga, la chiropratique et la physiothérapie. D'autres méthodes peuvent être utiles dans certains cas, surtout lorsqu'elles sont appliquées à un stade précoce. Comme votre capacité à entendre est un bien précieux et que les problèmes de l'oreille interne sont souvent difficiles à traiter, la prévention est primordiale.

Les bouchons de cérumen

Les bouchons de cérumen causent souvent des problèmes d'audition, d'inconfort et d'infections de l'oreille externe, car le cérumen peut bloquer le conduit auditif, emprisonner l'eau et empêcher les ondes acoustiques d'atteindre le tympan. Le cérumen est une substance utile, car il lubrifie le canal auditif et est un antibiotique naturel. Toutefois, pour prévenir une accumulation excessive de cérumen, on peut aider le système guérisseur en rinçant doucement le conduit auditif avec de l'eau tiède et du peroxyde d'hydrogène, dans une concentration 6/1, à l'aide d'un injecteur à poire, que l'on peut se procurer dans les pharmacies. Ce rinçage devrait prendre au maximum 30 minutes. La chandelle auriculaire est une autre méthode de plus en plus populaire utilisée pour éliminer le cérumen. Enfin, même s'il est conseillé de ne jamais insérer dans l'oreille quelque chose de plus petit que le coude, je dois avouer qu'il m'arrive à l'occasion, après avoir pris une douche, d'utiliser un coton-tige pour enlever doucement l'excédent de cérumen qui s'est accumulé dans mon conduit auditif.

L'exostose

L'*exostose* se produit lorsque les os qui forment le canal auditif se soudent, obstruant le canal auditif et emprisonnant l'eau à l'intérieur. Ce problème peut causer des infections chroniques à l'oreille externe. L'exostose est courante non seulement chez les surfeurs qui sont en contact avec de l'eau froide, mais aussi chez les skieurs, les chasseurs, les agriculteurs et les autres personnes qui sont souvent à l'extérieur par temps froid.

Une intervention chirurgicale est habituellement requise pour éliminer cette excroissance osseuse; toutefois, un retour dans un environnement froid sans une protection suffisante des oreilles peut provoquer une réapparition du problème. Ce mécanisme est en fait une mesure de protection prise par le système guérisseur pour garder les membranes délicates du tympan suffisamment au chaud, leur permettant ainsi de transmettre efficacement les ondes sonores afin que la personne puisse entendre. Les bouchons d'oreilles et les autres moyens de protection qui permettent de garder l'oreille au chaud aident le système guérisseur à empêcher cette excroissance de se reproduire.

Les infections de l'oreille externe

Aussi appelées *otites des piscines*, les infections de l'oreille externe peuvent être très douloureuses et sont fréquentes chez les personnes qui passent beaucoup de temps dans l'eau. Quand vous souffrez d'une infection de l'oreille externe, utiliser des gouttes antibiotiques et garder l'oreille au sec pour freiner la prolifération bactérienne aide le système guérisseur à combattre l'infection, et ce, habituellement en moins de sept jours. Il existe des gouttes naturelles efficaces comme le *violet de gentiane* et l'*huile de molène*. Vous pouvez prévenir ou guérir les infections de l'oreille externe en gardant vos oreilles propres et sèches. Si vous passez beaucoup de temps dans l'eau, utilisez des gouttes provenant d'une solution d'alcool et de vinaigre ou un séchoir à cheveux pour assécher vos oreilles. Ainsi, vous les garderez au sec, ce qui empêchera la croissance bactérienne et réduira la possibilité d'infection.

Les infections de l'oreille moyenne

Les infections de l'oreille moyenne sont fréquentes pendant l'enfance et peuvent être très sérieuses. Elles sont souvent accompagnées de fièvre et de douleur et peuvent entraîner une perte auditive, une perte d'équilibre, le vertige, des nausées et des vomissements. Dans les cas les plus graves, une infection de l'oreille moyenne peut se propager au cerveau et causer une *méningite*. Comme le passage qui mène à l'oreille moyenne, la *trompe d'Eustache*, est directement relié à l'arrière du nez, les infections à l'oreille moyenne sont souvent le prolongement des infections respiratoires qui commencent par un rhume, un écoulement nasal, une angine, une infection des sinus et une oppression thoracique.

Pour traiter les infections de l'oreille moyenne, il est primordial de comprendre la relation entre l'oreille moyenne et le système respiratoire. Il faut collaborer avec le système guérisseur en mettant l'accent sur la prévention et en traitant les infections respiratoires à un stade précoce pour empêcher toute possibilité de propagation à l'oreille interne. L'alimentation joue également un rôle dans la prévention des infections à l'oreille interne. Par exemple, réduire la consommation de matières grasses et boire beaucoup de liquides aide à éclaircir le mucus, le flegme et la congestion du système respiratoire, permettant ainsi au corps d'éliminer plus facilement les toxines. De même, une bonne posture, des ajustements chiropratiques et la respiration profonde améliorent le drainage lymphatique de l'oreille interne et contribuent à prévenir les infections de l'oreille. Les remèdes à base de plantes médicinales comme l'*échinacée*, l'*astragale* et le *wasabi* (le raifort japonais) peuvent être utiles. Lorsque les infections de l'oreille interne sont à un stade plus avancé, l'administration d'antibiotiques est habituellement requise, surtout pour prévenir la méningite. Toutefois, le recours répété aux antibiotiques est déconseillé pour traiter ce type de problème.

La labyrinthite

Aussi appelée *maladie de Ménière*, cette maladie se caractérise par une inflammation des structures délicates de l'oreille interne. La labyrinthite, qui nuit à l'équilibre et à l'ouïe, serait causée par un virus contracté lors d'une infection respiratoire. Si la labyrinthite ne se produit souvent qu'une fois, elle peut réapparaître de temps à autre. Les méthodes naturelles utilisées pour traiter les problèmes de l'oreille interne sont l'acuponcture, l'alimentation, l'usage de remèdes à base de plantes médicinales comme le *Ginkgo biloba*, le massage craniosacral, le yoga, la chiropratique et la physiothérapie. Les infections de l'oreille moyenne

Perforation de la membrane du tympan

Cette blessure est causée par une augmentation de la pression dans l'oreille moyenne qui provoque une rupture du tympan. La perforation de la membrane du tympan est courante chez les plongeurs, chez les personnes qui souffrent d'une infection respiratoire et qui prennent l'avion et chez les personnes qui reçoivent un coup sur le côté de la tête. Les symptômes sont la douleur, la perte d'audition, les saignements dans le conduit auditif et le vertige. Grâce au système guérisseur, une perforation de la membrane du tympan guérit habituellement d'elle-même en moins d'un mois, si la déchirure n'est pas trop grande. Pendant la convalescence, il est important d'aider le système guérisseur en évitant tout contact des oreilles avec l'eau, ce qui pourrait causer une infection sérieuse. Si la déchirure est très importante, une greffe de tympan peut s'avérer nécessaire ; heureusement, grâce au système guérisseur, une telle intervention est rarement pratiquée, puisque l'oreille réussit souvent à guérir d'elle-même.

Perte d'audition causée par le bruit

La perte d'audition causée par le bruit endommage les délicates cellules auditives de l'oreille interne qui transmettent le son au cerveau. Une telle perte d'audition est fréquente chez les personnes qui travaillent avec de la machinerie lourde et bruyante, et elle frappe de plus en plus les anciens musiciens de musique rock, qui pendant des années ont endommagé leur ouïe avec le son amplifié des guitares. La perte d'audition causée par le bruit est particulièrement répandue chez les personnes qui travaillent à proximité des avions dans les aéroports. Le port de protecteur d'oreille est maintenant obligatoire pour prévenir ce problème.

Beaucoup de personnes âgées utilisent des appareils de correction auditive pour compenser la perte d'audition de l'oreille interne. Pour les cas les plus lourds, l'implantation chirurgicale d'appareils servant à amplifier le son est habituellement recommandée. Les méthodes naturelles utilisées pour aider le système guérisseur à traiter les problèmes de l'oreille interne comprennent l'acuponcture, l'alimentation, l'usage de remèdes à base de plantes médicinales, le massage craniosacral, le yoga, la chiropratique et la physiothérapie. D'autres méthodes peuvent s'avérer utiles dans certains cas, surtout lorsqu'elles sont appliquées à un stade précoce. Comme votre capacité à entendre est un bien précieux et que les problèmes de l'oreille interne sont souvent difficiles à traiter, la prévention est primordiale.

Les troubles du système respiratoire

Les allergies respiratoires

Les allergies respiratoires se présentent sous des formes diverses et touchent principalement le nez et les sinus. La *rhinite*, le *rhume des foins* et la *sinusite* sont parmi les allergies les plus fréquentes. Si beaucoup de personnes souffrent d'allergies causées par la matière végétale comme le pollen, les graminées et les spores fongiques, beaucoup d'autres sont davantage touchées par des symptômes d'allergie lorsqu'elles sont à l'intérieur. Ces personnes sont sensibles à des allergènes comme les substances chimiques, la poussière, les acariens ou les moisissures qui se trouvent dans les installations de ventilation, au travail ou à la maison. Par ailleurs, la façon de respirer peut accroître la vulnérabilité aux allergies respiratoires. Par exemple, les personnes qui respirent exclusivement par la bouche souffrent davantage de ce type d'allergies, car l'air qu'elles respirent n'est pas filtré et nettoyé en passant par le nez.

Voici six moyens simples d'aider le système guérisseur à éliminer une allergie respiratoire :

1. Faites attention à la qualité de l'air que vous respirez.
2. Apprenez à respirer par le nez.

3. Éliminez ou réduisez les matières grasses, particulièrement les aliments riches ou frits, qui favorisent l'accumulation du mucus et du flegme dans le système respiratoire.

4. Faites l'essai de remèdes naturels à base de plantes comme l'échinacée, le wasabi, le raifort, le pak-choï, l'astragale, le gingembre et la grande ortie.

5. Ne recourez aux médicaments inhibiteurs, tels les stéroïdes, les antihistaminiques et les décongestionnants, que dans les situations d'urgence et comme traitements à court terme.

6. Essayez les bains de soleil, l'exercice, le yoga, l'acupuncture, la chiropratique et les autres méthodes naturelles qui travaillent avec le système guérisseur et qui peuvent jouer un rôle de soutien dans la maîtrise et le traitement des allergies respiratoires.

L'amygdalite

Jusqu'à tout récemment, l'ablation des amygdales était une opération de routine utilisée pour traiter les cas d'enflure chronique. Nous savons maintenant que les amygdales jouent un rôle important sur le plan immunitaire et qu'il est préférable de les laisser là où elles sont, dans la mesure du possible.

Même si un traitement aux antibiotiques peut s'avérer nécessaire pour guérir une amygdalite, un changement dans l'alimentation qui consiste à réduire les produits laitiers et les matières grasses et à boire beaucoup de liquides favorise l'éclaircissement du mucus et l'élimination des toxines. Des moyens comme éviter de prendre froid, dormir, se reposer suffisamment et gérer le stress aident le système guérisseur à traiter et à prévenir l'amygdalite. La tisane à la racine de gingembre peut également être très efficace pour traiter l'amygdalite.

Pour préparer une tisane à la racine de gingembre, râpez une racine fraîche de gingembre, laissez tremper pendant 5 à 10 minutes dans l'eau bouillante et ajoutez du citron et du miel avant de boire.

L'asthme

Cette affection chronique est caractérisée par la congestion, la toux, la respiration sifflante et le resserrement des voies respiratoires. Pendant une crise d'asthme, les symptômes peuvent s'aggraver et même entraîner la mort. Partout à travers le monde, les cas d'asthme sont en hausse, un phénomène que beaucoup d'experts attribuent à l'augmentation de l'urbanisation et de la pollution de l'air. Les infections respiratoires, les substances allergènes, les polluants en aérosol (notamment l'inhalation de vapeur ou de fumée toxique), les changements climatiques, la déshydratation, la malnutrition, le stress et les perturbations émotionnelles sont parmi les autres causes possibles. La pharmacologie moderne offre une panoplie de médicaments efficaces pour dégager les voies respiratoires et faciliter la respiration. Même si ces médicaments rendent de précieux services et sauvent des vies, surtout dans les situations d'urgence, la plupart ne s'attaquent pas aux causes sous-jacentes de l'asthme.

Un des traitements utilisés pour l'asthme consiste à boire beaucoup de liquides afin de lubrifier les poumons et de réduire le mucus et le flegme. On peut également aider le système guérisseur en respirant de l'air sain, propre et frais ; en évitant la poussière, les substances chimiques irritantes en aérosol et les autres déclencheurs de crise d'asthme ; en évitant de prendre froid et de contracter un rhume. Il faut également utiliser les techniques de relaxation et de gestion du stress, évacuer les émotions malsaines, faire des exercices de respiration et éviter de consommer des matières grasses pendant les crises. Tous ces moyens peuvent être extrêmement efficaces pour traiter l'asthme. En plus des médicaments prescrits par le médecin, les médicaments et les traitements naturels qui travaillent en collaboration avec le système guérisseur peuvent aider à traiter avec succès l'asthme.

La bronchite

La bronchite, l'une des infections respiratoires les plus courantes, est souvent causée par des virus ou des bactéries qui ont percé les premières lignes de défense du corps pour pénétrer dans les voies respiratoires. La bronchite est caractérisée par une inflammation et une infection des passages empruntés par l'air, c'est-à-dire bronches et tubes bronchiques. La toux et la congestion sont persistantes et peuvent être accompagnées de fièvre. Les médecins prescrivent habituellement des antibiotiques et des antitussifs pour traiter ce type d'infection. (Voir la section sur la pneumonie pour trouver des suggestions additionnelles.)

L'emphysème et la BPCO (bronchopneumopathie chronique obstructive)

Ces deux troubles du système respiratoire, habituellement liés au tabagisme, sont également reliés à une exposition répétée et prolongée à l'amiante et aux autres substances chimiques qui sont nuisibles aux poumons. La meilleure façon d'aider le système guérisseur à traiter ces maladies consiste à respirer un air sain, à faire des exercices de respiration et à boire beaucoup de liquides. Des remèdes naturels comme la vitamine C et des herbes qui stimulent la réparation des tissus endommagés, notamment la consoude officinale et l'aloès, peuvent être utiles. Encore une fois, il est plus facile et efficace de prévenir ces maladies que d'essayer de les traiter une fois qu'elles se sont développées. Grâce au système guérisseur, même les fumeurs de longue date peuvent améliorer leur capacité respiratoire et la santé de leurs poumons en cessant de fumer avant de subir des dommages irréparables.

Les infections des sinus

Les infections des sinus sont une des causes les plus fréquentes d'infections respiratoires et une des principales raisons qui poussent les patients à consulter un médecin. Les infections des sinus surviennent lorsque les infections respiratoires se propagent aux sinus après avoir commencé dans le nez et la gorge. Les sinus sont des petites poches d'air caverneuses qui jouent un rôle important dans la protection, l'équilibre et la flottabilité de la tête.

Si les antibiotiques s'avèrent souvent efficaces pour traiter les cas les plus sévères d'infections des sinus, les sinusites chroniques réagissent mieux aux méthodes naturelles qui aident le système guérisseur. Ces méthodes sont : boire plus de liquides ; inhaler de la vapeur ; utiliser des agents purificateurs comme l'eau salée pour nettoyer et irriguer les sinus ; respirer un air sain. Les bains de soleil, l'acupuncture, les massages, le massage craniosacral aident également le système guérisseur. De plus, réduire la quantité de matières grasses dans l'alimentation peut être utile. Les remèdes à base de plantes comme le wasabi, le raifort, le pak-choï, l'échinacée et l'astragale sont également conseillés. (*Sinus Survival*, un livre écrit par le Dr Rob Ivker, un ancien président de l'American Holistic Medical Association qui était lui-même atteint d'une sinusite chronique, est un excellent livre sur le sujet.)

La pharyngite

La pharyngite est une inflammation du pharynx qui cause souvent un mal de gorge. La pharyngite se manifeste souvent après que le corps a pris froid et que les bactéries ont percé ses premières lignes de défense. Une ordonnance d'antibiotiques est souvent nécessaire. Par contre, il existe des méthodes naturelles pour aider le système guérisseur à vaincre la pharyngite, notamment consommer moins de matières grasses, boire beaucoup de liquides, éviter de prendre froid, dormir et se reposer suffisamment. La tisane à la racine de gingembre peut également être très efficace pour traiter la pharyngite. Pour préparer une tisane à la racine de gingembre, râpez une racine fraîche de gingembre, laissez tremper pendant 5 à 10 minutes dans l'eau bouillante, puis ajoutez du citron et du miel avant de boire.

La pharyngite streptococcique

La *pharyngite streptococcique* est causée par différents types de bactéries streptococciques et survient principalement lorsqu'il fait plus froid, ce qui coïncide habituellement avec le début de la saison de la grippe. Nous avons tendance à considérer la pharyngite streptococcique comme une maladie très contagieuse, mais des recherches récentes pointent plutôt une fragilisation de l'hôte causée par les variations de température, le stress et l'affaiblissement du système immunitaire.

Dans la plupart des cas, la pharyngite streptococcique ne touche pas les autres organes et systèmes du corps ; toutefois, en raison de complications rares susceptibles de nuire aux reins et au cœur, les médecins utilisent habituellement des antibiotiques pour la traiter. La clé pour se prémunir contre la pharyngite streptococcique réside encore une fois dans la prévention. Vous pouvez aider votre système guérisseur en gardant votre corps au chaud, en buvant beaucoup de liquides, en évitant le stress, en dormant, en vous reposant suffisamment et en faisant de l'exercice. Les herbes comme le gingembre et les gargarismes à l'eau salée sont également utiles.

La pneumonie

La pneumonie est le prolongement d'une bronchite qui se caractérise par une propagation de l'infection dans les sacs aériens et les zones plus profondes des poumons, accompagnée souvent de fièvre et de sueurs nocturnes. Par ailleurs, comme l'infection empêche l'oxygène d'entrer dans le courant sanguin, il en résulte un état de faiblesse généralisé. Avant l'arrivée des antibiotiques, la pneumonie était une des principales causes de décès. Puisque dans tous les cas d'infection respiratoire, la pneumonie est souvent causée par un affaiblissement du système immunitaire provoqué par certains facteurs de stress comme une alimentation et un style de vie inadéquats. En plus des médicaments comme les antibiotiques et les traitements naturels tels que les remèdes à base de plantes et de minéraux, il est important d'aider le système guérisseur à traiter les pneumonies en appliquant les recommandations suivantes :

1. Boire beaucoup de liquides.

   Le corps est composé à 70 % de liquides. Plus vous l'alimentez en liquides, plus le corps peut éliminer rapidement les toxines produites par les infections. En outre, il est important d'éviter les matières grasses jusqu'à ce que vous vous sentiez mieux, car elles favorisent la production de flegme et de mucus, augmentant ainsi la congestion et l'obstruction des voies aériennes.

2. Éviter de prendre froid.

   Votre corps aime rester au chaud, c'est-à-dire autour de 37,2 °C. Quand vous prenez froid, votre système immunitaire est affaibli en raison du stress qui pousse le corps à retrouver la bonne température. Vous pouvez rester au chaud en portant un chandail ou un coupe-vent, en buvant beaucoup de liquides comme de la soupe et des tisanes et en évitant les climatiseurs, les ventilateurs et l'exposition aux températures froides.

3. Se reposer.

   Quand vous manquez de sommeil ou que vous ressentez une fatigue chronique, votre système immunitaire et votre système guérisseur fonctionnent au ralenti, et vous devenez plus vulnérable aux maladies. Il vous sera difficile de vous porter mieux et de guérir, si vous ne vous reposez pas suffisamment, car le système guérisseur est au sommet de sa forme quand vous dormez ou que vous vous reposez.

Le rhume

Le rhume est inévitablement associé à l'écoulement nasal. Quand vous contractez un rhume, le nez est habituellement le premier organe touché, car les milliers de bactéries, de virus et de micro-organismes qui sont présents dans l'air entrent d'abord en contact avec le corps en passant par le nez. Il existe différents moyens de travailler avec le système guérisseur pour traiter la congestion et l'inflammation nasales : respirer un air sain ; éviter la poussière, la fumée et les autres polluants présents dans l'air ambiant ; éviter de prendre froid ; manger légèrement (privilégier les soupes et les thés chauds) ; boire beaucoup de liquides. L'inhalation de vapeur, les gouttes de solution saline et les autres remèdes à base d'herbes et de plantes comme le raifort, le pak-choï, et le wasabi (raifort japonais) peuvent également être efficaces pour vous aider à garder votre nez et votre système respiratoire en santé. Encore une fois, la prévention demeure la clé pour éviter le rhume ; si vous en contractez un malgré tout, il est préférable de commencer le traitement le plus tôt possible.

La tuberculose

La *tuberculose* est une maladie qui survient fréquemment lorsque des conditions environnementales comme une mauvaise qualité de l'air, un manque de soleil et une ventilation inadéquate se conjuguent à la malnutrition, à une hygiène inadéquate et à une faiblesse du système immunitaire. Cette maladie se concentre surtout dans les pays en voie de développement et au sein de populations démunies ou en détresse comme les personnes souffrant de malnutrition chronique et les alcooliques.

Des traitements existent pour guérir cette maladie, mais ils n'apportent que des solutions temporaires, si les causes sous-jacentes ne sont pas éliminées. Le problème peut resurgir après le traitement et entraîner une réinfection. À l'inverse, lorsqu'on coopère avec le système guérisseur pour régler les causes sous-jacentes, les symptômes de la tuberculose s'améliorent aussitôt. Dans les sanatoriums, la priorité est accordée aux bains de soleil quotidiens et à la bonne alimentation, facteurs qui aident le système guérisseur.

Les troubles du système digestif

Les problèmes qui touchent le système digestif sont fréquents et sont souvent le résultat d'une combinaison d'une alimentation inadéquate avec le stress. Ces problèmes vont de maux plus bénins comme les brûlures d'estomac, l'indigestion, le *reflux œsophagien*, l'acidité et la *gastrite*, à des maladies plus graves.

Il est possible de prévenir et de traiter ces maladies en travaillant avec le système guérisseur. Pour y parvenir, il est nécessaire de surveiller son alimentation, de boire plus d'eau, d'utiliser les techniques de gestion du stress et d'éviter les substances irritantes ou nuisibles comme le café et l'alcool. Le système digestif est très vulnérable au stress, en raison de la sensibilité du revêtement interne des intestins et de la riche innervation qui relie cet organe au système nerveux et au cerveau. Voici des exemples de moyens qui permettent de travailler avec le système guérisseur pour guérir la plupart des problèmes reliés au système digestif : augmenter la consommation d'eau ; diminuer les substances irritantes et nuisibles comme le café et l'alcool ; éviter ou réduire la consommation d'aliments acides comme le vinaigre, le jus d'orange et le jus de citron ; éviter les aliments frits et les matières grasses ; éviter de passer de longues périodes sans manger ou boire. Des remèdes naturels comme la menthe poivrée et la camomille, l'*orme rouge*, la *réglisse sans glycyrrhizine* et l'aloès peuvent également être utiles. Par ailleurs, avoir un apport adéquat en liquides et en fibres est important pour assurer l'élimination régulière des toxines et des déchets tout en gardant le tube intestinal en santé.

L'appendicite

En Amérique du Nord, l'*appendicite* a traditionnellement été perçue comme nécessitant une intervention chirurgicale d'urgence en raison du risque de rupture de l'appendice, ce qui peut entraîner des conséquences graves et même fatales. En fait, les chirurgiens profitent souvent de cette chirurgie abdominale pour procéder à l'ablation de l'appendice comme mesure préventive. Les aliments pauvres en fibres ou qui ont été très transformés, ainsi qu'une consommation excessive de matières grasses, sont des facteurs qui peuvent contribuer à une appendicite.

Fait étonnant, en Chine, l'ablation de l'appendice n'est pas le traitement privilégié par les médecins. Lorsqu'une inflammation est diagnostiquée à un stade précoce, il est souvent possible de la traiter efficacement avec des liquides et des remèdes à base de plantes. Même ici, une appendicite diagnostiquée rapidement réagira bien à une diète liquide. Une alimentation riche en fibres et pauvre en matières grasses peut souvent aider à prévenir le problème. Comme il existe peu de recherches quant à l'impact de l'alimentation sur l'appendicite, considérer la chirurgie comme l'unique solution à ce problème est une tendance qui perdure. Une méthode préventive, qui comprend notamment un apport régulier en fibres et en liquides, aidera le système guérisseur à maintenir votre appendice en santé.

Le cancer du côlon

Le *cancer du côlon*, une cause majeure de décès en Amérique du Nord, est remarquablement absent des pays en voie de développement où on consomme peu de viandes et d'aliments transformés. La célèbre étude menée par le Dr Dennis Burkitt révélait qu'il n'y avait aucun cas de cancer du côlon dans les villages africains où les habitants avaient une alimentation essentiellement végétarienne. Autre exemple, chez les mormons, reconnus pour être des végétariens, le taux de cancer du côlon est très bas, comparativement au reste de la population des États-Unis.

En plus de l'alimentation, les autres facteurs qui contribuent au cancer du côlon sont la déshydratation, la constipation chronique, le stress et les facteurs émotionnels. Apprendre à se détendre et à gérer son stress, suivre les consignes d'alimentation proposées dans ce livre et prendre des mesures favorisant une bonne hygiène intestinale aidera le système guérisseur à prévenir le cancer du côlon, même si vous êtes une personne à risque en raison de vos antécédents familiaux.

La constipation

La *constipation* est le problème le plus fréquent qui touche le côlon, ou gros intestin. Ce problème est souvent causé par une alimentation inadéquate et un apport insuffisant en fibres et en liquides, auxquels s'ajoutent des facteurs comme le stress, l'anxiété et la sédentarité. Le problème causé par la constipation est l'accumulation de toxines dans le corps qui ouvre la voie à d'autres maladies. Une constipation qui perdure peut provoquer une occlusion intestinale nécessitant une intervention chirurgicale d'urgence.

Consommer plus de liquides et de fibres, se détendre, gérer son stress et faire de l'exercice afin d'augmenter le flux sanguin vers le côlon, constitue des moyens habituellement efficaces pour aider le système guérisseur à prévenir la constipation.

La gastrite

La *gastrite* résulte habituellement de la combinaison d'une alimentation inadéquate avec le stress. Parmi les causes possibles, il y a les mauvaises combinaisons alimentaires, manger trop rapidement, ingérer des substances toxiques comme du café fort et de l'alcool, boire certaines boissons gazeuses et consommer des aliments acides ou des mets excessivement frits ou gras. Ces substances favorisent un accroissement de la production d'acide gastrique susceptible d'irriter l'estomac.

Neutraliser ces facteurs en buvant beaucoup d'eau et de liquides non acides et apaisants aidera le système guérisseur à traiter une gastrite. Les autres moyens sont : augmenter la consommation d'aliments doux et apaisants pendant les crises ; gérer le stress ; utiliser des substances naturelles apaisantes comme le jus d'aloès, la réglisse sans glycyrrhizine, la menthe poivrée, la camomille et la tisane d'orme rouge.

La gastro-entérite

La *gastro-entérite* est un terme général qui réfère à l'irritation et à l'inflammation du tube digestif tout entier, qui comprend l'estomac, le petit intestin et le gros intestin. Les cas bénins d'intoxication alimentaire, c'est-à-dire l'ingestion d'aliments contaminés, sont les causes les plus fréquentes de gastro-entérite. Certains cas sont plus sévères, mais ne durent que quelques jours. Les symptômes se résument souvent à des nausées et à des vomissements, à des douleurs abdominales accompagnées de crampes et à de la diarrhée. Il peut y avoir de la fièvre dans certains cas.

Le traitement vise à aider le système guérisseur, qui utilise les vomissements et la diarrhée pour éliminer les contaminants intestinaux, surtout lorsqu'aucun aliment solide n'est consommé. La personne atteinte doit boire des liquides clairs abondamment, pendant les 48 premières heures. Il est important de ne pas consommer d'aliments solides susceptibles de nourrir les organismes qui agressent le système digestif et ralentissent le processus de guérison. En cas de fièvre, la prise d'antibiotiques peut être nécessaire pendant quelques jours, surtout lors d'un séjour à l'étranger ou dans un pays tropical, alors que le corps n'est pas accoutumé à la flore et aux contaminants locaux.

L'hépatite

L'inflammation du foie, ou *hépatite*, peut être un incident aigu mais isolé, ou encore un état chronique et débilitant. Il existe différents types d'hépatite, et les causes possibles sont nombreuses. L'*hépatite virale* se contracte par diverses sources infectieuses et se présente sous différentes formes : hépatite A, B, C, non A-non B. L'hépatite A est habituellement contractée en mangeant ou en buvant de la nourriture ou de l'eau contaminée ou en partageant des ustensiles contaminés. La plupart des autres formes d'hépatite comme l'hépatite B ou C sont plus souvent contractées par des pratiques sexuelles à risque, des aiguilles contaminées ou des transfusions sanguines. L'*hépatite alcoolique* est causée par une irritation chronique provoquée par la consommation d'alcool et peut mener à une *cirrhose*, qui est une croissance anormale du foie, et à d'autres complications comme le *cancer du foie*.

La médecine moderne dispose de peu de médicaments pour améliorer la santé du foie. La plupart des traitements pour l'hépatite s'apparentent à la chimiothérapie utilisée pour combattre le cancer, c'est-à-dire qu'ils sont conçus pour s'attaquer aux agents de la maladie, mais qu'ils sont aussi dommageables pour le foie que les agents eux-mêmes.

L'alimentation assume une fonction de soutien au système guérisseur extrêmement importante dans les cas d'hépatite. Parmi les éléments nutritifs qui favorisent la santé du foie, il y a les aliments à teneur élevée en bêta-carotène, dont le curcuma et les autres fruits et légumes jaunes ou oranges. Il est également important de consommer beaucoup de fibres et de fruits. Une alimentation pauvre en fibres et riche en matières grasses constituerait un facteur aggravant pour le foie. L'alcaloïde extrait du chardon-Marie, la *silymarine*, ainsi que les remèdes traditionnels utilisés en Inde et en Chine donneraient des résultats prometteurs dans le traitement de certaines maladies du foie. La gestion du stress, l'utilisation de la visualisation et de l'imagerie mentale et l'évacuation de la colère sont d'autres moyens qui peuvent également être très utiles. Compte tenu de l'importance du foie et de la difficulté à traiter les maladies qui l'attaquent, la prévention est primordiale pour éviter les problèmes hépatiques.

Les maladies intestinales inflammatoires

Les *maladies intestinales inflammatoires* comprennent diverses maladies intestinales comme la *colite*, le *syndrome du côlon irritable*, la *maladie de Crohn* et la *colite ulcéreuse*. Tout comme les maladies auto-immunes, les maladies intestinales inflammatoires se manifestent souvent chez les patients atteints par une diarrhée, des douleurs abdominales et des crampes. Comme les autres maladies intestinales chroniques, ces maladies sont reliées à l'alimentation et au stress. Pendant les périodes de stress, les nerfs sont stimulés de manière telle qu'ils irritent les parois délicates de l'intestin. C'est pourquoi les personnes qui sont soumises à un stress prolongé, qui sont de nature perfectionniste ou qui sont des bourreaux de travail sont plus susceptibles de développer ce type de maladie.

Parmi les moyens utilisés pour aider le système guérisseur à gérer les maladies intestinales inflammatoires, il y a les traitements conventionnels, notamment les médicaments et la chirurgie, les techniques de gestion du stress comme l'imagerie mentale et la visualisation, certaines pratiques alimentaires. Une alimentation riche en fibres et composée d'aliments doux et apaisants est également recommandée. Le gombo est idéal pour les personnes souffrant d'une maladie intestinale inflammatoire, car il est un des rares aliments à combiner une teneur élevée en fibres et un effet apaisant. Les autres substances naturelles qui peuvent aider le système guérisseur à calmer et à guérir les surfaces intestinales irritées sont l'eau, l'orme rouge, les tisanes de camomille, l'aloès et la réglisse sans glycyrrhizine.

Des méthodes naturelles comme la médecine ayurvédique, les remèdes chinois à base de plantes, l'acuponcture et le yoga peuvent également aider le système guérisseur à inverser les effets de ces maladies. Il est important de traiter dès le début les problèmes reliés à ces troubles, car ils peuvent contribuer à l'apparition de problèmes ailleurs dans le corps, notamment l'anémie, les carences vitaminiques et les syndromes reliés à la mauvaise absorption des nutriments essentiels. Ces problèmes peuvent s'aggraver, s'ils ne sont pas traités.

L'ulcère de l'estomac et l'ulcère duodénal

Aussi appelés *ulcère gastroduodénal*, l'*ulcère d'estomac* et l'*ulcère duodénal* sont une détérioration d'une partie de l'estomac causée par l'acide gastrique. L'ulcère de l'estomac se manifeste souvent par une indigestion et une douleur abdominale ressentie dans le haut de l'abdomen et dans le bas de la cage thoracique. Il est parfois accompagné de saignements. Même si les causes sont souvent similaires à celles des maladies intestinales inflammatoires, l'ulcère d'estomac indique un déséquilibre plus persistant et chronique du système digestif. Un lien a récemment été établi entre une bactérie appelée *helicobacter pilory* et certains ulcères. Le stress est aussi un facteur important.

Dans les cas les plus aigus d'ulcère de l'estomac, le traitement vise à arrêter les saignements. Pour une solution à plus long terme, la gestion du stress et la modification des habitudes alimentaires peuvent soutenir le système guérisseur. Il est également conseillé de boire plus d'eau, de consommer des aliments moins irritants pour l'estomac, c'est-à-dire de manger moins de viande et d'aliments acides et davantage d'aliments neutres, doux et apaisants, puis d'éliminer la caféine, la nicotine et l'alcool. Prises de manière préventive, ces mesures empêchent le développement d'ulcères. Utiliser les techniques de gestion du stress et apprendre à se détendre aide également à traiter et à prévenir les ulcères. Les traitements naturels comme la menthe poivrée, la tisane de camomille, la réglisse sans glycyrrhizine et l'orme rouge, qui s'ajoutent aux traitements plus conventionnels comme les antiacides, s'avèrent souvent efficaces pour aider le système guérisseur à gérer à court et à long terme les ulcères.

Les troubles du système urinaire

Les reins sont des filtres qui servent à éliminer les déchets liquides. Pour rester en santé, les reins doivent être alimentés en liquides et nettoyés régulièrement. À l'inverse, ne pas boire suffisamment peut les rendre malades. Parmi les autres facteurs de risque, il y a l'ingestion régulière de certaines substances toxiques, l'hypertension chronique et le diabète. Prévenir ces maladies ou les traiter dès les premiers symptômes aide à protéger les reins.

Les calculs rénaux

Les *calculs rénaux* sont un problème assez fréquent et très douloureux. Les calculs rénaux se forment dans les reins et sont faits d'une matière semblable à la pierre. Ils transitent ensuite par les uretères pour se rendre jusqu'à la vessie, puis sont évacués de la vessie par l'urètre. Les calculs rénaux peuvent être extrêmement douloureux. Dans la plupart des cas, il y a présence d'une petite quantité de sang dans l'urine. Lorsqu'ils sont trop gros, les calculs rénaux peuvent bloquer l'urètre et nécessiter une intervention chirurgicale.

La *lithotritie* est une technique qui utilise des ondes sonores pour broyer les calculs rénaux. Le stress, la déshydratation, les déséquilibres hormonaux, la mauvaise alimentation et la consommation excessive de caféine et de nicotine peuvent contribuer à la formation de calculs rénaux. Gérer le stress, boire beaucoup de liquides et éviter l'alcool et la caféine sont des moyens d'aider le système guérisseur à prévenir et à éliminer les calculs rénaux.

Les infections urinaires

Parmi les infections urinaires, on trouve les *infections de la vessie*, qui sont plus fréquentes chez les femmes que chez les hommes et qui peuvent causer des infections rénales plus graves. Il est facile de prévenir les infections urinaires en maintenant une bonne hygiène de la vessie et des intestins. Toutefois, en cas d'infection urinaire, la prise d'antibiotiques est requise pour prévenir des dommages aux reins. Chez la femme adulte, les relations sexuelles sont souvent associées aux infections urinaires, et c'est pourquoi la plupart des femmes savent d'instinct qu'il est préférable d'uriner après avoir eu une relation sexuelle pour éviter de contracter une infection. Une autre mesure préventive consiste à prendre un bain ou une douche le matin, après avoir été à la selle. Cette mesure permet d'éliminer la bactérie associée à ces infections. Parmi les liquides recommandés, certaines herbes comme la busserole, les baies de genièvre et d'autres substances naturelles comme la canneberge peuvent aider le système guérisseur à maintenir la santé des reins, de la vessie et des voies urinaires.

Les troubles du système reproducteur féminin

Le système reproducteur féminin est un système extrêmement sensible et complexe. Il fonctionne selon un cycle et réagit aux messages nerveux envoyés par le cerveau et aux messages hormonaux envoyés par l'hypophyse. Ce système produit en parallèle ses propres hormones, les œstrogènes et la progestérone, qui à leur tour servent de messagers vers ces deux organes.

Les problèmes du système reproducteur peuvent indiquer des déséquilibres hormonaux qui proviennent des autres parties du corps et se manifestent souvent pendant les périodes de stress mental et émotionnel. Une mauvaise alimentation, notamment une consommation excessive de caféine, de nicotine et d'alcool, et des facteurs de risque dans les habitudes de vie peuvent également contribuer aux problèmes du système reproducteur féminin. Les infections transmises sexuellement peuvent aussi endommager le système reproducteur. Pour aider le système guérisseur à maintenir en santé le système reproducteur féminin, il faut suivre les recommandations pour une meilleure santé globale présentées dans les chapitres précédents, essayer les remèdes à base de plantes et adopter une alimentation saine et nutritive. Le livre de la Dre Christiane Northrup, *Women's Bodies, Women's Wisdom*, est une excellente source de renseignements sur les moyens à prendre pour améliorer la santé du système reproducteur.

Le cancer du système reproducteur féminin

Le système reproducteur féminin est une des parties du corps les plus touchées par le cancer, et ce, pour deux raisons. Premièrement, le système reproducteur féminin est extrêmement sensible et vulnérable tout en étant intimement lié aux autres systèmes du corps humain. Deuxièmement, parmi toutes les populations cellulaires du corps humain, les cellules appartenant au système reproducteur féminin se distinguent sur le plan de la division cellulaire, de l'activité cellulaire et de l'instabilité. Si on ne tient pas compte du sexe des personnes atteintes, le *cancer du col de l'utérus*, le *cancer de l'ovaire*, le *cancer de l'utérus* et le *cancer du sein* sont les types de cancer les plus fréquents. J'aborde la question du cancer et de son traitement plus loin dans ce chapitre.

La ménopause

C'est la période dans la vie d'une femme où l'ovulation et les menstruations cessent graduellement, ce qui entraîne une diminution des taux d'œstrogène dans le sang. Il y a actuellement un débat au sein de la communauté médicale au sujet de l'hormonothérapie. En effet, même si ce traitement, qui vise à prévenir l'ostéoporose et les maladies du cœur pouvant survenir après la ménopause, peut être approprié dans certains cas, il a également été associé à une augmentation du risque de contracter un cancer du système reproducteur. En raison de ce risque, l'utilisation d'œstrogène naturel dérivé de plantes et de substances naturelles qui travaillent avec le système guérisseur gagne en popularité. Ces méthodes plus douces comportent généralement moins de risques tout en étant aussi efficaces que les traitements d'hormonothérapie conventionnels. De plus, des données indiquent que l'ostéoporose ne peut s'expliquer uniquement par la ménopause et l'œstrogène. Par exemple, les signes d'ostéoporose qui apparaissaient chez les astronautes de la NASA lorsqu'ils se trouvaient en état d'apesanteur disparaissaient lorsque ceux-ci reprenaient leurs activités normales à leur retour sur Terre. Autre exemple, le regretté acteur Christopher Reeve, qui avait développé de l'ostéoporose en raison de son état quadriplégique, avait été capable de régler ce problème en faisant des exercices avec des poids.

Chez les générations qui nous ont précédés, la ménopause était acceptée comme une étape naturelle de la vie, et rien n'indiquait qu'elle augmentait le risque de maladie du cœur ou d'ostéoporose. S'il peut y avoir un lien entre la diminution de l'œstrogène et ces maladies, on ne peut ignorer le fait qu'il existe d'autres facteurs de risques plus importants.

Le syndrome prémenstruel (SPM)

Le syndrome prémenstruel, ou SPM, est un trouble qui touche beaucoup de femmes avant ou pendant les menstruations et qui provoque des contractions douloureuses des muscles utérins. Le SPM peut être accompagné de symptômes comme des maux de tête qui peuvent être sévères au point d'être débilitants.

Le stress, les tensions, les bouleversements émotionnels, le manque d'exercice, la mauvaise alimentation, la déshydratation et la consommation excessive de caféine et d'alcool peuvent aggraver les symptômes du SPM. Pour les femmes très actives, il est important de réduire le rythme et d'écouter le corps pendant les menstruations, qui sont une période marquée par une perte de sang et une élimination des tissus reproducteurs. Boire beaucoup de liquides, diminuer la consommation de caféine et d'alcool, utiliser les techniques de gestion du stress et de visualisation et se reposer sont des moyens d'aider le système guérisseur pendant les menstruations. Les remèdes faits à partir de plantes comme la viorne obier, la tisane de framboisier et l'*angelica sylvestris* permettent d'atténuer les symptômes du SPM. L'acuponcture, les étirements de yoga, la respiration et les massages sont également utiles. Quant aux autres troubles du système reproducteur féminin, comme l'*endométriose*, les *fibromes utérins*, les *kystes de l'ovaire* et la *maladie fibrokystique du sein*, ils indiquent souvent des déséquilibres hormonaux qui, lorsqu'ils sont traités rapidement, réagissent bien aux méthodes agissant de concert avec le système guérisseur. Parmi ces méthodes, il y a l'alimentation, la gestion du stress, la consommation accrue de liquides et l'utilisation de médicaments et de traitements naturels.

Les troubles du système reproducteur masculin

L'andropause

Des recherches récentes montrent que les hommes âgés de 45 à 65 ans environ traversent une période similaire à la ménopause féminine. La diminution du taux de testostérone provoque chez ces personnes des changements d'humeur et de la dépression. Des doses standardisées de testostérone peuvent contribuer à hausser le taux de cette hormone. Des recherches sont actuellement menées pour trouver des sources naturelles de testostérone qui pourraient travailler plus harmonieusement avec le système guérisseur.

Le cancer de la prostate

Le *cancer de la prostate* est devenu aujourd'hui un des types de cancer les plus fréquents chez l'homme. De nouvelles études sur la prostate menées par le Dr Dean Ornish, le Dr Ruth Marlin et d'autres chercheurs de l'Université de la Californie à San Francisco et du Sloan Kettering Cancer Institute de New York indiquent que l'alimentation et les facteurs émotionnels comme le stress jouent un rôle significatif dans le cancer de la prostate et les autres troubles liés à cette glande. À ces études s'ajoutent des livres et de nombreux cas cliniques qui tendent également à démontrer que l'utilisation de méthodes qui travaillent de manière naturelle avec le système guérisseur s'avère efficace dans le traitement du cancer de la prostate. L'excellent livre de Larry Clapp, *Guérir la prostate en 90 jours*, explique comment cet avocat qui souffrait d'un cancer de la prostate a réussi à le vaincre en utilisant des méthodes qui collaborent avec le système guérisseur.

Le cancer des testicules

Cette forme de cancer touche fréquemment les jeunes hommes. Un cancer de la prostate traité rapidement à l'aide de méthodes appropriées et de changements dans les habitudes de vie visant à aider le système guérisseur est curable dans beaucoup de cas. Il sera question du cancer de manière plus détaillée dans les pages qui suivent.

L'hypertrophie de la prostate

L'*hypertrophie de la prostate* est une augmentation du volume de la prostate qui comprime l'urètre, le tube reliant la vessie au pénis, et gêne l'écoulement de l'urine. Dans les cas les plus avancés, un individu peut se réveiller de 6 à 10 fois par nuit pour uriner, car l'hypertrophie empêche la vessie de se vider complètement.

En plus des traitements conventionnels, le *chou palmiste nain*, une plante qui travaille avec le système guérisseur pour diminuer l'inflammation de la prostate et réduire son volume, peut souvent être utile dans les cas d'hypertrophie. Une alimentation faible en matières grasses, une consommation accrue de fibres et de fluides et une réduction de la tension dans l'ensemble du corps grâce à la relaxation aident le système guérisseur à prévenir l'hypertrophie de la prostate et à réduire les symptômes. Il est à noter qu'il n'existe aucun lien entre ce trouble et le cancer de la prostate.

Les troubles du système lymphatique

Le système lymphatique est composé de vaisseaux, de canaux et de ganglions qui sont étroitement liés au système immunitaire et au système guérisseur. Les globules blancs du système immunitaire, qui aident à combattre les infections et à nettoyer le sang, circulent dans le liquide lymphatique. L'inflammation des ganglions lymphatiques est une réaction à une infection qui indique une augmentation de l'activité des globules blancs.

Parmi les troubles qui peuvent affecter le système lymphatique, il y a la *maladie de Hodgkin*, le *lymphome* et les autres cancers qui touchent le système lymphatique. Si les traitements conventionnels comme la radiothérapie sont souvent efficaces pour contrer ces maladies, il est tout aussi important d'utiliser des méthodes naturelles qui travaillent avec votre système guérisseur comme la gestion du stress, l'alimentation saine et équilibrée, l'augmentation de la consommation de liquides et l'utilisation de remèdes à base de plantes. Traitées à un stade précoce, les maladies du système lymphatique sont faciles à guérir. L'histoire de Lance Armstrong, le légendaire vainqueur du Tour de France et l'auteur du livre *Il n'y a pas que le vélo dans la vie*, est un cas célèbre de guérison du cancer du système lymphatique.

Les troubles du système nerveux

Les troubles du système nerveux sont parmi les maladies les plus complexes et les plus difficiles à traiter en raison des relations compliquées qui existent entre votre cerveau, votre système nerveux, votre esprit et vos émotions.

Les neuropathies périphériques

Les neuropathies périphériques sont des troubles nerveux qui touchent habituellement les extrémités. Parmi ces troubles, on trouve la *neuropathie diabétique*, la *sciatique* et les *nerfs coincés*, et les *neuropathies nutritionnelles* comme celles qui sont causées par une carence en vitamine B_{12} (*anémie pernicieuse*) ou une carence en thiamine (*béribéri*). Comme ces problèmes accompagnent souvent d'autres problèmes de santé que l'on peut corriger et prévenir, traiter les facteurs sous-jacents est la clé pour travailler avec le système guérisseur dans les cas de troubles du système nerveux. Une méthode qui consiste à surveiller son alimentation, à gérer son stress et à utiliser des méthodes naturelles travaillant avec le système guérisseur peut jouer un rôle significatif dans l'amélioration de la situation.

Les troubles du système nerveux central

Les troubles du système nerveux sont habituellement des problèmes graves qui touchent souvent le cerveau. En voici quelques exemples :

- La *maladie d'Alzheimer,* caractérisée par une perte de la mémoire à court terme.
- La *paralysie cérébrale,* un état débilitant qui se manifeste dès les premières années de vie et qui est lié à un traumatisme subi à la naissance ou à un problème congénital ; la paralysie cérébrale entraîne des problèmes dans les mouvements et l'élocution.
- L'*épilepsie,* qui comprend une grande variété de troubles provoquant des convulsions.
- La *sclérose en plaques,* une maladie soupçonnée d'être auto-immune et dont les symptômes sont un affaiblissement graduel, une perte d'équilibre, un manque de coordination et des difficultés d'élocution et de vision.
- La *maladie de Parkinson,* caractérisée par des tremblements, une difficulté à marcher et une rigidité des membres.
- Les *troubles de la moelle épinière,* qui sont habituellement reliés à un traumatisme et qui causent une paralysie permanente, à des degrés divers.

Compte tenu de la gravité des troubles du système nerveux central et de la difficulté à les traiter, l'accent doit être mis sur la prévention et le travail avec le système guérisseur. La prise de médicaments conventionnels peut être nécessaire pour gérer ces problèmes, auxquels s'ajoutent une bonne alimentation et les médecines douces. Le *Ginkgo biloba,* qui a pour effet d'augmenter le flux sanguin vers le cerveau, peut être utile dans certains cas de maladie d'Alzheimer ou de Parkinson. La gestion du stress, qui englobe les techniques de relaxation et de respiration, a un effet naturel calmant sur l'esprit et le cerveau et aide à gérer ces maladies en stabilisant l'activité électrique du système nerveux. Les techniques de gestion du stress peuvent également être efficaces pour soulager la douleur et les tensions causées par ces maladies. Le yoga peut également aider le système guérisseur à améliorer l'équilibre et la coordination. L'acupuncture, la musicothérapie et les massages peuvent également être utiles en ce sens.

Le geste le plus important à faire consiste à traiter les causes sous-jacentes de ces maladies lorsque celles-ci sont à un stade précoce. Des recherches prometteuses dans le domaine de la régénération des nerfs laissent entrevoir de nouveaux procédés qui renforceraient la capacité du système guérisseur à réparer les nerfs endommagés et à créer de nouvelles connexions chez les victimes de blessures à la moelle épinière ainsi que chez les personnes atteintes de maladies associées au système nerveux central.

Les troubles musculosquelettiques

Il existe différents problèmes qui touchent les muscles et les os, dont les ecchymoses, les contusions, les fractures.

Les blessures musculaires

Les blessures aux muscles sont fréquentes. Des muscles robustes et très développés, mais qui ne sont pas souples ni détendus, sont plus sujets aux blessures, en raison de leur manque de flexibilité. De plus, comme les muscles sont reliés aux nerfs, la tension mentale et le stress peuvent également entraîner des tensions musculaires et des raideurs. Ces problèmes contribuent aux douleurs musculaires et sont souvent des facteurs sous-jacents à de nombreux troubles musculaires et neuromusculaires comme les maux de dos et la *fibromyalgie*. Des facteurs reliés à l'alimentation et aux habitudes de vie jouent également un rôle majeur dans ce type de problème.

Un muscle en santé est à la fois robuste, souple et détendu ; en plus de l'exercice, faire régulièrement des étirements et détendre tous les muscles de son corps est également important. Le yoga est une méthode douce et systématique pour garder les muscles en santé grâce à des exercices qui allongent, étirent et détendent les muscles tout en favorisant le tonus et la force. Toutes les personnes aux prises avec des problèmes d'ordre musculaire auraient avantage à envisager la possibilité d'ajouter le yoga à leur programme de guérison.

Les fractures

La meilleure façon de traiter une fracture consiste à avoir un apport adéquat en calcium et en vitamine D, à se reposer, à immobiliser la fracture, à boire beaucoup de liquides, à s'exposer à la lumière du soleil, à bien manger et à prendre des remèdes naturels qui aident le système guérisseur. Grâce à l'incroyable capacité du système guérisseur à réparer et à remodeler les os, la plupart des fractures guérissent facilement, une fois les os maintenus en place avec un plâtre ou une attelle. Par exemple, le plus gros os du corps, le fémur, a besoin de six semaines pour guérir d'une fracture simple.

Si certaines fractures plus complexes nécessitent que les os subissent une réduction, à l'aide de plaques, de tiges, de vis et de broches, ou une stimulation électrique, la plupart des fractures ne requièrent même pas de plâtre. Une célèbre étude menée au Nigéria auprès de guérisseurs qui n'avaient jamais fréquenté de faculté de médecine a montré qu'ils parvenaient à guérir les fractures en utilisant de simples bâtons. De plus, les délais de convalescence requis pour guérir les blessures étaient les mêmes que ceux qui étaient obtenus avec des méthodes modernes par les grands hôpitaux d'Amérique du Nord.

L'ostéoporose

Fréquente chez les femmes en postménopause, l'*ostéoporose* est une perte de densité osseuse qui cause un affaiblissement de l'os. Beaucoup d'experts estiment que ce problème est lié à une déficience en œstrogène; toutefois, des recherches menées auprès des astronautes montrent que l'absence d'exercices avec des poids peut également jouer un rôle important. Des données indiquent que le stress, qui perturbe le système endocrinien et influence le métabolisme du calcium, ainsi qu'une alimentation riche en protéines, qui peut causer une diminution du calcium dans les os, peuvent aussi contribuer à ce problème.

Il est possible de prévenir l'ostéoporose et même d'en inverser les effets en faisant régulièrement des exercices avec des poids et des étirements, en ayant un apport adéquat en vitamine D et en calcium, en gérant le stress et en adoptant une alimentation saine et équilibrée qui aident le système guérisseur.

Les troubles articulaires

Comme le corps est constamment en mouvement, ses articulations sont vulnérables à l'usure, aux déchirures et à d'autres problèmes douloureux. Les maladies aux articulations sont particulièrement répandues dans les pays occidentaux. Ironiquement, ces maladies sont relativement rares dans la plupart des pays en voie de développement où les habitudes de vie sont moins sédentaires.

L'arthrose

Selon la plupart des médecins, l'*arthrose* serait causée par une usure et une déchirure des articulations. Il est possible de prévenir l'arthrose et d'en inverser les effets en recourant à des méthodes qui coopèrent avec le système guérisseur, notamment en étirant les muscles qui entourent les articulations touchées et en consommant davantage de liquides comme des jus de fruits et de légumes. Il existe d'autres moyens utiles comme les thérapies axées sur le mouvement (yoga, tai-chi et natation), l'acupuncture, la visualisation et l'imagerie mentale, et certains aliments et produits naturels tels que la *glucosamine*.

La goutte

Surnommée la « maladie des riches », la *goutte* est causée par un excès d'acide urique, qui est souvent le résultat d'une alimentation riche en viande. La goutte est presque absente des populations plus démunies dont l'alimentation est composée principalement de légumes et de grains entiers. Il est possible de prévenir et de guérir la goutte, car cette maladie réagit bien à une diminution ou à une élimination complète de la viande, de la volaille et des fruits de mer. De plus, une consommation accrue de liquides et une élimination de la caféine et de l'alcool peuvent prévenir les poussées de goutte.

La polyarthrite rhumatoïde

Maintenant considérée comme un problème de nature auto-immune, la *polyarthrite rhumatoïde* est causée par un dysfonctionnement des réseaux de communication qui relient le système immunitaire, le système endocrinien et le cerveau. D'ailleurs, les poussées douloureuses de polyarthrite rhumatoïde sont souvent précédées par des perturbations émotionnelles. Selon le Dr George Freeman Solomon, de l'UCLA, qui est un des plus grands spécialistes de la polyarthrite rhumatoïde, plusieurs facteurs psychologiques comme une colère refoulée peuvent altérer la chimie interne du corps et déclencher des réactions auto-immunes destructrices qui touchent les articulations. D'autres facteurs peuvent également être en cause. Traitée à un stade précoce, la polyarthrite rhumatoïde réagit bien à la physiothérapie, aux étirements, à des changements dans l'alimentation, aux techniques de gestion du stress, aux exercices de visualisation et d'imagerie mentale, et à toutes les autres stratégies qui aident le système guérisseur.

Les troubles des mains, des pieds et des extrémités

Les problèmes aux mains

Comme les mains sont sujettes à un usage excessif et à de mauvais traitements, c'est souvent à cet endroit qu'apparaissent des problèmes comme l'arthrite, particulièrement lorsqu'on avance en âge. L'arthrite est souvent causée par une tension chronique dans les doigts forçant les muscles à placer les articulations dans une position qui finit par produire de l'irritation, de l'enflure, de l'inflammation et des douleurs articulaires.

Travailler avec le système guérisseur pour éliminer les causes sous-jacentes tout en étirant régulièrement les muscles et les tendons peut aider à prévenir ces problèmes et à inverser leurs effets. L'arthrite dans les mains est plus facile à gérer et à guérir à un stade précoce à l'aide de méthodes qui travaillent avec votre système guérisseur.

Le syndrome du canal carpien

Le syndrome du canal carpien est un problème chronique causé par une utilisation excessive des poignets. La chirurgie est souvent requise dans les cas les plus sévères. Toutefois, ce syndrome réagit bien aux méthodes qui collaborent avec le système guérisseur comme la physiothérapie et les séances régulières d'étirements de type yoga. En fait, l'efficacité du yoga dans le traitement du syndrome du canal carpien a été confirmée par une étude publiée dans le *Journal of the American Medical Association*.

Les problèmes aux pieds

Vos pieds supportent la totalité du poids de votre corps. Si vous les négligez, ils peuvent vous rendre la vie pénible, à un point tel qu'une spécialisation médicale leur est consacrée, la *podiatrie*.

Les cors, les épines calcanéennes, l'aponévrosite plantaire et les verrues plantaires

Les cors, les épines calcanéennes, l'aponévrosite plantaire et les verrues plantaires sont des problèmes qui touchent les pieds. Ils sont souvent causés par des chaussures mal ajustées ou des déséquilibres créés par des mouvements inadéquats faits en marchant, en se tenant debout, en joggant ou en participant à des sports ou des activités physiques intenses. Même si ces problèmes peuvent être douloureux au point de se transformer en handicaps, il est habituellement possible d'en inverser les effets rapidement en utilisant les moyens suivants pour éliminer les causes sous-jacentes : étirer les muscles des pieds, des orteils et des jambes ; prendre des bains de pieds chauds ; marcher pieds nus ; appliquer des crèmes apaisantes telles des crèmes à base de curcuma et de souci officinal, qui adoucissent la peau et accélèrent le processus de guérison. Tous ces moyens aident le système guérisseur à atténuer ce type de problèmes. En outre, porter des chaussures confortables et recevoir des massages de pieds réguliers aide votre système guérisseur à corriger ces problèmes. La *réflexologie* est un type de massage qui s'intéresse aux méridiens des nerfs qui relient vos pieds aux autres parties de votre corps ; ce massage peut être très efficace pour traiter les problèmes qui touchent les nerfs et les muscles du pied.

Les troubles de la colonne vertébrale

Les troubles de la colonne vertébrale sont un aspect plus complexe des troubles musculosquelettiques. La colonne vertébrale est composée de 24 articulations, et chacune peut devenir un problème en cas de négligence.

Les maux de dos

Les maux de dos sont la première cause d'absentéisme au travail, aux États-Unis. Environ 100 milliards de dollars sont dépensés annuellement pour ce problème. Les maux de dos se présentent sous des formes et des degrés de sévérité divers et sont associés à des diagnostics comme l'*arthrose de la colonne vertébrale*, la *spondylarthrose*, le *spondylolisthésis*, la *discopathie dégénérative*, la *spondylite ankylosante*, la *scoliose*, la *hernie ou la rupture du disque intervertébral*, la *sténose spinale* et la *sciatique*. Une mauvaise posture, le stress, la négligence, les blessures à répétition et l'alimentation inadéquate contribuent souvent à ces problèmes.

Il est possible d'inverser les effets des cas les plus récalcitrants de maux de dos en comprenant la mécanique du dos, en éliminant les causes sous-jacentes et en travaillant avec le système guérisseur grâce à des méthodes comme les étirements, l'alimentation saine et équilibrée et la gestion du stress. Dans mon livre *Healing Back Pain Naturally*, je présente les causes sous-jacentes, les traitements et les façons de prévenir cet ensemble de maladies débilitantes, le tout organisé selon une méthode simple et structurée qui vous permettra de travailler avec votre système guérisseur pour surmonter ces problèmes.

Les troubles du système circulatoire

L'accident vasculaire cérébral

L'accident vasculaire cérébral est un problème du système circulatoire souvent causé par des complications sous-jacentes liées à une hypertension artérielle chronique. Une pression élevée dans les vaisseaux sanguins qui alimentent le cerveau finit, avec le temps, par provoquer une rupture suivie d'une hémorragie. L'accident vasculaire cérébral peut également être provoqué par de petits caillots sanguins qui se logent dans les vaisseaux sanguins irriguant le cerveau et les obstruent. Ces caillots sont habituellement causés par des battements de cœur irréguliers.

L'accident vasculaire cérébral, qui peut causer des dommages graves et même la mort, entraîne généralement une paralysie dans un des côtés du corps. Cette paralysie touche habituellement un bras et une jambe. D'autres structures du visage peuvent être attaquées, comme la langue, la bouche, les lèvres et les joues. L'élocution et la déglutition sont souvent touchées. Des pertes de mémoire et des problèmes perturbant les autres facultés mentales peuvent également survenir.

Lorsque les victimes d'un accident vasculaire cérébral sont en mesure de garder un bon moral pendant la période exigeante de réhabilitation, le système guérisseur permet souvent au corps de retrouver un fonctionnement à peu près normal, même si ce processus peut prendre des mois, voire des années. Le corps peut y arriver en ayant accès à l'information en double qui se trouve dans le côté intact du cerveau et en la transférant vers le côté endommagé pour établir de nouvelles connexions qui compenseront les liens endommagés qui dirigeaient auparavant ces fonctions. Une fois que le cerveau réapprend à faire ces connexions qui semblaient éteintes, les membres et les muscles paralysés peuvent revenir miraculeusement à la vie. Grâce au système guérisseur, beaucoup de personnes ont été capables de reprendre le cours normal de leur vie après avoir été victimes d'un accident vasculaire cérébral, alors que tout espoir semblait perdu.

L'hypertension artérielle

L'*hypertension artérielle* est surnommée « le tueur silencieux ». C'est une maladie grave du système circulatoire qui doit être traitée, car elle peut mener aux maladies du cœur et à l'accident vasculaire cérébral. Cette maladie est causée par un resserrement des artères et des petits vaisseaux sanguins qui augmente la pression du débit sanguin à l'intérieur de ceux-ci. L'effet est similaire à ce qui se produit lorsque vous placez votre pouce sur l'extrémité d'un tuyau d'arrosage pour augmenter la force du jet d'eau.

Comme les muscles lisses qui règlent le diamètre de vos vaisseaux sanguins sont réglés à leur tour par des nerfs reliés au cerveau, votre pression artérielle augmente lorsque vous êtes stressé. Cet état peut être déclenché par la colère, l'excitation, la peur ou l'anxiété. À l'inverse, quand vous êtes calme et détendu, votre pression artérielle devient naturellement plus basse.

Il existe des médicaments permettant de normaliser artificiellement l'hypertension artérielle, mais plusieurs ont des effets secondaires qui peuvent amoindrir votre qualité de vie. Que vous preniez ou non ces médicaments, il est primordial que vous commenciez à travailler avec votre système guérisseur en apprenant à vous détendre et à gérer votre stress afin d'abaisser votre pression artérielle. Utiliser ces moyens pour abaisser votre pression artérielle réduit le risque d'accident vasculaire cérébral et de maladies du cœur et diminue votre dépendance aux médicaments. Il a aussi été démontré que perdre du poids réduit la pression artérielle, tout comme faire de l'exercice. En plus d'éliminer la caféine et la nicotine, deux facteurs qui contribuent à hausser la pression artérielle, certains médicaments naturels peuvent aider votre système guérisseur en favorisant la circulation et en permettant à vos vaisseaux sanguins de rester calmes et détendus.

Les maladies du cœur

Les maladies du cœur sont la première cause de mortalité en Occident. Ces maladies se présentent sous différentes formes. Le type le plus fréquent est la *coronaropathie*, qui est causée par l'*athérosclérose*, ou obstruction des artères du cœur. La coronaropathie, qui peut provoquer une mort soudaine par crise cardiaque, cause un plus grand nombre de décès que toutes les autres maladies réunies, incluant le cancer, le diabète, les accidents et les infections.

Il a été démontré que l'alimentation riche en matières grasses, le manque d'exercice, le refoulement de la colère, l'inhibition des émotions, l'isolement social et le manque d'intimité sont des facteurs qui contribuent de manière significative à l'apparition des maladies du cœur. Les résultats obtenus par le Dr Dean Ornish sur la guérison des maladies du cœur sans médicament et sans chirurgie sont fondés sur un programme qui comprend des méthodes naturelles simples mais efficaces qui collaborent avec le système guérisseur. Parmi ces méthodes, il y a l'adoption d'une alimentation faible en matières grasses, l'exercice fait avec une intensité modérée, les techniques de gestion du stress et de relaxation, et l'expression de ses émotions. Quand vous apprenez à travailler avec votre système guérisseur, même la maladie la plus dangereuse peut se guérir naturellement.

Les troubles du système endocrinien

Le système endocrinien est composé de glandes et d'organes importants qui produisent de puissantes hormones participant à une grande variété de fonctions. Comme il est étroitement relié aux autres systèmes, le système endocrinien peut devenir déséquilibré et dysfonctionnel en raison de problèmes sous-jacents situés ailleurs dans le corps. Par exemple, des problèmes nutritionnels ou métaboliques peuvent perturber le système endocrinien, et vice versa. Le trouble endocrinien le plus fréquent est le *diabète*, un dérèglement du métabolisme du sucre, ou glucose, qui est habituellement causé par une carence en insuline.

Le diabète

Il existe diverses façons de classifier les différents stades du *diabète*. Les deux principaux types de diabète ont été traditionnellement classés de la manière suivante : type 1, diabète insulinodépendant et type 2, diabète non insulinodépendant. Le diabète de type 2 peut devenir insulinodépendant avec le temps. Une personne atteinte d'un diabète insulinodépendant doit s'injecter de l'insuline avec une seringue pour régler sa glycémie, c'est-à-dire le taux de glucose dans le sang.

Une glycémie trop élevée, qui est un dénominateur commun pour tous les types de diabète, peut endommager les vaisseaux sanguins situés dans les yeux, causant une cécité. Elle peut également endommager les reins, provoquant une insuffisance rénale, et causer d'autres problèmes comme des lésions aux nerfs et des ulcères chroniques sur la peau des pieds et des coudes. En outre, le risque de contracter une maladie du cœur augmente fortement chez les personnes atteintes de diabète.

Le diabète de type 2, ou diabète non insulinodépendant, a été traditionnellement relié à l'obésité, à une alimentation riche en sucre et au manque d'exercice. Il a aussi été associé au stress, à la dépression, aux perturbations émotionnelles et aux griefs non résolus, des facteurs qui influencent les habitudes en matière de santé et d'alimentation, lesquelles à leur tour influencent l'évolution de la maladie. Même si les chercheurs ont tenté de relier cette forme de la maladie à des causes génétiques, tout indique qu'il s'agirait en fait de causes en lien avec le style de vie comme le stress et l'alimentation, car si ce type de diabète est rare dans les pays en voie de développement, le nombre de cas est en hausse dans les pays occidentaux. La bonne nouvelle, c'est qu'il est possible d'inverser les effets du diabète de type 2 en agissant à un stade précoce et en appliquant des méthodes qui collaborent avec le système guérisseur.

Le diabète de type 1, c'est-à-dire le diabète insulinodépendant, apparaît à un âge beaucoup plus jeune et peut être souvent très grave. Auparavant, beaucoup d'experts croyaient que le diabète de type 1 était une maladie auto-immune déclenchée par un virus ou une infection, mais de nouvelles recherches montrent que le stress et le bouleversement des interactions entre le corps et l'esprit qui surviennent lors des périodes de perturbation émotionnelle dans la vie personnelle ou familiale, ou encore pendant la grossesse, pourraient être en cause. Cette nouvelle perspective s'explique en partie par le fait que l'insuline n'est plus considérée comme une hormone pure, mais comme un *neuropeptide* ou un *neurotransmetteur* qui communiquerait directement avec le cerveau. Cette nouvelle théorie est basée sur des données scientifiques qui indiquent que le cerveau contient plus d'insuline que tout autre organe ou toute autre partie du corps.

Les nouveaux traitements utilisés pour le diabète ne se limitent plus à la simple gestion des symptômes, mais s'attaquent aux causes sous-jacentes et travaillent en collaboration avec le système guérisseur : avoir une alimentation adéquate ; faire de l'exercice ; utiliser les techniques de gestion du stress ; boire beaucoup d'eau ; prendre des médicaments naturels ; découvrir des facteurs plus profonds d'ordre émotionnel, mental et spirituel qui peuvent avoir mené à la maladie. Ces stratégies sont plus efficaces lorsqu'elles sont prises à un stade précoce de la maladie. Quand je faisais mes études en médecine, il y a plus de 20 ans, il était impensable que les patients puissent un jour arrêter de prendre de l'insuline. Aujourd'hui, on peut envisager de cesser les injections, si on laisse le temps à ces méthodes de faire sentir leurs effets. Si le diabète a déjà frappé dans votre famille, adoptez des stratégies préventives avant que la maladie se manifeste dans votre corps.

Le dysfonctionnement thyroïdien

Les problèmes de la glande thyroïde sont plus fréquents chez les femmes que chez les hommes et prennent des formes diverses. La plus courante est l'*hypothyroïdie*, qui est une production insuffisante de l'hormone thyroïdienne nécessitant habituellement un apport complémentaire. Prendre des hormones pour corriger ce problème entraîne une augmentation du métabolisme, une plus grande énergie, une humeur améliorée et une perte de poids. Ces effets peuvent être désirables chez une personne obèse qui souffre de fatigue ou de dépression, mais les effets à long terme, surtout dans les cas où la prise d'hormone n'est pas absolument nécessaire, sont encore inconnus.

De plus, comme la glande thyroïde est dirigée par l'hypophyse et le cerveau, un dysfonctionnement thyroïdien est habituellement une indication qu'il y a des problèmes dans les échelons supérieurs de la chaîne de commandement, problèmes auxquels il faut s'attaquer si on veut couper le mal à la racine. Malheureusement, la médecine moderne néglige ces causes sous-jacentes dans le traitement des problèmes thyroïdiens.

Dans beaucoup de cas, vous pouvez aider le système guérisseur en vous intéressant aux facteurs sous-jacents qui peuvent être responsables du dysfonctionnement thyroïdien comme le stress, les déséquilibres alimentaires, le manque d'exercice et les mauvaises habitudes de vie. Adopter des méthodes qui renforcent et fortifient le système peut aussi être très utile.

Le syndrome de fatigue chronique

Le syndrome de fatigue chronique est un trouble relativement nouveau qui frappe surtout les femmes et qui est parfois difficile à traiter avec les moyens traditionnels. Les médecins qui se spécialisent dans le traitement de ce trouble estiment qu'un épuisement des glandes surrénales pourrait jouer un rôle important. Un stress prolongé et un repos insuffisant seraient deux causes majeures du syndrome de fatigue chronique. En effet, cette fatigue extrême se manifeste souvent chez des personnes qui ont maintenu pendant plusieurs années un rythme de vie effréné où elles subissaient des pressions énormes sans se reposer ni se détendre suffisamment. Lorsque le corps est soumis à un stress important sans qu'il puisse dormir ou se reposer suffisamment, une panne d'énergie survient et peut se transformer en épuisement.

Le syndrome de fatigue chronique est parfois accompagné de problèmes concomitants comme la levurose, la fibromyalgie, la dépression et les problèmes psychologiques qui drainent l'énergie physique et retardent la guérison. Parmi ces problèmes d'ordre psychologique, il y a notamment la peur de se rétablir et d'être de nouveau submergé par le poids de ses responsabilités. Ces facteurs peuvent faire obstacle au système guérisseur et l'empêcher d'accomplir son travail avec efficacité et promptitude. Pour éviter ce problème et travailler avec le système guérisseur afin de restaurer son état naturel de santé et retrouver son énergie, il est essentiel d'intégrer dans son style de vie de saines habitudes de sommeil et de repos, d'avoir une alimentation saine et équilibrée, de boire beaucoup de liquides, d'utiliser les techniques de gestion du stress et de suivre un programme régulier d'exercice physique et de mouvements.

Les troubles du système immunitaire

On en savait très peu sur le puissant et complexe système immunitaire avant l'apparition du sida. Même s'il reste encore beaucoup à découvrir, le sida et le virus du VIH nous ont permis d'en savoir davantage sur ce système.

Les allergies

Chaque individu est une personne unique en son genre qui possède des sensibilités à certaines substances ou conditions environnementales qui lui sont propres. Ces sensibilités, surtout lorsqu'elles se prolongent ou sont très prononcées, peuvent se transformer en allergies. Les types les plus fréquents d'allergies sont ceux qui touchent la peau et le système respiratoire, systèmes que nous avons déjà abordés.

Les allergies sont souvent spécifiques à un système du corps humain. En d'autres mots, la sensibilité ne se manifeste que dans un système à la fois. Par exemple, un contact entre la poussière et vos poumons peut provoquer de la toux, des éternuements et un écoulement nasal, alors qu'un contact avec la peau ne produira aucun effet.

De même, une substance peut causer une éruption cutanée, mais n'entraîner aucune réaction lorsqu'elle est mâchée et avalée.

Pour vaincre les allergies, concentrez d'abord vos énergies sur le système spécifique touché par l'allergie. Utilisez les méthodes présentées dans les chapitres précédents pour renforcer et fortifier le système guérisseur et l'aider à garder ce système en santé.

Les allergies aux produits chimiques et aux médicaments

Les allergies aux produits chimiques et aux médicaments sont fréquentes. Il peut s'agir de médicaments comme la pénicilline ou de colorants comme l'iode. Ces allergies se manifestent par des éruptions cutanées et peuvent même dégénérer en symptômes plus graves.

Il existe des médicaments conventionnels efficaces pour soulager les symptômes les plus aigus des allergies. Pour une solution à plus long terme, il est préférable de ne pas supprimer les symptômes, mais plutôt de travailler avec le système guérisseur, afin de vaincre les allergies. Vous devez d'abord observer attentivement les interactions entre votre corps et chacune des substances allergènes présentes dans votre environnement. Même si découvrir la cause d'une allergie s'apparente à un travail de détective, cette coopération avec votre système guérisseur vous permettra tôt ou tard d'identifier le véritable coupable. Vous pourrez alors prendre des mesures afin d'éviter d'être exposé à cette substance et éliminer son influence néfaste sur votre corps.

Les allergies alimentaires

Les allergies alimentaires sont moins fréquentes que celles qui touchent la peau et le système respiratoire. Les allergies alimentaires comprennent des états qui ne sont pas véritablement des allergies : parmi tous les états soupçonnés d'être d'origine alimentaire, un des plus fréquents est l'*intolérance au lactose*. L'intolérance au lactose est causée par l'absence d'une enzyme spécifique qui empêche le corps de digérer des aliments contenant du lactose, un sucre simple que l'on trouve dans les produits laitiers. En Orient et dans d'autres parties du monde, l'intolérance au lactose touche une majorité de la population. C'est pourquoi l'intolérance au lactose n'est pas à proprement parler une allergie, mais simplement une variante normale que l'on perçoit chez certains groupes ethniques.

Beaucoup de produits chimiques utilisés à des fins industrielles sont nuisibles et irritants pour le corps humain. Comme de nouvelles substances synthétiques sont continuellement introduites dans notre chaîne alimentaire, il n'est guère étonnant de constater une recrudescence des allergies alimentaires. Pour réduire le risque d'exposition à ces allergies, il est important de savoir ce que vous introduisez à l'intérieur de votre corps, quand vous mangez. La variété est un des plaisirs de la vie, mais pour éviter les allergies alimentaires, il faut éviter les aliments qui contiennent des additifs chimiques.

Coopérez avec votre système guérisseur en mangeant une nourriture provenant de sources biologiques et naturelles qui ne contient pas de pesticides, de polluants et d'additifs. Vous pouvez travailler avec votre système guérisseur pour éliminer les substances toxiques qui peuvent irriter votre système digestif en buvant beaucoup d'eau et en ayant un apport suffisant en fibres, ce qui favorise une bonne hygiène intestinale.

L'anaphylaxie

L'anaphylaxie est une forme d'allergie plus rare, mais plus grave, qui est causée par une piqûre d'insecte, par exemple une abeille ou une guêpe, par un contact avec une méduse ou par la morsure d'un animal venimeux. L'anaphylaxie peut également être provoquée par d'autres substances, notamment des médicaments.

Dès que les premiers symptômes d'allergie grave se manifestent et indiquent une possible réaction d'anaphylaxie, il est primordial de rester calme et détendu. Garder son calme est essentiel, car des facteurs psychologiques comme le stress, l'anxiété et la tension peuvent amplifier les symptômes. Les techniques de gestion du stress et de respiration peuvent être utiles en cas d'anaphylaxie ; toutefois, comme nous le mentionnions précédemment, il est préférable d'apprendre ces techniques, avant qu'une telle situation d'urgence survienne. Pour prévenir l'anaphylaxie, la prudence est de mise avec les nouveaux aliments, surtout en voyage, et avec toute nouvelle substance ou tout nouveau médicament qui entre dans notre corps.

Le cancer

Avant de présenter les stratégies pour guérir le cancer, j'aimerais vous entretenir des quatre mythes les plus fréquents à propos de cette maladie. Premièrement, le cancer n'arrive pas de nulle part pour frapper les personnes au hasard. Ce n'est pas non plus un mauvais coup du destin. Comme pour toutes les autres maladies, il y a des causes, des événements et des circonstances qui permettent au cancer de prendre racine dans le corps, même si ces facteurs semblent obscurs, cachés ou difficiles à définir. Deuxièmement, le cancer n'est pas une seule maladie, mais plutôt un ensemble de maladies, chacune possédant ses propres causes. Troisièmement, même si le cancer peut frapper plusieurs membres d'une même famille, la très grande majorité des cas de cancer ne sont pas d'origine génétique. Quatrièmement, et c'est peut-être l'élément le plus important, tout indique que le cancer n'est pas une maladie naturelle et qu'il est possible de le prévenir, et dans beaucoup de cas le vaincre, surtout lorsqu'il est traité à un stade précoce.

Le cancer apparaît habituellement lorsque les lois naturelles de la santé ont été violées. Il n'est donc guère étonnant de constater que les taux de cancer les plus élevés se trouvent dans les pays les plus modernes et les plus industrialisés, où les produits et les substances synthétiques et artificielles abondent et où les styles de vie sont de plus en plus effrénés, stressants et malsains. Ce contexte est très différent du mode de vie plus simple et plus sain de nos prédécesseurs et de nos ancêtres, qui ne connaissaient pas le cancer. Dans les pays en voie de développement où ces modes de vie ont été conservés, les taux de cancer sont significativement plus bas que ceux qui sont enregistrés dans les pays industrialisés.

Pour mieux comprendre les origines du cancer, il est important de se rappeler le principe universel qui s'applique autant à la nature qu'aux organismes vivants : « Toute force ou tout stimulus appliqué à un système produit une réaction équivalente en retour ». Par exemple, quand le vent souffre contre un arbre, il le force à plier. Quand la lumière du soleil brille, les plantes et les fleurs poussent en sa direction. Quand les hormones sexuelles produites par les femelles appartenant à une espèce sont libérées dans les airs, elles créent un puissant stimulus qui attire les mâles appartenant à la même espèce.

Les problèmes dans l'ordre naturel surviennent lorsque des stimuli artificiels ou anormaux se superposent aux systèmes qui ont été programmés pour réagir aux différents stimuli naturels de manière prévisible. Par exemple, à la tombée du jour, la lumière des phares automobiles peut figer les chevreuils et les grenouilles, deux espèces qui sont actives la nuit. Cette lumière est un stimulus artificiel qui est étranger à leur environnement nocturne normal. Cette réaction anormale provoquée par ce stimulus artificiel est dangereuse pour la santé des chevreuils et des grenouilles, car elle peut provoquer des collisions avec les voitures. Les papillons nocturnes ont un problème similaire, car leur système de navigation nocturne est naturellement programmé en fonction de la lumière de la lune et des étoiles, et non des lumières artificielles ou des flammes plus proches et plus brillantes. Pour un observateur non averti, voir un papillon nocturne voler directement vers une lumière brillante ou une flamme apparaît comme une mission suicide. En réalité, ce mouvement est causé par une réaction anormale à un stimulus anormal et artificiel.

Ce qui se produit lorsque des cellules qui se trouvent dans des tissus sains deviennent cancéreuses n'est guère différent de la réaction des chevreuils, des grenouilles et des papillons nocturnes, quand ils se heurtent à des stimuli anormaux. Ici débute l'histoire du cancer, car c'est ici, sur le plan cellulaire, que le cancer commence à croître, indétectable et invisible. Il faudra des années avant qu'une tache apparaisse sur une radiographie ou qu'une bosse se fasse sentir sous la peau.

Avant d'aller plus loin, il est important que vous en sachiez davantage sur les cellules normales et sur la façon dont elles croissent et évoluent. Cette information sur le fonctionnement naturel du corps vous aidera à mieux comprendre les causes sous-jacentes du cancer.

L'évolution normale des cellules

Dès le moment de la conception, les deux cellules originelles de votre corps se multiplient, se divisent et évoluent en trois cellules germinales distinctes appelées *ectoderme*, *mésoderme* et *endoderme*. Cette étape a lieu après seulement trois semaines de gestation. À ce stade, conformément aux règles précises de la spécialisation cellulaire, les cellules amorcent un processus ordonné de multiplication, de différenciation, de ségrégation et de migration. Elles seront ensuite affectées à un organe ou un tissu en particulier où elles seront programmées pour accomplir une fonction spécifique. Par exemple, un neurone du cerveau est programmé pour transmettre de l'information sous la forme d'impulsions électriques aux terminaisons nerveuses disséminées à travers le corps. Une cellule de la peau est programmée pour faciliter la croissance des cheveux, absorber les rayons du soleil et régler la transpiration et la température du corps. Même si ces cellules ne se ressemblent pas et qu'elles accomplissent des tâches complètement différentes, elles proviennent de la même cellule germinale, dans le cas présent l'ectoderme. Aussi différentes qu'elles puissent paraître et se comporter lorsqu'elles atteignent la maturité, ces cellules conserveront un lien entre elles et continueront de communiquer tout au long de votre vie en vertu du même schéma organisationnel établi au moment de leur création.

L'évolution d'une cellule cancéreuse

Le cancer marque une rupture avec l'état naturel de santé hautement organisé qui existe à l'intérieur des cellules de tous les organismes vivants. Lorsqu'une cellule subit une irritation prolongée ou une perturbation causée par un stimulus extérieur anormal, elle commence à réagir à ce stimulus et à se défendre pour mettre fin à l'irritation et aux dommages. Elle change alors d'apparence et de fonction. Contrairement au degré élevé de différenciation manifesté habituellement par les cellules, les cellules cancéreuses, ignorant l'organe ou le tissu d'où elles proviennent, amorcent une régression vers une forme plus primitive. Parvenue à ce stade, une cellule cancéreuse cesse de remplir le rôle hautement spécialisé qui lui était dévolu auparavant.

Au fur et à mesure que les cellules cancéreuses régressent par rapport à leur structure et à leur fonction hautement différenciées pour jouer un rôle beaucoup plus primaire, elles renoncent à la forme et à la fonction qu'elles avaient auparavant. C'est comme si ces cellules se révoltaient contre la structure coopérative et l'ordre qui caractérisent l'état naturel de santé du corps et rompaient tout lien pour créer leur propre colonie rebelle.

Ces changements ne se produisent pas du jour au lendemain, mais graduellement et peuvent parfois s'étendre sur plusieurs années. Ces nouvelles cellules plus primitives commencent alors à réagir directement au stimulus qui les a poussées à changer et à s'adapter et deviennent une masse anormale de cellules indépendantes.

Ces cellules anormales se multiplient et se reproduisent à un rythme accéléré, afin d'améliorer leurs chances de survie. Sur le plan cellulaire, le cancer est simplement une mauvaise adaptation à un stimulus anormal, prolongé, irritant et nuisible.

Voici un exemple qui illustre comment le tabagisme peut mener à l'apparition d'un cancer, lorsque des poumons sont exposés de manière prolongée à la fumée de cigarette.

- La fumée de cigarette est une substance anormale et malsaine composée de particules et de composés chimiques nocifs qui irritent et endommagent les cellules des poumons.
- Les cellules des poumons tentent de réparer l'irritation et les dommages causés par la fumée de cigarette. Au même moment, elles essaient d'empêcher la fumée de cigarette qui continue d'entrer régulièrement dans les poumons de causer des dommages supplémentaires.
- Pendant que les cellules travaillent sans relâche pour réparer les dommages aux poumons et en prévenir d'autres, l'inhalation continue de fumée perturbe les mécanismes normaux de réparation et de guérison.
- Après des jours, des semaines, des mois et des années de tabagisme, les dommages causés aux cellules des poumons ne guérissent plus. En outre, d'autres dommages sont causés par la fumée qui continue de pénétrer dans les poumons.
- Ces dommages continus et persistants causés par la fumée déclenchent une réaction de défense chez les délicates cellules des poumons. Comme les cellules sont en « mode survie », la fumée commence à modifier leurs caractéristiques de base. Ce processus est appelé *mutation*. La mutation est une réaction d'adaptation des cellules aux changements dans l'environnement externe. Dans le cas du tabagisme, la mutation est le moyen utilisé par les cellules des poumons

pour s'adapter et survivre à l'irritation causée par la fumée de cigarette.

- Après plusieurs années, une prolifération de cellules, caractéristique d'une tumeur cancéreuse, finit par apparaître en réaction au stimulus répété, anormal et néfaste de la fumée de cigarette.
- Dans beaucoup de cas, si la personne cesse de fumer et d'infliger continuellement des dommages aux cellules des poumons, le processus de guérison peut recommencer et se poursuivre sans interruption. L'arrêt du stimulus malsain permet au système guérisseur de réparer et de régénérer des tissus sains en remplaçant les cellules mutantes par des cellules saines et normales.

Dans cet exemple, il apparaît clairement qu'une cellule cancéreuse n'est rien d'autre qu'une cellule qui a mal tourné après avoir tenté de réparer des dommages causés de manière répétée. Cette cellule se transformera éventuellement en un monstre que nous redoutons tous : le cancer. Le cancer peut apparaître n'importe où dans le corps, lorsque les cellules sont exposées à un stimulus irritant, perturbateur et anormal. Toutefois, si le stimulus est éliminé, le système guérisseur possède la capacité de réparer les dommages et de restaurer n'importe quel organe ou tissu du corps pour lui permettre de fonctionner normalement.

Les stimuli anormaux qui peuvent causer un cancer prennent différentes formes. Par exemple, une exposition excessive aux puissants rayons ultraviolets du soleil peut causer un cancer de la peau. Ou encore, une exposition prolongée aux radiations produites par une explosion atomique ou une fuite d'un réacteur nucléaire, comme dans les cas d'Hiroshima et de Tchernobyl, peuvent causer des cancers de la peau, du système immunitaire et des autres organes internes. Dans la plupart des cas, le cancer est un processus graduel qui apparaît au bout de plusieurs années d'irritation et de dommages répétés et anormaux aux tissus sur le plan cellulaire.

Le cancer est souvent relié à des substances chimiques toxiques. Les cancers intestinaux apparaissent souvent après l'ingestion répétée d'aliments, de substances ou de produits chimiques qui irritent continuellement les parois de l'estomac ou des intestins. Ce phénomène a été constaté au Japon, où les taux élevés de cancer de l'estomac s'expliqueraient par la consommation excessive de poisson fumé, qui contient des substances toxiques et irritantes. Trop d'alcool peut causer un cancer du foie. Certains médicaments peuvent être cancérigènes comme le DES, un œstrogène de synthèse qui cause le cancer de la glande thyroïde chez les enfants dont la mère a pris ce médicament.

Une substance naturelle produite par le corps, mais en quantités excessives, peut aussi se transformer en stimulus irritant susceptible de provoquer un cancer. Prenons comme exemple l'acide chlorhydrique, qui est habituellement sécrété en quantités normales par l'estomac pendant la digestion. Toutefois, pendant les périodes où le stress et l'agitation mentale augmentent, la sécrétion d'acide chlorhydrique devient excessive. Cet excès d'acide chlorhydrique peut causer de l'irritation, de l'inflammation et des ulcères dans l'estomac et les intestins, une situation qui peut évoluer pour se transformer en cancer.

Les neurotransmetteurs, les messagers chimiques et les autres hormones puissantes produites par le cerveau et le système endocrinien peuvent également entraîner un effet irritant et dommageable aux tissus des organes du corps humain. Quand le stress, les émotions et les humeurs malsaines génèrent continuellement ces substances chimiques en quantités excessives pendant un laps de temps prolongé, elles peuvent devenir à leur tour des stimuli anormaux, malsains et irritants. Cette stimulation constante entraîne une perturbation des structures et du fonctionnement des tissus normaux qui peut éventuellement mener au cancer. C'est dans cette catégorie que l'on trouve aujourd'hui le plus grand nombre de cas de cancer.

La prévention du cancer

L'espoir de vaincre le cancer réside dans la compréhension de ses origines et dans un effort accru pour le prévenir plutôt que pour le traiter. Beaucoup de spécialistes préconisent un dépistage précoce pour détecter le cancer ; malheureusement, dans beaucoup de cas, le cancer, une fois détecté, est déjà bien établi et difficile à éliminer. Même si le cancer est plus facile à traiter lorsque le traitement est entrepris à un stade précoce, il est de loin préférable de le prévenir avant qu'il ait une chance de s'installer dans le corps.

Les études menées dans diverses régions du globe où le cancer est à peu près absent peuvent nous donner de précieuses indications sur la direction à prendre tant pour la prévention que pour la recherche. Parmi les facteurs importants à considérer chez les populations à l'étude, il y a les styles et les habitudes de vie, l'alimentation, les médicaments, les croyances et les attitudes mentales. Nous arriverons un jour à éradiquer le cancer, lorsque nous tirerons des leçons des sociétés où le cancer n'existe pas. Nous pourrons alors procéder à des changements dans nos propres modes de vie qui soutiendront et renforceront nos systèmes guérisseurs, intégrer les idées et les méthodes issues de ces cultures qui accordent une grande importance à la prévention et poursuivre la recherche sur le cancer et notre quête pour trouver une cure.

Travailler avec le système guérisseur pour guérir le cancer

Au fur et à mesure que nos connaissances sur le cancer et notre compréhension de cette maladie augmentent, un nombre sans précédent de personnes profite aujourd'hui d'une rémission ou d'une guérison complète. Actuellement, huit millions d'Américains qui avaient bénéficié d'une rémission, après avoir reçu des traitements médicaux sont maintenant débarrassés du cancer. S'il s'agissait dans la plupart des cas de traitements conventionnels comme la chirurgie, la chimiothérapie et la radiothérapie, d'autres patients ont combiné les thérapies conventionnelles et les médecines douces. La médecine douce comprend les médicaments naturels, l'exercice, l'alimentation, les changements dans le style de vie et les techniques s'adressant au corps et à l'esprit qui cherchent à activer et à stimuler le système guérisseur. Par ailleurs, les techniques d'imagerie mentale et de visualisation, utilisées notamment par des oncologues comme le Dr O. Carl Simonton et le Dr Bernie Siegel, se sont avérées extrêmement efficaces pour aider les personnes qui voulaient vaincre leur cancer. Apprendre à exprimer sainement ses émotions et à demander du soutien est également un moyen efficace d'aider le système guérisseur à vaincre le cancer. Même s'il est parfois nécessaire d'avoir recours à la chirurgie, à la chimiothérapie et à la radiothérapie pour réduire les tumeurs et extirper les lésions cancéreuses afin de faciliter le travail du système guérisseur, il est important de se rappeler que de prime abord, vous devez voir votre cancer non pas comme un envahisseur étranger qui s'est emparé de votre corps, mais comme une maladie dont les origines et les causes sont essentiellement internes. Les agents externes de guérison peuvent être utiles, certes, mais vos ressources internes de guérison sont si vastes et si puissantes que vous ne pouvez les négliger ou en faire abstraction.

Rappelez-vous que le cancer est une régression qui touche la forme et la fonction d'un groupe spécifique de cellules. Cette régression est causée par un stimulus malsain qui les pousse à changer d'identité et de structure et à dévier de leur mission. Ce stimulus malsain rompt les liens qui existent entre ces cellules et le reste du corps. Si vous pouvez identifier ce stimulus malsain et l'éliminer, vous êtes sur la voie de la guérison. De plus, si vous pouvez utiliser votre énergie mentale et votre désir de coopérer avec le système guérisseur pour intervenir au plus profond de votre corps, vous serez plus à même de vaincre la maladie et de retrouver votre état naturel de santé.

Voici quelques mesures efficaces à prendre pour guérir un cancer :

- Éliminer les stimuli et les substances qui empoisonnent et agressent votre corps comme la fumée de cigarette, l'alcool, la malbouffe ainsi que tous les stimuli environnementaux toxiques.
- Manger des aliments sains comme les fruits et les légumes frais ainsi que les fibres naturelles.
- Boire beaucoup de liquides.
- Faire de l'exercice régulièrement de manière modérée, pendant au moins 30 minutes par jour.
- Se concentrer sur le système guérisseur et les ressources internes pour guérir.
- Ne jamais perdre de vue que les pensées et les attitudes peuvent perturber l'état psychologique. Utiliser le pouvoir de l'esprit pour créer une chimie interne saine dans le corps.
- Évacuer la tension, la colère, l'hostilité, le ressentiment et la rancune de votre corps et de votre esprit.
- Éliminer les pensées autodestructrices ainsi que toutes les pensées négatives nourries envers soi.
- Apprendre à détendre complètement le corps et l'esprit. Utiliser les techniques de gestion de stress et de méditation pour atteindre régulièrement un état intérieur de plénitude.
- Faire preuve d'indulgence envers soi et envers les autres.

- Utiliser les techniques d'imagerie mentale et de visualisation qui sont appropriées à votre état. Adapter ces techniques en les personnalisant, afin de répondre à ses besoins et les utiliser pour dialoguer avec son corps et établir un canal de communication avec les cellules cancéreuses. Pour renforcer sa confiance en la guérison, se concentrer sur les éléments du corps qui sont sains et qui fonctionnent normalement. Parler à son système guérisseur. Lui demander son aide. Utiliser le dialogue interne pour rappeler aux cellules cancéreuses qu'elles avaient été créées pour accomplir une fonction spécifique à laquelle vous accordiez beaucoup de valeur et, dans un esprit de coopération et pour le bien suprême de votre corps, leur demander humblement qu'elles vous aident à guérir.

- Faire preuve de discernement, de sens commun et d'ouverture d'esprit dans le choix des traitements. Tenir compte de tous les moyens conventionnels ou naturels qui sont disponibles et qui se sont avérés efficaces. Continuer à utiliser toutes ses pensées et ses énergies pour inverser le processus de la maladie, jusqu'à ce que l'état naturel de santé ait été restauré.

- Comprendre que l'inversion du cancer est un processus graduel. Le temps qu'il faudra pour que le cancer retourne dans la matrice des cellules, des tissus et des organes sains de votre corps est égal au temps qu'il a fallu pour qu'il apparaisse, évolue et se propage. Tout comme Rome ne s'est pas construite en un jour, la restauration de votre santé peut prendre du temps. Ne jamais agir sous le coup du désespoir ou d'un sentiment d'urgence, car la vraie guérison est impossible dans de telles circonstances. Se rappeler que le système guérisseur préfère un environnement calme, autant interne qu'externe.

- Faire de la guérison son objectif numéro un. Se rappeler qu'une prise de conscience profonde permet d'activer le système guérisseur et d'influencer positivement la santé de chaque organe, tissu et cellule. Se rappeler que la santé est l'état naturel du corps.

Les maladies auto-immunes

Cette catégorie de maladies en croissance rapide résulte d'un dérèglement du système immunitaire qui pousse celui-ci à attaquer des tissus. Parmi les maladies auto-immunes, on trouve entre autres la *polyarthrite rhumatoïde*, la *spondylite ankylosante*, le *lupus*, le *syndrome de Sjögren*, la *sclérodermie* et la *sclérose en plaques*. Si quelques chercheurs croient que cette réaction du système immunitaire, qui le pousserait à détruire des tissus sains, est causée par certains virus et bactéries, d'autres chercheurs estiment que ces maladies sont un reflet des interactions complexes entre le corps et l'esprit, car elles semblent toujours s'aggraver pendant les périodes de stress. Les spécialistes du behaviorisme croient également que le dysfonctionnement auto-immunitaire peut être le reflet d'une émotion profondément enfouie comme l'hostilité, la haine ou le ressentiment qui pousse le cerveau à ordonner à certains éléments du système immunitaire de s'attaquer au corps. Ces scientifiques croient que les pensées autodestructrices, lorsqu'elles persistent et se prolongent, peuvent déboucher sur une autodestruction physique déclenchée par de puissantes substances neurochimiques libérées par le cerveau. Comme le disait le Dr Robert Eliot, « c'est le cerveau qui écrit des ordonnances pour le corps ». Puisque les faits tendent à confirmer cette vision des choses, il n'est pas déraisonnable d'expliquer ainsi l'origine de beaucoup de maladies auto-immunes difficiles à traiter.

La spondylite ankylosante

La spondylite ankylosante est une forme sévère d'arthrite de la colonne vertébrale. Le stress et les traumatismes émotionnels semblent aggraver la situation. Le traitement conventionnel vise essentiellement à soulager les symptômes, mais sans être très efficace. Travailler avec des méthodes qui aident le système guérisseur, comme la gestion du stress, les étirements et l'alimentation saine et naturelle, peut s'avérer extrêmement utile, avec cette maladie. Dans son livre *Anatomy of an Illness*, Norman Cousins, qui souffrait d'un cas avancé de spondylite ankylosante, décrit son cheminement vers la guérison complète. Pour obtenir ce résultat, il a appris à utiliser les pouvoirs de l'esprit et du corps tout en utilisant des méthodes simples et naturelles, notamment l'absorption de doses massives de vitamine C et le rire, ce qui lui a permis d'activer son système guérisseur afin que celui-ci vienne à bout de cette maladie.

La sclérose en plaques

Dans son livre *Who Said So ? A Woman's Fascinating Journey of Self Discovery and Triumph over Multiple Sclerosis*, Rachelle Breslow explique comment les facteurs entourant la relation corps et esprit ont contribué à sa sclérose en plaques. Les médecins lui avaient annoncé que sa maladie était incurable, mais elle les avait confondus. En apprenant à travailler avec son système guérisseur, en mangeant des aliments sains et nutritifs, en utilisant les techniques de gestion du stress et de visualisation positive et en apportant des changements à son style de vie, elle avait été en mesure de vaincre cette maladie censément incurable. Ces stratégies vont dans le sens d'un travail de collaboration avec le système guérisseur et elles montrent tout ce qu'il est possible d'accomplir.

Les maladies auto-immunes et le système guérisseur

En plus des témoignages de personnes comme Rachelle Breslow et Norman Cousins, les données cliniques ainsi que les résultats obtenus par divers programmes de recherche aux États-Unis montrent de plus en plus que la fonction immunitaire, qui reçoit ses ordres du cerveau et du système nerveux, est fortement influencée par les pensées, les attitudes, les croyances et les émotions. En apprenant à harnacher ces forces de manière constructive, vous serez en mesure d'activer votre système guérisseur et de vaincre toutes les maladies soupçonnées d'être de nature auto-immune.

Voici quelques stratégies qui peuvent être efficaces avec les maladies auto-immunes :

- Les stratégies corps-esprit comme la visualisation et l'imagerie mentale
- Les techniques de gestion du stress
- Une alimentation saine et nutritive
- L'élimination du bagage émotionnel malsain
- L'exercice
- Les groupes de soutien
- Le renforcement des liens sociaux
- L'amour

En intégrant ces stratégies dans votre vie, vous pouvez travailler avec votre système guérisseur pour améliorer de manière significative vos chances de vaincre les maladies auto-immunes.

Le syndrome d'immunodéficience acquise (sida)

Le sida est un exemple de ce qui peut se produire lorsque le système immunitaire est affaibli. Quand le système immunitaire ne fonctionne plus, le corps ne peut plus repousser les organismes qui causent les infections et les troubles.

L'origine du virus VIH est encore sujette à controverse, mais il est clair que les personnes dont le système immunitaire est affaibli et usé courent un plus grand risque. Ce virus frappe les personnes qui ont plusieurs partenaires sexuels, qui s'injectent des drogues par voie intraveineuse ou qui ont de mauvaises habitudes de vie.

Il est possible de prévenir le sida en adoptant des pratiques sexuelles sans risques, en s'abstenant de s'injecter des drogues et en évitant les transfusions de sang dont l'origine est inconnue. Autre bonne nouvelle, beaucoup de personnes qui sont actuellement porteuses du VIH ont appris à travailler avec leur système guérisseur pour améliorer leur état de santé. Cette méthode consiste à adopter une saine alimentation, à boire beaucoup de liquides, à faire de l'exercice, à gérer son stress en utilisant notamment les techniques de visualisation et d'imagerie, et à recourir à des produits et à des traitements naturels qui permettent de reconstruire et de restaurer le système immunitaire. Beaucoup de personnes séropositives ne manifestent aucun symptôme, et des cas de personnes qui sont passées du statut de séropositif à séronégatif ont même été rapportés.

Lors de son apparition, une image très négative était associée au VIH et au sida. Toutefois, les personnes atteintes qui ont fait preuve d'amour, d'acceptation et d'ouverture au soutien affectueux de leurs proches et des membres de la collectivité ont semblé avoir de meilleures chances de surmonter ce problème difficile. Pendant que les personnes séropositives apprennent à renforcer leur système guérisseur, à le fortifier et à coopérer avec lui, la recherche permettra un jour de trouver un moyen de vaincre cette maladie, comme elle a réussi à vaincre d'autres maladies mortelles dans le passé.

Conclusion sur les façons de vaincre la maladie

Votre système guérisseur a été conçu pour vous aider à rester en santé en dépit de tous les obstacles imaginables que la vie peut mettre sur votre chemin. Toute maladie considérée comme incurable peut être vaincue, lorsque vous amorcez la chaîne d'événements qui stimule l'activité du système guérisseur. Naturellement, si vous souffrez depuis longtemps d'une maladie, le temps requis pour la guérir sera tout aussi long. C'est pourquoi il est important de cultiver l'art de la patience, lorsque vous vous appliquez à mettre en pratique les idées et les méthodes présentées dans ce livre. La patience et la persévérance sont requises, pour aider le système guérisseur à faire son travail afin qu'il permette au corps de retrouver son état naturel de santé le plus rapidement possible.

Tant et aussi longtemps que vous vivrez, vous posséderez le pouvoir de guérir. Même en vieillissant, il existe des moyens de rester en santé et de vaincre la maladie en gardant son système guérisseur dans sa forme optimale. Grâce à ce système guérisseur ainsi qu'à votre engagement et à votre détermination, aucune maladie ne pourra vous empêcher de réclamer votre état naturel de santé.

D'autres méthodes de relaxation et d'autres techniques de respiration et d'imagerie mentale pour renforcer le système guérisseur

Vous trouverez dans les pages qui suivent des méthodes et des techniques qui vous permettront de profiter de la puissance extraordinaire de votre système guérisseur.

Les méthodes de relaxation pour renforcer et fortifier le système guérisseur

Tout comme un artiste qui a besoin d'un environnement calme, paisible et inspirant pour se concentrer et donner sa pleine mesure, votre système guérisseur est au sommet de sa forme lorsque vous êtes détendu. Quand vous êtes calme, votre esprit, votre système nerveux et l'environnement interne de votre corps offrent au système guérisseur une toile de fond idéale pour accomplir de manière optimale son travail de réparation et de restauration.

Dans son infinie sagesse, la nature a créé le cycle naturel du sommeil, qui vous procure l'état de relaxation essentiel à votre santé et à votre bien-être. Quand vous dormez et que les processus physiologiques sont réduits au minimum, votre environnement interne se détend, permettant ainsi au système guérisseur de fonctionner à plein régime pour restaurer votre santé. Après une bonne nuit de sommeil, vous vous sentez rafraîchi, renouvelé et revigoré, prêt à commencer une nouvelle journée. Ce n'est pas un hasard si pour répondre aux problèmes de santé de leurs patients, beaucoup de médecins disent : « Prenez deux aspirines avant de vous coucher et appelez-moi demain matin ». En effet, ils savent que dans la plupart des cas, grâce aux pouvoirs magiques de guérison et de restauration du sommeil, les problèmes apparaîtront beaucoup moins graves le lendemain.

Quand notre difficulté à dormir nous empêche de profiter des avantages d'un sommeil naturel et réparateur, l'insomnie s'installe, la santé décline et la maladie peut facilement prendre le dessus.

Pendant nos heures d'éveil, il est tout aussi important de rester détendu. En fait, une des causes majeures d'insomnie est l'incapacité à se détendre pendant les heures d'éveil. La relaxation était traditionnellement un élément qui était naturellement intégré dans nos habitudes de vie; or nos styles de vie modernes ont connu une accélération telle que nous n'avons plus le temps de relaxer. Et même si nous en avions le temps, nous ne saurions plus comment y arriver.

Quand nous ne sommes pas détendus, mais au contraire tendus ou excités, une réaction de combat ou de fuite peut se déclencher. Comme nous l'expliquions précédemment (voir le chapitre 6), la réaction de combat ou de fuite se produit lorsque nous sommes effrayés, tendus ou que nous appréhendons une menace quelconque. L'adrénaline est libérée et provoque une accélération des battements cardiaques et de la respiration. La réaction de combat ou de fuite est utile pour affronter une menace mortelle; par contre, lorsqu'elle est déclenchée à répétition et qu'elle se prolonge, elle draine les énergies vitales, affaiblit la résistance et les mécanismes de défense et entrave le travail du système guérisseur. Cette tension chronique et prolongée ouvre la porte à la maladie, qui peut alors envahir notre corps. D'ailleurs, une tension chronique est un des facteurs sous-jacents majeurs dans l'apparition et la progression de plusieurs maladies chroniques dégénératives.

Pour neutraliser les effets nuisibles de la tension et réparer les dommages causés par la réaction de combat ou de fuite, il est important d'apprendre à se détendre. Ce faisant, vous renforcerez et fortifierez votre système guérisseur dans ses fondements mêmes.

Je ne cesse d'être étonné de constater à quel point un grand nombre de personnes ne savent pas comment relaxer ou n'ont jamais appris à le faire. Quand je leur pose la question, beaucoup de gens me disent que pour relaxer après une journée de travail ou se sentir moins tendus, ils ont besoin d'une aide externe, qu'il s'agisse d'une activité comme regarder la télévision ou d'une substance psychotrope comme l'alcool, les tranquillisants ou une combinaison des deux. Ces méthodes ne procurent une détente qu'en apparence, car dans la plupart des cas, l'esprit ne se repose pas. Ou encore, le prix à payer pour obtenir cette détente est une perte de contact avec la réalité, un renoncement à sa capacité de jugement et une atteinte à sa santé (surtout celle du foie). Dans le meilleur des cas, ces méthodes et ces artifices n'apportent qu'une détente temporaire et ne procurent au système guérisseur qu'une infime fraction de la relaxation dont il a besoin, pour donner son plein rendement. De plus, ils comportent habituellement des effets secondaires néfastes qui neutralisent les avantages qu'ils pourraient procurer.

Dans nos sociétés modernes au rythme de vie effréné, apprendre à se détendre est malheureusement un art oublié, ce qui explique pourquoi beaucoup de troubles reliés au stress et aux tensions sont en hausse en Amérique du Nord et en Europe. Ces maladies ne sont pas des problèmes mineurs ; des études récentes ont montré qu'elles représentaient une menace majeure pour la santé publique. Parmi ces maladies, on trouve les maladies du cœur (le tueur numéro un dans le monde), l'hypertension artérielle, le diabète, l'asthme et le cancer. Pour vaincre ces maladies et être en meilleure santé, il est essentiel de réapprendre un processus naturel qui allait de soi lorsque nos modes de vie étaient plus simples et plus en phase avec la nature : apprendre à se détendre.

La vraie relaxation consiste à détendre l'esprit de manière naturelle, afin d'atteindre un état de confort et de paix profonde qui se répandra dans toutes les parties du corps. La vraie relaxation améliore l'état de santé général en calmant et en apaisant l'environnement interne du corps pour permettre au système guérisseur d'être au sommet de sa forme.

En apprenant des moyens de se détendre et en les maîtrisant, il devient possible d'éradiquer un grand nombre de maladies qui disparaîtront à jamais, y compris les maladies graves que nous venons de mentionner. Beaucoup d'études scientifiques confirment la puissance et l'efficacité de la relaxation, qui est un ingrédient essentiel pour profiter d'une santé naturelle et durable. Je pourrais ajouter qu'en plus des avantages immédiats associés aux exercices et aux techniques de relaxation, leurs effets bénéfiques se font sentir tout au long de la journée. Ces avantages deviennent plus importants avec le temps pour favoriser une meilleure santé, un peu comme l'argent qui s'accumule dans un compte épargne où le taux d'intérêt est élevé.

En guise de préparation à l'utilisation des techniques de relaxation, il est important de prévoir une période de 20 à 30 minutes, pendant la journée, où vous pourrez être seul. Assurez-vous de ne pas être dérangé et de n'avoir aucune responsabilité dont vous devrez vous acquitter : aucun appel téléphonique à répondre, aucune couche à changer, aucun plat dans le four à surveiller, et ainsi de suite. Trouvez une pièce où vous pouvez fermer la porte et vous couper de toutes les distractions. (Utilisez des bouchons d'oreilles ou un casque d'écoute, s'il y a du bruit.) Faites en sorte de ne pas avoir froid. Quelle que soit la position que vous allez adopter, placez au besoin des couvertures ou des oreillers sous vos genoux, votre tête ou votre dos pour être à l'aise.

Habituellement, lorsque vous faites des exercices de relaxation ou de respiration, il est préférable de respirer par le nez. Avant d'utiliser l'une ou l'autre des techniques suivantes, vous pouvez utiliser un petit magnétophone pour vous enregistrer pendant que vous lisez les instructions à voix haute, lentement et calmement. Par la suite, vous pourrez utiliser cet enregistrement pour vous guider. Vous pouvez également lire les étapes une ou deux fois, avant de faire un premier essai.

La relaxation progressive pour votre système guérisseur

Voici une merveilleuse technique de relaxation destinée aux personnes qui sont continuellement nerveuses et tendues. Elle est particulièrement utile pour les personnes qui ne savent pas comment se détendre. Si la technique de relaxation profonde présentée au chapitre 6 ne vous convient pas, la relaxation progressive est un moyen simple et efficace d'apprendre à relaxer.

Comment procéder

- Prenez une position couchée confortable, les pieds écartés environ de la largeur de vos épaules. Placez les mains le long de votre corps, les paumes vers le haut. Chaque partie de votre corps doit être confortablement installée, avant de commencer.
- Fermez doucement les yeux et tournez votre attention vers l'intérieur de votre corps.
- Concentrez maintenant votre attention vers vos pieds et vos orteils. Prenez une longue et profonde inspiration et tendez tous les muscles de vos pieds et de vos orteils. Tendez-les aussi fort que vous le pouvez et maintenez-les ainsi contractés. Comptez en silence jusqu'à huit, pendant que vos muscles sont tendus. Ne forcez pas de manière excessive, mais retenez votre souffle, pendant que vous tendez vos muscles.
- Après avoir gardé vos muscles tendus, relâchez-les et expirez lentement. Laissez vos muscles libérer la tension et se détendre, pendant que vous respirez lentement et profondément, sans forcer. Continuez à détendre vos muscles et à respirer lentement. Après chaque expiration, laissez sortir de votre corps la tension présente dans vos muscles.
- Concentrez maintenant votre attention sur vos chevilles, le bas de vos jambes, vos genoux et vos cuisses. Prenez une longue et profonde inspiration et tendez tous les muscles de vos chevilles, du bas de vos jambes, de vos genoux et de vos cuisses. Tendez-les aussi fort que vous le pouvez et maintenez-les ainsi contractés, pendant que vous comptez lentement et en silence jusqu'à huit. Retenez votre souffle,

pendant que vous tendez vos muscles. Après avoir gardé vos muscles tendus, relâchez-les et expirez lentement. Laissez vos muscles libérer la tension et se détendre, pendant que vous respirez lentement et profondément, sans forcer. Cessez tout effort pour tendre ces muscles. Continuez à les détendre et à respirer lentement. Après chaque expiration, laissez sortir de votre corps la tension présente dans vos muscles.

- Concentrez maintenant votre attention sur vos hanches, votre bassin, vos fesses et le bas de votre dos. Prenez une longue et profonde inspiration et tendez tous les muscles de vos hanches, de votre bassin, de vos fesses et du bas de votre dos. Tendez-les aussi fort que vous le pouvez et maintenez-les ainsi contractés, pendant que vous comptez lentement et en silence jusqu'à huit. Retenez votre souffle, pendant que vous tendez vos muscles. Après avoir gardé vos muscles tendus, relâchez-les et expirez lentement pour permettre à vos muscles de se détendre. Laissez vos muscles se détendre tout en continuant à respirer lentement et profondément, sans forcer. Continuez à les détendre et à respirer lentement. Après chaque expiration, laissez sortir de votre corps la tension présente dans vos muscles.

- Concentrez maintenant votre attention sur votre estomac, votre abdomen et votre poitrine. Prenez une longue et profonde inspiration et tendez tous les muscles de votre estomac, de votre abdomen et de votre poitrine. Tendez-les et maintenez-les ainsi contractés, pendant que vous comptez lentement et en silence jusqu'à huit. Retenez votre souffle, pendant que vous tendez vos muscles. Après avoir gardé vos muscles tendus, relâchez-les et expirez lentement pour leur permettre de se détendre. Laissez vos muscles se détendre tout en continuant à respirer lentement et profondément, sans forcer. Cessez tout effort pour tendre vos muscles. Continuez à les détendre et à respirer lentement. Après chaque expiration, laissez sortir de votre corps la tension présente dans vos muscles.

- Concentrez maintenant votre attention sur les muscles situés dans le milieu et le haut du dos, incluant ceux qui se trouvent entre les omoplates. Prenez une longue et profonde inspiration et tendez le plus possible vos muscles en reculant légèrement les épaules et en cambrant doucement votre colonne vertébrale. Tendez-les aussi fort que vous le pouvez et maintenez-les ainsi contractés, pendant que vous comptez lentement et en silence jusqu'à huit. Retenez votre souffle, pendant que vous tendez vos muscles. Après avoir gardé vos muscles tendus, relâchez-les et expirez lentement pour permettre à vos muscles de se détendre. Laissez vos muscles se détendre tout en continuant à respirer lentement et profondément, sans forcer. Cessez tout effort pour tendre vos muscles. Continuez à les détendre et à respirer lentement. Après chaque expiration, laissez sortir de votre corps la tension présente dans vos muscles.

- Concentrez maintenant votre attention sur vos épaules, vos bras, vos avant-bras, vos poignets, vos mains et vos doigts. Pendant que vous prenez une longue et profonde inspiration, tendez le plus possible les muscles de vos épaules, de vos bras, de vos avant-bras, de vos poignets, vos mains et vos doigts et maintenez-les ainsi contractés. Serrez vos poings, pendant que vous comptez en silence jusqu'à huit. Retenez votre souffle, pendant que vous tendez vos muscles. Après avoir gardé vos muscles tendus, relâchez-les et expirez lentement pour permettre à vos muscles de se détendre. Laissez vos muscles se détendre tout en continuant à respirer lentement et profondément, sans forcer. Cessez tout effort pour tendre vos muscles. Continuez à les détendre et à respirer lentement. Après chaque expiration, laissez sortir de votre corps la tension présente dans vos muscles.

- De la même façon, tendez et relâchez systématiquement tous les muscles qui se trouvent derrière votre cou et votre tête ainsi que ceux qui se trouvent au-dessus de la tête.
- De la même façon, tendez et relâchez systématiquement votre front ainsi que tous les muscles situés autour de vos yeux, de vos oreilles, de votre mâchoire et de votre visage.
- De la même façon, tendez et relâchez systématiquement tous les muscles de votre corps, jusqu'à ce que tous les muscles aient été tendus et détendus de cette façon.
- Permettez ensuite à votre corps de rester relâché et détendu. Le seul mouvement doit être celui, automatique et involontaire, de votre ventre qui monte et descend au rythme de l'air qui entre et sort de votre corps. Chaque fois que vous expirez, sentez tous les muscles de votre corps se libérer de la tension et devenir plus détendus.
- Concentrez graduellement votre attention sur le bout de votre nez, qui est l'endroit où l'air entre et sort de votre corps sans essayer de régler le rythme ou l'amplitude de ce va-et-vient.
- Soyez attentif à votre respiration pour noter tout changement dans votre corps.
- Alors que vous observez votre respiration pendant au moins 5 à 10 minutes ou plus longtemps si vous le désirez, laissez votre corps et votre esprit se détendre complètement.

Une fois l'exercice terminé, ouvrez doucement les yeux et étirez votre corps tout entier. Avant de reprendre le cours normal de vos activités, prenez le temps de savourer le moment de calme et de détente que vous venez de vivre. Constatez qu'il ne s'agit pas d'un état artificiel ou anormal, mais plutôt de votre état naturel de bien-être. Assurez-vous de conserver cet état naturel de calme et de détente tout au long de la journée, jusqu'au moment où vous ferez de nouveau cet exercice.

Utiliser régulièrement la technique de relaxation progressive aide à renforcer et à fortifier considérablement le système guérisseur. Si vous éprouvez en ce moment des problèmes de santé, faites cet exercice deux fois par jour, pendant au moins six mois, et vous devriez être en mesure de constater une amélioration significative de votre état de santé. Si vous êtes actuellement en santé, utilisez la relaxation progressive une fois par jour, pendant 20 à 30 minutes, pour empêcher la maladie d'entrer dans votre corps.

La relaxation « Flotter sur le dos face au ciel bleu »

Cette technique de relaxation commence comme la technique de relaxation profonde (voir le chapitre 6) tout en incorporant des images apaisantes d'eau et de ciel. Si vous avez des affinités avec ces éléments, cette technique peut être extrêmement efficace.

Comment procéder

- Couchez-vous sur le dos de façon confortable.
- Placez les mains le long de votre corps, les paumes vers le haut ou sur le ventre, les doigts croisés. Fermez lentement les yeux et tournez votre attention vers l'intérieur de votre corps.
- Sentez le léger mouvement de votre ventre qui monte et descend au rythme de l'air qui entre et sort de votre corps.
- Quand vous inspirez, sentez votre ventre qui se gonfle et se soulève doucement.
- Quand vous expirez, sentez votre ventre qui se contracte et s'abaisse doucement.

- Sans essayer de régler le rythme ou l'amplitude de ce mouvement, sentez le flux de l'air qui entre et sort de votre corps et votre ventre qui monte et descend.
- À chaque expiration, sentez vos muscles se libérer de la tension et votre corps se détendre. (Note : Chaque expiration produit un état naturel de relaxation. Soyez attentif à votre corps et à votre respiration et vous pourrez sentir très clairement cet état de relaxation.)
- Tournez maintenant votre attention vers vos pieds et vos orteils. Utilisez votre respiration et l'état naturel de relaxation qui se produit à chaque expiration pour relâcher doucement les muscles des pieds et des orteils.
- Relâchez les muscles des chevilles, des jambes, des genoux, des cuisses, des hanches, du bassin, des fesses et du bas du dos.
- Relâchez les muscles de l'estomac, de l'abdomen et de la poitrine, ainsi que les muscles situés dans le milieu et le haut du dos, y compris la zone située entre les omoplates.
- Relâchez les muscles des épaules, des bras, des avant-bras, des poignets, des mains, des doigts et du bout des doigts.
- Relâchez les muscles situés derrière le cou et la tête ainsi que ceux qui sont situés au-dessus de votre tête.
- Relâchez les muscles du front, des yeux, des oreilles, de la mâchoire et du visage.
- Relâchez tous les muscles de votre corps.
- Continuez à suivre le rythme de votre respiration et à sentir votre ventre monter et descendre doucement. Sentez la détente que procure chaque expiration.
- Tout en gardant les yeux fermés, imaginez que vous flottez sur la surface d'un lac paisible et calme, sous un ciel bleu qui

emplit tout l'espace au-dessus de vous. (Si le fait d'être directement en contact avec l'eau vous rend mal à l'aise, imaginez que vous flottez sur une chambre à air solide. Il est important que vous vous sentiez en sécurité, quand vous utilisez cette technique de visualisation.)

- Pendant que vous continuez à inspirer et à expirer d'une manière calme et détendue, sentez l'effet apaisant de l'eau. Remarquez aussi comment il est calmant et rafraîchissant de contempler le ciel bleu au-dessus de vous, comme si votre être tout entier ne faisait qu'un avec le firmament.
- Sentez l'impression de légèreté et de paix qui émane de votre esprit et se répand à toutes les parties de votre corps, pendant que vous continuez à flotter sur l'eau et à observer le ciel bleu. Prenez le temps de percevoir cette sensation apaisante de légèreté et de détente, qui s'étend du dessus de votre tête jusqu'au bout de vos doigts et de vos orteils.
- Pendant que vous continuez à flotter sur l'eau, regardez le ciel et laissez-vous emporter, comme si vous étiez en train de vous fondre dans l'immensité du ciel et de la création.
- Continuez à respirer et à vous détendre en goûtant la paix et la sérénité de cette expérience.
- Une fois l'exercice terminé, ouvrez lentement les yeux et étirez votre corps tout entier.

Avant de reprendre vos activités, prenez le temps de savourer l'instant de calme et de détente que vous venez de vivre. Prenez conscience qu'il ne s'agit pas d'un état artificiel ou anormal, mais plutôt de votre état naturel de bien-être. Essayez de conserver cet état naturel de calme et de détente tout au long de la journée, jusqu'au moment où vous pourrez recommencer cet exercice. Utiliser cette technique régulièrement apporte le plus grand des bienfaits.

Les techniques de respiration qui renforcent et fortifient le système guérisseur

Respirer est une fonction que vous tenez probablement pour acquise, car votre corps respire de lui-même, automatiquement. Il le fait habituellement en permanence, sans que vous en ayez conscience. La respiration produit également un puissant effet psychologique qui peut aider ou nuire au fonctionnement de votre système guérisseur et que vous pouvez influencer positivement ou négativement.

Comme nous en faisions mention au chapitre 6, la respiration agit à différents degrés, pour influencer la santé de votre corps et le rendement de votre système guérisseur. Même s'il n'existe pas de bonne ou de mauvaise façon de respirer, beaucoup de personnes adoptent des habitudes de respiration qui les empêchent de profiter pleinement des bienfaits de leur système guérisseur.

Sur un plan plus mécanique, la respiration a un impact sur votre posture. Comme les muscles de la respiration font bouger votre cage thoracique et votre poitrine, lesquelles sont reliées à votre colonne vertébrale, chaque respiration influence l'alignement de cette dernière. Par exemple, les personnes qui souffrent d'asthme ou d'un problème respiratoire chronique ont habituellement une respiration superficielle et ont tendance à développer une déformation de la colonne vertébrale appelée *cyphose*. Cette courbure excessive du dos limite la profondeur de la respiration et prive le corps d'une oxygénation adéquate. Le célèbre bossu de Notre-Dame est un exemple extrême de cyphose.

La respiration est le lien qui unit le corps et l'esprit ; elle exerce une grande influence sur le système nerveux. Par exemple, quand vous êtes nerveux ou contrarié, votre respiration devient superficielle et rapide. À l'inverse, quand vous êtes calme et détendu, votre respiration est plus lente et plus profonde. Ces processus sont intimement liés. En fait, une respiration lente, détendue et profonde permet de calmer et de détendre votre esprit et votre système nerveux tout en améliorant l'oxygénation des tissus de votre corps.

En apprenant à utiliser les techniques simples et faciles de respiration qui sont basées sur des techniques ancestrales de yoga, originaires de l'Inde, vous donnerez plus de *prana*, ou énergie, à votre corps, ce qui vous permettra de renforcer et de fortifier le système guérisseur.

Comme la respiration reste essentiellement une fonction naturelle et involontaire, beaucoup de personnes hésitent à respirer d'une manière qui peut sembler de prime abord différente et incongrue. Toutefois, des recherches récentes ainsi que mes 25 années d'expérience en tant que médecin ayant étudié la respiration m'ont montré que les personnes qui sont plus attentives à leur respiration et qui utilisent des techniques de respiration remarquent une amélioration significative de leur état de santé général.

Parmi toutes les activités physiques qui permettent d'améliorer la santé et d'influencer le système guérisseur, la respiration est une des plus efficaces entre toutes.

Les techniques de respiration

Les exercices de respiration sont habituellement faits en position assise, mais ils peuvent aussi être faits en position couchée. Ce qui importe, c'est d'être à l'aise. Si vous optez pour la position assise, gardez le dos droit et les épaules relâchées. Si vous optez pour la position couchée, vous pouvez prendre une position similaire à celle qui est utilisée lors de la relaxation profonde (voir le chapitre 6) ou de la relaxation progressive (voir la section précédente sur les méthodes de relaxation). Quelle que soit la position, placez des oreillers ou des couvertures sous vos genoux, votre tête et votre dos pour vous mettre à l'aise. Assurez-vous également de ne pas avoir froid.

Habituellement, quand vous faites des exercices de respiration, ou tout autre exercice de relaxation, il est préférable de respirer par le nez, dans la mesure du possible.

Les exercices de respiration ont l'avantage de pouvoir être faits plusieurs fois par jour, pendant 1 minute au début, puis de 30 à 60 minutes par la suite, selon votre emploi du temps. Plus vous les faites longtemps, plus l'effet qu'ils procurent est efficace. Cependant, même si vous ne disposez que de brefs moments à certaines périodes précises de la journée, les exercices de respiration peuvent avoir un impact considérable sur votre état de santé général grâce à leur effet cumulatif. Les exercices de respiration se font idéalement les yeux fermés, mais vous pouvez également garder les yeux ouverts, si vous préférez. Ils sont faciles à exécuter et ne demandent aucun accessoire. Vous pouvez les faire discrètement sans que personne ne s'en aperçoive, pendant un long voyage en avion, en train ou en autobus, ou encore pendant que vous êtes coincé dans un embouteillage ou une réunion interminable. Encore une fois, même s'ils sont simples et faciles à faire et qu'ils procurent une sensation de mieux-être, les exercices de respiration peuvent renforcer et fortifier très efficacement votre système guérisseur.

Compte tenu de leur effet relaxant, il est conseillé au début de ne pas les faire pendant que vous conduisez ou que vous utilisez une machine ou un appareil. Avec le temps, au fur et à mesure que vous les maîtriserez davantage, vous découvrirez que vous pouvez les faire pendant que vous vaquez à vos occupations. Même si les exercices de respiration ont un effet calmant et relaxant, ils peuvent à plus long terme insuffler une bonne dose d'énergie.

Avant de procéder à l'une ou l'autre de ces techniques, vous pouvez utiliser un magnétophone pour lire à voix haute les instructions, lentement et calmement. Ainsi, vous pourrez utiliser un enregistrement fait avec votre propre voix pour vous guider au besoin. Vous pouvez également lire les instructions une ou deux fois, avant de l'essayer.

Inspirer et expirer

Cet exercice de respiration à la fois simple et efficace vous aide à apaiser votre esprit, à calmer et à purifier votre système nerveux, ainsi qu'à renforcer et à fortifier votre système guérisseur. Vous pouvez le faire en position couchée ou assise. La position assise a l'avantage de vous permettre de profiter de vos moments libres, pendant la journée ; toutefois, au début, il serait plus pratique d'utiliser la position couchée pour vous familiariser avec cette technique.

Comment procéder

- Prenez une position confortable, couchée ou assise. Au besoin, utilisez des couvertures, des oreillers ou des coussins pour vous mettre à l'aise.
- Une fois que vous êtes confortablement installé, fermez les yeux et tournez votre attention vers l'intérieur de votre corps.
- Relâchez tous les muscles de votre corps, pendant que vous vous concentrez sur l'air qui entre et sort de votre corps.
- Sentez le léger mouvement de votre ventre qui se soulève et s'abaisse au rythme de l'air qui entre et sort de votre corps.
- Quand vous inspirez, sentez votre ventre qui se gonfle et se soulève doucement. Quand vous expirez, sentez votre ventre qui se contracte et s'abaisse doucement. Sans essayer de régler le rythme ou l'amplitude de ce mouvement, sentez le flux de l'air qui entre et sort automatiquement de votre corps.
- Continuez à sentir votre ventre monter et descendre chaque fois que l'air entre et sort de votre corps.
- À chaque expiration, sentez vos muscles se libérer de la tension et votre corps devenir plus détendu.
- Maintenant, concentrez-vous sur le bout de votre nez et sur l'air qui passe à travers les narines.

- Visualisez votre respiration comme s'il s'agissait d'un mouvement qui se déroulerait à l'extérieur de votre corps.
- Continuez à sentir le rythme de l'air qui entre et sort de votre corps à travers votre nez.
- Pendant que vous vous concentrez sur votre respiration, laissez votre esprit et votre corps se détendre complètement.
- Au bout de quelques minutes, sentez que l'air qui sort de votre nez est légèrement plus chaud que l'air qui y entre. À l'inverse, sentez que l'air qui entre dans votre nez est légèrement plus froid que l'air qui en sort. Au début, concentrez-vous sur la sensation que vous percevez le plus facilement. Concentrez-vous sur cette différence de température tout en continuant de respirer. Respirez de cette façon pendant une ou deux minutes.
- Après une ou deux minutes, profitez d'une expiration pour vous concentrer sur l'air qui sort de votre nez et essayez de maintenir ce contact le plus longtemps possible pendant que l'air s'éloigne de votre corps.
- Au début, vous pouvez placer une main devant votre nez pour mieux sentir le flux de votre respiration. Lorsque l'air entre en contact avec votre main, éloignez-la de votre nez. Continuez à respirer et à éloigner votre main, jusqu'à ce que vous cessiez de sentir l'air qui touche votre main. (Avec un peu de pratique, vous n'aurez plus besoin d'utiliser votre main.) Replacez ensuite votre main légèrement, jusqu'à ce que vous puissiez à nouveau sentir l'air qui sort de votre nez.
- Continuez de vous concentrer sur le point où vous pouvez à peine sentir votre respiration. Concentrez-vous sur ce point et de là, voyez ce que vous pouvez faire sans utiliser votre main. (Cet ajustement peut prendre quelques secondes.)

- À partir du point le plus éloigné de votre corps où vous pouvez encore sentir l'air qui sort de votre nez, tournez maintenant votre attention vers l'air qui entre. De là, essayez de sentir l'air légèrement plus froid qui entre dans votre corps et concentrez-vous sur le point de départ de cet air.

- Continuez de respirer et de suivre l'air plus froid qui entre dans votre corps. Sentez l'endroit où il entre en contact avec votre nez. Sentez le passer à travers vos narines, puis pénétrer dans votre corps. Suivez-le, pendant qu'il pénètre dans votre gorge et vos poumons. Suivez l'air qui pénètre à l'intérieur de votre corps et sentez votre ventre qui se gonfle et se soulève. Sentez l'air qui se répand partout dans votre corps à chaque inhalation.

- À chaque respiration, continuez de suivre l'air qui entre dans votre corps et sentez votre ventre qui se gonfle et se soulève.

- Continuez de sentir le léger mouvement de votre ventre pendant que l'air entre et sort de votre corps.

- Concentrez-vous ensuite sur le point le plus éloigné de votre corps où vous avez pu sentir le mouvement de l'air.

- Simultanément, concentrez-vous sur les deux points suivants : 1) le point le plus éloigné de votre corps où vous pouvez sentir la présence de l'air que vous avez expiré ; 2) le point le plus à l'intérieur de votre corps où vous pouvez sentir la présence de l'air que vous avez inspiré.

- Concentrez-vous sur ces points situés aux extrémités tout en suivant le mouvement automatique de l'air qui entre et sort de votre corps.

- Au bout de 5 à 10 minutes, ouvrez lentement les yeux, étirez votre corps et levez-vous.

L'exercice de respiration «La pause qui rafraîchit»

Voici un exercice de respiration simple et facile que vous pouvez faire au moment et à l'endroit qui vous conviennent, en position assise ou couchée. Plus vous ferez cet exercice, plus il vous semblera facile et naturel. Exécuté correctement, cet exercice est très agréable. Même s'il s'agit d'un exercice simple et facile qui procure une sensation de mieux-être, ne sous-estimez pas sa puissance et son efficacité à renforcer et à fortifier votre système guérisseur.

Comment procéder

- Même s'il est préférable de faire cet exercice en position assise, vous pouvez également le faire en position couchée. Fermez les yeux et tournez votre attention vers l'intérieur de votre corps. Détendez les épaules et tous les muscles de votre corps.
- Concentrez-vous sur votre ventre. Sentez le léger mouvement de votre ventre qui monte et descend au même rythme que l'air qui entre et sort de votre corps.
- Sentez votre ventre se gonfler doucement lorsque l'air entre dans votre corps et se dégonfler doucement quand l'air en sort.
- Sans essayer de régler le rythme ou l'amplitude de ce mouvement, sentez l'air qui entre et sort de votre corps. Respirez ainsi pendant quelques minutes, jusqu'à ce qu'une sensation de détente se répande dans votre corps tout entier.
- Pendant que vous sentez votre corps se détendre, respirez plus lentement et plus profondément de manière à allonger légèrement votre inspiration et votre expiration. Il est très important de le faire graduellement, sans forcer, et de conserver une respiration avec laquelle vous êtes à l'aise.

- Maintenant, pendant que vous continuez à respirer plus lentement et plus profondément, sentez que tout juste avant le moment où l'air entre dans votre corps et tout de suite après qu'il en est sorti, il y a une légère pause entre ces deux phases de la respiration. Ces deux phases sont l'inspiration et l'expiration. Sentez comment ces deux pauses sont intégrées dans le cycle naturel de la respiration.

- Pendant que vous continuez à respirer lentement, sentez les deux pauses distinctes entre l'inspiration et l'expiration.

- Allongez légèrement la pause qui se produit tout de suite après l'inspiration et tout juste avant l'expiration. Faites-le de manière naturelle et douce, sans forcer. En procédant ainsi, vous percevrez une sensation agréable, surtout au moment de l'expiration. Pendant que vous allongez cette pause, appuyez doucement votre langue contre l'arrière de vos dents ou le dessus du palais pour empêcher toute fuite d'air.

- Maintenant, après avoir cessé brièvement de respirer pendant une seconde ou deux, interrompant ainsi temporairement le rythme normal de votre respiration, recommencez lentement et doucement à respirer, comme vous le feriez normalement.

- Quand vous êtes prêt, au moment de la pause naturelle qui se produit tout de suite après la prochaine inspiration complète et tout juste avant la prochaine expiration, allongez encore une fois cette pause pendant une ou deux secondes, avant de laisser l'air sortir naturellement, comme vous le feriez pendant un cycle normal de respiration.

- Continuez de respirer de cette façon en allongeant légèrement la pause qui se produit normalement à chaque cycle de respiration entre les phases d'inspiration et d'expiration.

- Profitez de cette pause, faites l'inventaire des sensations que vous percevez dans votre corps et votre esprit. Prenez soin de ne rien forcer et de maintenir une respiration avec laquelle vous êtes à l'aise.

- Assurez-vous d'être à l'aise pendant toute la durée de l'exercice. Si vous essayez d'allonger la pause plus que nécessaire, vous aurez l'impression de manquer d'air et d'étouffer. De plus, le rythme de votre respiration perdra sa régularité pour devenir irrégulier et saccadé. Lorsque vous expirez puis que vous inspirez de nouveau, et même pendant la pause entre les deux, votre respiration doit rester régulière et aisée. Vous devez vous sentir à l'aise et percevoir des sensations agréables.

- Au début, la durée de cet exercice ne devrait pas dépasser trois à cinq minutes à la fois, quatre fois par jour ou moins, peu importe le plaisir qu'il vous procure. Même s'il s'agit d'un exercice apaisant et agréable, il n'en demeure pas moins que cette technique s'avère extrêmement puissante et subtile. Il est facile d'exagérer, surtout au début. Avec le temps, vous pourrez passer à des séances de 20 à 30 minutes à la fois.

- Éventuellement, vous pourrez allonger légèrement la pause entre chaque inspiration et chaque expiration, jusqu'à une minute ou même plus. N'oubliez pas de profiter de ce moment pour vous concentrer sur ce qui se passe à l'intérieur de votre corps et de votre esprit et d'en faire un bref inventaire. Pendant cette pause, où vous cessez complètement de respirer, un ralentissement des processus physiologiques et des activités mentales se produit. Ce ralentissement peut être à la fois apaisant pour vous et extrêmement bénéfique pour le système guérisseur, qui est au sommet de sa forme quand l'environnement interne du corps est calme et serein.

Les exercices de respiration calment le corps et l'esprit tout en étant très bénéfiques pour le système guérisseur. Intégrez ces exercices dans votre routine quotidienne et rapidement, vous en ressentirez les bienfaits.

L'imagerie mentale pour renforcer et fortifier le système guérisseur

Votre cerveau convertit les images mentales en signaux chimiques et électriques qui sont ensuite transmis à votre corps. Compte tenu du lien étroit qui existe entre votre corps et votre esprit, les techniques de visualisation et d'imagerie mentale sont des outils efficaces qui permettent d'activer, de renforcer et de fortifier votre système guérisseur. Beaucoup d'études ont montré les bienfaits sur la santé de l'imagerie mentale et de la visualisation, et ces techniques ont aidé beaucoup de patients motivés à vaincre des maladies graves. (Pour en savoir plus long sur l'imagerie mentale et la visualisation, voir le chapitre 6).

« Une rencontre avec le système guérisseur »

Pour commencer cet exercice, faites comme s'il s'agissait d'une technique de relaxation semblable à celles qui sont présentées précédemment dans ce livre, comme la relaxation profonde, la relaxation progressive ou la relaxation « Flotter sur le dos face au ciel bleu ». Lisez toutes les instructions une ou deux fois, avant de l'essayer. Vous pouvez aussi les lire à voix haute et vous enregistrer. Ainsi, quand vous fermerez les yeux, vous pourrez laisser votre propre voix vous guider.

Voici les étapes simples à suivre pour faire cet exercice :

- Adoptez une position confortable, couchée sur le dos, les yeux fermés.

- Concentrez-vous sur votre respiration tout en laissant votre corps et votre esprit se détendre complètement.
- Dès que vous commencerez à vous sentir détendu, prenez une profonde inspiration. Pendant que vous expirez, sentez la tension quitter votre corps.
- Prenez de nouveau une profonde inspiration et pendant que vous expirez, laissez votre corps et votre esprit se détendre complètement. Prenez le temps de vous détendre complètement, avant de continuer cet exercice, sans vous presser ni sauter une étape.
- Une fois que vous vous sentez détendu, fermez les yeux et laissez se former dans votre esprit une image d'un endroit calme et inspirant, par exemple un paysage magnifique ou une pièce confortable. Il peut s'agir d'un endroit où vous êtes déjà allé ou que vous avez vu en photo, ou encore de quelque chose de complètement nouveau pour vous. Quelle que soit l'image qui apparaisse, acceptez-la et ne portez pas de jugement.
- Pendant que vous continuez à relaxer et à respirer, soyez patient avec cette image. Laissez-la prendre forme dans votre esprit, jusqu'à que vous voyez clairement de quoi il s'agit.
- Une fois que l'image s'est précisée et que vous avez une bonne idée de l'endroit où vous vous trouvez, continuez à respirer profondément et à vous détendre.
- Laissez l'image devenir de plus en plus claire et précise.
- Utilisez tous vos sens pour répondre silencieusement aux questions suivantes :
    - Qu'est-ce qu'on voit ? Qu'est-ce qu'on entend ? Qu'est-ce qu'on sent ?

- Quel temps fait-il ? À quoi ressemble le ciel ? Où se trouve le soleil ?
- À quoi ressemble le paysage environnant ?
- Quelles sensations percevez-vous sur votre peau ?
- Quelle est la qualité de l'air ? Fait-il froid, ou chaud ? Humide, ou sec ? Y a-t-il du vent ?
- Que portez-vous ?

■ Respirez profondément et détendez-vous pendant que votre esprit absorbe les images.

■ Trouvez un endroit calme et agréable où vous asseoir (vous pouvez vous étendre ou rester debout). Installez-vous confortablement.

■ Imaginez que vous êtes en train d'examiner le fonctionnement interne de votre corps, pendant que vous contemplez le paysage.

■ Pendant que vous vous promenez parmi les structures et les tissus de votre corps, imaginez que vous êtes en train de faire un voyage d'exploration.

■ Cherchez un endroit calme qui se trouve dans les profondeurs de l'environnement interne de votre corps où vous vous sentirez en sécurité.

■ Quand vous aurez trouvé cet endroit, arrêtez et détendez-vous. Laissez votre intuition être votre guide.

■ Respirez profondément et profitez de cet endroit pour vous détendre.

■ Imaginez-vous en train d'attendre impatiemment cette rencontre avec votre système guérisseur.

■ Attendez qu'une première image se forme, lorsque le système guérisseur se présente.

ez cette première image se développer et prendre forme e-même. Il n'y a pas d'image correcte ou incorrecte, et il t pas nécessaire de l'évaluer. Si cette image est plutôt inattendue, ce qui est souvent le cas, accueillez-la. Évitez de rejeter ou de craindre l'image du système guérisseur que votre imagination vous propose.

- Laissez cette image se préciser. Essayez de noter le plus de détails possibles sur sa forme, ses dimensions, sa couleur, sa texture ; remarquez si elle est en mouvement ou non.

- Votre système guérisseur peut même prendre la forme d'une personne, d'un animal ou de toute autre créature. Il peut même avoir un visage ou un nom.

- Quand une image précise de votre système se sera formée dans votre esprit, laissez-le s'approcher suffisamment, afin que vous puissiez bavarder ensemble. Si cette image est trop imposante, vous préférerez peut-être garder vos distances. Trouvez la distance qui vous semble la plus appropriée et adaptez votre position en conséquence, afin que vous soyez à l'aise.

- Faites comme s'il s'agissait d'une personne que vous rencontrez pour la première fois et présentez-vous. Si vous avez plutôt l'impression de retrouver un vieil ami que vous n'aviez pas vu depuis longtemps, rétablissez tout simplement les liens avec lui.

- Vous pouvez décrire à votre système guérisseur comment vous vous sentez. Si vous ressentez de la douleur, vous pouvez lui en parler. Si vous êtes en colère parce que vous estimez qu'il n'en fait pas assez pour protéger votre santé, dites-le également. Vous préférerez peut-être lui poser des questions et apprendre à mieux le connaître, avant de lui expliquer comment vous vous sentez.

- Si vous ressentez de la douleur, vous pouvez demander à votre système guérisseur ce qu'il peut faire pour vous aider. Si vous êtes malade ou blessé, vous pouvez lui demander comment guérir et aller mieux.
- Demandez à votre système guérisseur s'il y a quelque chose qui nuit à son travail. Peut-être s'agit-il de quelque chose que vous négligez de faire pour le garder fort et vigoureux. Demandez-lui comment vous pouvez améliorer votre style de vie et vos habitudes personnelles pour l'aider dans son travail.
- Demandez à votre système guérisseur ce que vous pourriez faire pour mieux le connaître et lui donner ce dont il a besoin afin d'être fort et en santé.
- Posez-lui toutes les questions qui vous viennent à l'esprit.
- N'oubliez pas d'écouter attentivement les réponses de votre système guérisseur. Il pourrait s'écouler un peu de temps avant qu'il réponde. Ne précipitez rien.
- Lorsqu'il aura répondu à toutes vos questions, n'oubliez pas de lui dire merci.
- Tentez de voir quand vous pourrez vous rencontrer de nouveau.
- Fixez avec lui un nouveau rendez-vous. Il est très important de le faire, car cela vous aidera à maintenir un dialogue interne permanent avec votre système guérisseur. Comme votre système guérisseur est ponctuel et toujours disponible, il se présentera au rendez-vous, au moment de votre choix. Vous devrez cependant lui préciser une heure et une date.
- À la fin de la conversation, dites-lui au revoir.

Après avoir fait cet exercice d'imagerie mentale/de visualisation, prenez un peu de temps pour réfléchir à l'expérience que vous venez de vivre. Prenez une feuille de papier et un crayon pour noter le plus de détails possibles sur cette rencontre afin de ne rien oublier. Quelles nouvelles informations avez-vous pu apprendre ? Faites un plan d'action basé sur ces nouvelles idées ou sur l'information que votre système guérisseur vous a fournie pendant votre dialogue imagé.

Le temps est maintenant venu d'appliquer ces nouvelles idées dans votre vie quotidienne. Qu'attendez-vous pour commencer ? Faites-le dès aujourd'hui ! Si vous restez en contact avec votre système guérisseur, vous verrez qu'il fonctionnera mieux et qu'il travaillera avec plus d'ardeur pour faire de vous une personne forte et en santé.

Ressources

Lectures suggérées

Batmanghelidj, F., M.D. *Your Body's Many Cries for Water,* Falls Church (VE), Global Health Solutions, 1998.

Bennet, Hal Zina. *The Doctor Within,* New York, Clarkson N. Potter, 1991.

Bennett, Cleaves, M.D. *Control Your High Blood Pressure Without Drugs,* Garden City (NY), Doubleday, 1986.

Benson, Herbert, M.D. *The Wellness Book,* New York, Birch Line Press, 1992.

Borysenko, Joan. *Minding the Body, Mending the Mind,* New York, Bantam Books, 1988.

Breslow, Rachelle. *Who Said So? A Women's Fascinating Journey of Self Discovery and Triumph over Multiple Scierosis,* Berkeley, Celestial Arts, 1991.

Brownstein, Arthur, M.D. Healing Back Pain Naturally, Gig Harbor (Wash.), Harbor Press, 1999.

Cawood, Frank W. *High Blood Pressure Lowered Naturally,* Peachtree City (GE), FC&A Publishing, 1996.

Chopra, Deepak. *Le corps quantique – Le fabuleux pouvoir de guérison de votre esprit,* Paris, J'ai Lu, 2009.

Chopra, Deepak. *Esprit éternel et corps sans âge,* Montréal, Stanké, 1996.

Cortis, Bruno, M.D. *Heart and Soul,* New York, Bantam Books, 1993.

Cousins, Norman. *Anatomy of an Illness,* New York, Bantam Book , 1985.

Cousins, Norman. *La biologie de l'espoir,* Paris, Seuil, 1991.

Dossey, Larry, M.D. *Healings Words,* San Francisco, Harper Collins, 1993.

Eliot, Robert, M.D. *Is It Worth Dying For?* New York, Bantam Book, 1989.

Golan, Ralph, M.D. *Optimal Wellness,* New York, Ballantine Books, 1995.

Goleman, Daniel, et Joel Gurin. *Mind Body Medecine : How to Use Your Mind for Better Health*, Yonkers (NY), Consumer Reports Books, 1993.

Hay, Louise. *Transformez votre vie*, Montréal, AdA, 2005.

Hirshberg, Caryle, et Marc Ian Barash. *Remarkable Recovery*, New York, Riverhead Books, 1995.

Hirshberg, Caryle, et coll. *The Art of Healing*, Atlanta, Turner Publishing, 1993.

Ivker, Rob. *Thriving*. New York, Crown Publisher, 1997.

Jampolsky, Gerald, M.D. *Forgiveness*, Hillsboro Ore, Beyond World Publishing, 1999.

Jampolsky, Gerald, M.D. *Love Is Letting Go of Fear*. Berkeley, Celestial Arts, 1988.

Laskow, Leonard, M.D. *Healing with Love*, San Francisco, Harper Collins, 1992.

Locke, Steven, M.D. *The Healer Within: The New Medicine of Mind and Body*. New York, E.P. Dutton, 1986.

Myss, Caroline. *Why People Don't Heal Don't Heal and How They Can*, New York, Three Rivers Press, 1997.

Northrup, Christiane, M. D. *Women's Bodies, Women Wisdom*, New York, Bantam Boks, 1998.

O'Regan, Brendan, et Caryle Hirshberg. *Spontaneous Remissions*, Sausalito (Calif.), Institute of Noetic Sciences, 1993.

Ornish, Dean. *Réfléchissez. Mangez. Maigrissez*. Montréal, Les Éditions de l'Homme, 1994.

Pagano, Jon. *Healing Psoriasis*, Englewood Cliffs (NJ), The Pagano Organisation, 1991.

Pinckney, Neal. *Healthy Heart Hanbook*, Deerfield Beach (Calif.), Health Communications, 1996.

Pleas, John. *Walking*, New York, Norton Books, 1987.

Roizen, Michael, M.D. *RealAge*, New York, Cliff Street Books, 1999.

Schatz Pulling, Mary, M.D. *Back Care Basics*, Berkeley, Rodmell Press, 1992.

Siegel, Bernie. *Vivre la maladie: trouver ses propres réponses pour l'affronter*, Paris, J'ai lu, 1997.

Siegel, Bernie. *L'amour, la médecine et les miracles*, Paris, J'ai lu, 2004.

Siegel, Bernie. *Messages de vie : de l'amour à l'autoguérison*, Paris, J'ai lu, 1999.

Siegel, Bernie. *Prescriptions for living*, New York, Harper Collins, 1998.

Simon, David, M.D. *Vital Energy*, New York, John Wiley and Sons, 2000.

Simonton, O. Carl, M.D. *Getting Well Again*, New York, Bantam Books, 1988.

Simonton, O. Carl, M.D. *Healing Journey*, New York, Bantam Books, 1992.

Sinatra, Stephen, M.D. *Optimum Health*, New York, Lincoln-Bradley Publishing Group, 1996.

Teitelbaum, M.D. *From Fatigue to Fantastic*, New York, Bantam Books, 1996.

Weil, Andrew, M.D. *Le corps médecin*, Paris, J'ai lu, 1998.

Whitaker, Julian, M.D. *Reversing Diabetes*, New York, Warner Books, 1990.

Whitaker, Julian, M.D. *Reversing Heart Disease*, New York, Warner Books, 1988.

Yanker, Gary, et Kathy Burton. *Walking Medicine*, New York, McGraw-Hill, 1990.

Gestion du stress, relaxation, méditation, respiration et visualisation

Benson, Herbert, M.D. *The Relaxation Response*, New York, Avon Books, 1976.

Carrington, Patricia. *Freedom in Meditation*, Garden City (NY), Anchor Books, 1978.

Monroe, Robin, et R. Nagararhna, M.D., et H.R. Nagenda. *Yoga for Common Ailments*, New York, Fireside Books, 1990.

Nagenda, H.R., *Pranayama*, Bangalore (Inde), Virekananda Yoga Institute Publication, 1999.

Payne, Larry, et Georg Feurstein. *Le Yoga pour les nuls*, Paris, First, 2006.

Payne, Larry. *Yoga Rx*. New York, Broadway Books, 2002.

Rossman, Marty, M.D. *Healing Yourself: A Step-by-Step Program for Better Health Through Imagery*, New York, Pocket Books, 1989.

Sedlacek, Keith, M.D. *Finding the Calm Within You*, New York, Signet Books, 1990.

Srikrishna, M.B.B.S. *Essence of Pranayama*, Mumbai (Inde), Kaivalyadhama Press, 1996.

Zinn, Jon-Kabat. *Full Catastrophe Living*, New York, Delta Books, 1990.

Nutrition

Agatston, Arthur. *Le regime Miami*, Paris, Pocket, 2005.

Balch, James F., M.D.. et Phyllis A. Balch. *Prescription for Nutritional Healing*, Garden City Park (NY), Avery Publishing Group, 1990.

Ballantine, Rudolph, M.D. *Diet and Nutrition*, Honesdale (Penn.), Himalayan International Institute, 1978.

Barnard, Neal, M.D. *Food for Life*, New York, Crown Publishers, 1993.

Griffith, H. Winter, M.D. Vitamins. Tucson (Ariz.), Fisher Books, 1988.

Haas, Elson, M.D. *Staying Healthy with the Seasons*, Berkeley, Celestial Arts, 1981.

Lane, Theresa (Ed.). *Foods that Harms, Foods that Heal*, Pleasanville (NY), Reader's Digest Books, 1997.

Lappe, Francis Moore. *Diet for a Small Planet*, New York, Ballantine Books, 1982.

Melina, Vesanto, et Brenda Davis, et Victoria Harrison. *Becoming Vegetarian*, Summertown (Tenn.), Book Publishing Company, 1995.

Nedley, Neil, M.D. *Proof Positive: How to Reliably Combat Disease and Achieve Optimal Health Through Nutrition and Lifestyle*, Ardmore (Okla.), Nedley Publishing, 1998.

Null, Gary. *Complete Guide on Health and Healing*, New York, Delta Books, 1984.

Ornish, Dean, M.D. *Eat More, Weigh Less*, New York, Harper Collins, 1993.

Robbins, John. *Diet for a New America*, Walpole (N.H.), Stillpoint Publishing, 1987.

Rubin, Jordan. *Patient Heal Thyself*, Topanga (Calif.), Freedom Press, 2003.

Sears, Barry. *Le juste milieu dans votre assiette : Un régime révolutionnaire*, Montréal, Les Éditions de l'Homme, 2003.

Shintani, Terri, M.D. *Eat More, Weigh Less Diet*, Honolulu (HI.), Halpax Publishing, 1993.

U.S. Dept. of Agriculture. *Handbook of the Nutritional Contents of Foods*, New York, Dover Publications, 1975.

Weil, Andrew. Le guide essential de la diététique et de la santé, Paris, J'ai lu, 2003.

Guérison naturelle

Chan, Luke. *101 miracles of Natural Healing*, Cincinnati (OH), Benefactor Press, 1997.

Guiness, Alma E. (Ed.). *Family Guide to Natural Medicine*, Pleasantville (NY), Reader's Digest Books, 1993.

Page, Linda. *Healthy Healing*, Carmel Valley (Calif.), Traditional Wisdom, 2000.

Weil, Andrew. *Natural Health, Natural Medicine*, Boston, Houghton Mifflin, 1990.

Organisations

Academy for Guided Imagery
30765 Pacific Coast Highway # 369
Malibu, CA 90265
800-726-2070
www.interactiveimagery.com

American Holistic Health Association
P.O. Box 17400
Anaheim, CA 92817-7400
714-779-6152
www.ahha.org

American Holistic Medical Association
12101 Menaul Blvd. NE, Suite C
Albuquerqye, NM 87112
505-292-7788
www.holisticmedecine.org

Association for Applied Psychophysiology and Biofeedback
10200 West 44th Avenue, Suite 304
Wheat Ridge, CO 80033
www.aapb.org

Center for Attitudinal Healing
33 Buchanan Drive
Sausalito, CA 94965
415-331-661
www. AttitudinalHealing.org

Center for Mind-Body Medicine
5225 Connecticut Ave. NW, Suite 414
Washington, DC 20015
202-966-7338
www.cmbm.org

Commonweal Cancer Help Program
P.O. Box 316
451 Mesa Road
Bolinas, CA 94924
415-868-0970
www.commonweal.org

Hawaii State Consortium of Integrative Medicine
932 Ward Avenue, Suite 600
Honolulu, HI 96814
808-535-5559
www.blendedmed.net

Institute of Neotic Science
101 San Antonio Road
Petaluma, CA 94952
707-775-3500
www.noetic.org

Integrative Medicine Alliance
180 Massachusetts Ave.
Arlington, MA 02474
617-648-9866
www.Integrativemedalliance.org

Mind/Body Medical Institute
824 Boylston St.
Chestnut Hill, MA 02647
617-991-0102
Sans frais: 866-509-0732
www.mbmi.org

National Center for Complementary and Alternative Medicine
National Institute of Health
Bethesda, MD 20892
www.nccam.nih.gov
inf0@nccam.nih.org

Preventive Medicine Research Institute
900 Bridgeway
Sausalito, CA 94965
415-332-2525

Program in Integrative Medicine
Dr. Andrew Weil
University of Arizona
www.drweil.com
www.integrativemedicine.arizona.edu

Scripps Center for Integrative Medicine
10820 North Torrey Pines Road
La Jolla, CA 92037
858-554-3971
www.scrippsfoundation.org

Simonton Cancer Center
P.O. Box 6607
Malibu, CA 90264
818-879-7904
Sans frais : 800-459-3424
www.simontoncenter.com
simontoncancercenter@msn.com

Cousins Centre for Psychoneuroimmunology
UCLA Neuropsychiatric Institute
300 UCLA Medical Plaza, Suite 3109
Box 957076
Los Angeles, CA 90095-7076
310-825-8281
www.npi.ucla.edu/center/cousins